Karsten Giertz, Antje Werner, Michael Kölch (Hg.)

Adoleszenzpsychiatrie: Teilhabechancen für junge Menschen in Klinik und Gemeinde

Psychiatrie Verlag

Karsten Giertz, Antje Werner, Michael Kölch (Hg.)
Adoleszenzpsychiatrie: Teilhabechancen für junge Menschen in Klinik und Gemeinde

1. Auflage 2023
ISBN Print: 978-3-96605-167-5
ISBN eBook (PDF): 978-3-96605-172-9

Bibliografische Information der Deutschen Nationalbibliothek
Die Deutsche Nationalbibliothek verzeichnet diese Publikation in der Deutschen Nationalbibliografie; detaillierte bibliografische Daten sind im Internet über https://portal.dnb.de abrufbar.

Psychiatrie Verlag GmbH
Ursulaplatz 1
50668 Köln
info@psychiatrie-verlag.de

Lektorat: Silke Reutler, Köln
Umschlagkonzeption und -gestaltung: Michael Schmitz, Arnbruck, www.grafikschmitz.de, unter Verwendung eines Fotos von zettberlin / photocase.de
Typografiekonzeption: Iga Bielejec, Nierstein
Satz: Psychiatrie Verlag
Druck und Bindung: CPI Druckdienstleistungen GmbH, Erfurt

Geleitwort

Sylke Ilg

Die Phase der Adoleszenz ist eine Phase der Übergänge und Veränderungen in allen Lebensbereichen. Diese Übergänge und Veränderungen sind Prozesse, die geprägt sind durch eine entwicklungsbedingte Reorganisation in den neuronalen Netzwerken und durch psychische und soziale Anforderungen an die jungen Menschen, mit sich selbst und in der Welt zurechtzukommen. Der Übergang vom Kind zum Erwachsenen hat in allen Epochen und Kulturen eine besondere Bedeutung, was in Ritualen, geschriebenen und ungeschriebenen Gesetzen zum Ausdruck kommt. In Deutschland gibt es neben individuellen oder gruppenspezifischen Ritualen die gesetzlich festgeschriebene Markierung durch den 18. Geburtstag. Ab dann gilt eine Person als erwachsen und formal reif genug, ihr Leben selbst zu gestalten. Entsprechend werden Hilfesysteme für Jugendliche bis zum 18. Geburtstag und für Erwachsene ab dem 18. Geburtstag organisiert. Die Realität zeigt uns aber, dass die individuelle Entwicklung dieser formellen Logik nicht immer entspricht.

Die durch diese Organisationsform entstehenden Schnittstellen unterbrechen häufig genug begonnene Entwicklungsprozesse; der Brückenbau über diese Schnittstellen hinweg erfordert von allen Beteiligten Kreativität sowie sehr viel Energie und Offenheit für andere Erfahrungen und Sichtweisen.

Dieser Sammelband nimmt die Jugendlichen und jungen Erwachsenen in den Fokus, die aufgrund psychischer Erkrankungen besonderer Hilfen sowohl aus medizinischer als auch aus psychosozialer Sicht bedürfen. Die unterschiedlichen Beiträge bieten die Chance, die Perspektiven der anderen Professionen besser kennenzulernen und zu der eigenen ins Verhältnis zu setzen. Den Herausgebenden gebührt großer Dank dafür, das Thema in dieser Form aufgegriffen und all die Autorinnen und Autoren zusammengebracht zu haben.

Diesem Buch ist eine weite Verbreitung, über alle Schnittstellen hinweg zu wünschen. Es kann dazu beitragen, dass psychisch kranke Jugendliche und junge Erwachsene die passenden Hilfen bekommen, um die Hürden in der Entwicklungsphase der Adoleszenz besser meistern zu können.

***Sylke Ilg**, Dr. med., ist Chefärztin am MEDICLIN Müritz-Klinikum des Fachbereichs Kinder- und Jugendpsychiatrie, -psychotherapie und -psychosomatik.*

Einleitung

Die meisten jungen Menschen werden gesund erwachsen und durchleben die Zeit der Adoleszenz trotz ihrer besonderen Dynamik überwiegend unbeschwert. Die Adoleszenz als Lebensphase meint – in Abgrenzung zur Pubertät, welche biologische Prozesse während der Übergangsphase zwischen Kindheit und Erwachsenenalter kennzeichnet – die sogenannte »psychosoziale Pubertät«, in der wesentliche mentale und soziale Entwicklungsschritte im Leben der jungen Menschen vollzogen werden. Neben der körperlichen Reife, die in dieser Phase erfolgt, steigen vor allem die Anforderungen von Eltern, Schule und Gesellschaft. Die Bedeutung der Eltern bzw. der Familie tritt zunehmend in den Hintergrund und der Einfluss der Peergroup gewinnt an Bedeutung. Das Ende der Adoleszenz lässt sich nicht einfach definieren, schon gar nicht zeitlich, ist aber durch eine psychosoziale Entwicklung charakterisiert, die der Übernahme reifer sozialer Verantwortung der jungen Erwachsenen in den Lebensbereichen Beruf, Partner- und Elternschaft entspricht.

Nach heutigen Erkenntnissen geht diese Lebensphase durch das Zusammenwirken verschiedener neurobiologischer Prozesse und zunehmender Anforderungen der Umwelt mit psychosozialen Belastungen einher, die das Risiko, an einer psychischen Störung zu erkranken, deutlich erhöhen. Dieser Umstand kann dazu führen, dass die Bewältigung der ohnehin außerordentlichen Anforderungen in dieser Lebenspanne nicht ausreichend funktioniert bzw. verzögert oder unterbrochen wird und wesentliche Entwicklungsaufgaben wie der Schul- oder der Berufsabschluss sowie die Verselbstständigung nicht gelingen.

Aktuelle epidemiologische Studien weisen darauf hin, dass ein Großteil der psychischen Erkrankungen im Erwachsenenalter ihren Ursprung oftmals in der Adoleszenz bzw. im jungen Erwachsenenalter hat. Der frühe Krankheitsbeginn wirkt sich nicht nur negativ auf die Schwere, sondern auch auf den Verlauf der psychischen Erkrankung aus. Zudem erhöht sich das Risiko für sekundäre Erkrankungsfolgen, wie beispielsweise Schul- und Ausbildungsabbrüche, familiäre Konflikte, Drogen- und Alkoholkonsum, was im Erwachsenenalter zu Beeinträchtigungen in der sozialen Teilhabe sowie zur langfristigen Inanspruchnahme von psychosozialen und psychiatrischen Unterstützungs- und Behandlungsangeboten führt. Trotz der enormen Bedeutung dieser Altersspanne nimmt nicht einmal die Hälfte der Adoleszenten mit behandlungsbedürftigen psychischen Belastungen die vorhandenen Unterstützungsangebote in Anspruch. Erschwerend kommt hinzu, dass das Unterstützungssystem für diese Zielgruppe, aufgrund der formalen Altersgrenze von 18 Jahren, kein einheitliches ist und somit vielfach von Schnittstellen und Beziehungsabbrüchen geprägt ist. Darüber hinaus sind die notwendigen Zugänge zu spezifischen Behandlungs- und Unterstützungsmöglichkeiten für psychisch belastete Jugendliche und junge Erwachsene in unterschiedlichen Sozialgesetzbüchern geregelt, was oftmals die Entwicklung und Umsetzung von personenzentrierten und schnittstellenübergreifenden Hilfen zusätzlich erschwert.

In den letzten Jahren haben sich in vielen Regionen Deutschlands innovative psychiatrische und psychosoziale Behandlungs- und Unterstützungsangebote für diese Altersgruppe entwickelt. Der vorliegende Sammelband möchte einen Überblick über die aktuellen Entwicklungen und Initiativen in diesem Bereich geben und unterschiedliche fachliche Perspektiven zur Verbesserung der Versorgungssituation von Jugendlichen und jungen Erwachsenen mit psychischen Erkrankungen in Deutschland aufzeigen. Dazu werden in einem ersten Teil die wichtigsten Grundlagen zu psychischen Störungen im Lebensalter der Adoleszenz sowie zu den aktuellen Herausforderungen und rechtlichen Entwicklungen in der psychiatrischen und psychosozialen Versorgung von Jugendlichen und jungen Erwachsenen mit schweren psychischen Beeinträchtigungen zusammengefasst. Davon ausgehend stellen die Autorinnen und Autoren im zweiten Teil sowohl verschiedene Ansätze zur Prävention, Gesundheitsförderung, psychosozialen Unterstützung, Rehabilitation und Behandlung als auch regionale Modellprojekte für junge Menschen mit psychischen Erkrankungen vor.

Zu Beginn geht das Autorinnen- und Autorenteam um Antje Werner auf die Begriffsbestimmung und die unterschiedlichen Definitionsansätze der Lebensphase der Adoleszenz ein. Ausgehend von der soziologischen Entwicklungstheorie von Robert Havighurst beschreibt es die einzelnen Entwicklungsaufgaben in diesem Lebensabschnitt.

Im Kontext der aktuellen gesellschaftlichen Entwicklungen wird deutlich, dass das Erwachsenwerden heute im Vergleich zu früheren Generationen mit neuen Herausforderungen und Anforderungen an die jungen Menschen einhergeht. Vor allem junge Menschen mit psychischen Erkrankungen oder aus sozial benachteiligten Familien sind gefährdet, Benachteiligungen in der Sozialisation zu erfahren.

Michael Kölch gibt in seinem Beitrag »Besonderheiten psychischer Erkrankungen in der Adoleszenz« einen Überblick über die wichtigsten psychischen Auffälligkeiten und Störungen im Kindes- und Jugendalter sowie deren Besonderheiten in der Behandlung. Die Autorinnen und Autoren um Karsten Giertz gehen auf die aktuelle Versorgungssituation von Jugendlichen und jungen Erwachsenen mit psychischen Belastungen und Störungen ein. Ausgehend von den aktuellen epidemiologischen und versorgungsrelevanten Studien aus Deutschland zeigen sie notwendige Maßnahmen und Veränderungen in der psychiatrischen und psychosozialen Versorgung auf, um die Versorgungssituation der jungen Menschen in Deutschland zu verbessern.

Mit den aktuellen gesetzlichen Änderungen in den Sozialgesetzbüchern V, VIII und IX beschäftigt sich die Gruppe um Jörg Fegert. Allgemein zielen die gegenwärtigen gesetzlichen Reformprozesse auf eine verbesserte Teilhabe von Menschen mit Behinderungen unter Berücksichtigung eines biopsychosozialen Verständnisses von Behinderung und Krankheit. Während jedoch die Eingliederungshilfe die International Classification of Functioning (ICF) mit ihrem biopsychosozialen Krankheitsmodell zugrunde legt, wird in § 35a SGB VIII (Eingliederungshilfe für Kinder und Jugendliche mit seelischer Behinderung oder drohender seelischer Behinderung) weiterhin der alte Behinderungsbegriff angewendet. Daraus ergeben sich für junge Menschen im Übergangsbereich der Adoleszenz Anschlussprobleme zwischen den beiden Hilfesystemen für Jugendliche und Erwachsene. Neben den gesetzlichen Veränderungen skizzieren die Autorinnen und Autoren den Änderungsbedarf, aber auch die Möglichkeiten für die Praxis.

Zum Abschluss des ersten Teils berichtet Franziska Berthold aus der Perspektive einer Erfahrungsexpertin über die Herausforderungen und den Handlungsbedarf in der psychiatrischen und psychosozialen Versorgung von jungen Menschen mit psychischen Erkrankungen.

Häufig haben psychische Erkrankungen im Erwachsenenalter ihren Ursprung im Kindes- und Jugendalter. In diesem Lebensabschnitt verbringen die Menschen einen Großteil ihrer Zeit in Bildungseinrichtungen wie Schule, berufliche Ausbildungsstätte, Hochschule oder Universität, was diese Orte für den Ansatz von Präventionsmaßnahmen besonders wichtig macht. In Anlehnung an das Konzept der lebensweltorientierten Gesundheitsförderung geben die Autorinnen und Autoren um Karsten Giertz eine Übersicht zu Maßnahmen und Strategien zur Förderung der regionalen Gesundheitsförderung für Jugendliche und junge Erwachsene. Zu einem Best-Practice-Beispiel für Prävention gehört das Projekt »Verrückt? Na und!«, das das Autorinnen- und

Autorenteam um Anke Wagner exemplarisch zur Förderung der psychischen Gesundheit vorstellt.
Mit den besonderen Behandlungsbedarfen von adoleszenten Patientinnen und Patienten und der Umsetzung einer alterssensiblen stationären psychiatrischen Behandlung beschäftigt sich das Autorinnenteam um Sylke Ilg. Es berichtet über die Entwicklung und die Erfahrungen des stationär psychiatrischen Angebots für Adoleszente des MEDICLIN Müritz-Klinikums. Dieses Angebot zeichnet sich, neben der Berücksichtigung von altersphasentypischen Entwicklungsaufgaben unter Einbeziehung der jeweiligen Familien in die psychiatrische und therapeutische Behandlung, vor allem durch bedarfsgerechte flexible Übergänge zwischen vollstationären, teilstationären und ambulanten Settings, durch Beziehungskontinuität zum Behandlungsteam, soziales Kompetenztraining und Perspektiventwicklung wie auch durch Reintegrationsmaßnahmen in den Bereichen Wohnen, Schule und Ausbildung aus. Im Anschluss geben Christine Ambruster und Jan Ambruster einen Einblick in die konzeptionelle Entwicklung und Umsetzung eines tagesklinischen Angebots für adoleszente Patientinnen und Patienten mit angebundener Institutsambulanz des Helios Hanseklinikums Stralsund. Vor dem Hintergrund ihrer Erfahrungen diskutieren sie spezifische therapeutische und strukturelle Herausforderungen bei dieser Zielgruppe und zeigen Möglichkeiten auf, diesen in der Behandlung zu begegnen.
Die Auslöser und Ursachen für die psychosozialen Belastungen von Jugendlichen und jungen Erwachsenen lassen sich oftmals in der Familie, der Schule, am Ausbildungs- oder Arbeitsplatz oder in der Peergruppe finden. Dementsprechend haben lebensweltorientierte Behandlungs- und Unterstützungsangebote für junge Menschen eine große Bedeutung. Mit dem Gesetz zur Weiterentwicklung der Versorgung und Vergütung für psychiatrische und psychosomatische Leistungen (Psych VVG), das 2017 in Kraft getreten ist, wurde in Deutschland erstmals die Grundlage geschaffen, alternativ zur stationären Behandlung auch stationsäquivalente intensive Behandlungsformen (StäB) im häuslichen Umfeld von Jugendlichen und jungen Erwachsenen mit psychischen Störungen durch ein multiprofessionelles Team anzubieten. Vor diesem Hintergrund berichtet Isabel Böge über die Behandlungserfahrung im Hometreatment für psychisch belastete Jugendliche und junge Erwachsene im Rahmen eines Modellprojekts zur psychiatrischen Versorgung im häuslichen Umfeld des Landes Baden-Württemberg. Im Vergleich zu herkömmlichen stationsäquivalenten Behandlungsangeboten nehmen im Hometreatment für Jugendliche und junge Erwachsene vor allem Gruppentherapie und Hilfen zur

Identitätsentwicklung, Selbstwertstärkung, Perspektivplanung und Stabilisierung, aber auch die sozialarbeiterische Vernetzung mit Schule, Ausbildungsinstitution, Jugendamt, Arbeitsamt oder Gericht eine größere Rolle ein.
Die Besonderheiten in der psychotherapeutischen Behandlung bei dieser Zielgruppe thematisieren Sabine Ahrens-Eipper und Barbara Bräutigam. Der Fokus ihres Beitrags richtet sich dabei auf die Differenzierung zwischen der Therapie Adoleszenter und der therapeutischen Intervention bei Kindern oder Erwachsenen, die sich durch die altersbedingten Entwicklungsaufgaben ergibt. Aufgrund der Autonomieentwicklung bei den jungen Erwachsenen tritt die Bedeutung der Familie sukzessive in den Hintergrund und die Peers gewinnen an Bedeutung. Kommt es jedoch zu schwerwiegenden Problemen oder einer Krise wie Suizidalität, Schulabstinenz oder selbstverletzendem Verhalten, muss das Bezugssystem, speziell die Familie, als Ressource genutzt werden. Hier gilt die Beachtung des relevanten Umfelds und, wenn möglich, die therapeutische Einbeziehung der zentralen Bezugspersonen, zu denen auch Geschwister und Peers gehören. Abschließend diskutieren die Autorinnen die Einbindung und die Rolle von psychotherapeutischen Angeboten im Rahmen der psychiatrischen und psychosozialen Versorgung von adoleszenten Menschen.
Auf die Situation von Jugendlichen mit psychischen Erkrankungen in therapeutischen Jugendwohngruppen gehen die Autorinnen und Autoren um Lisa Große ein. Ziele der psychosozialen Unterstützung in diesem Bereich sind die Erlangung von Selbstverantwortung und eigenständigem Leben außerhalb der psychiatrischen oder sozialpädagogischen Institutionen. Die Etablierung eines »pädagogisch-therapeutischen Milieus« durch ein multiprofessionelles Team spielt hierbei eine besondere Rolle, um Alternativerfahrungen auf Bindungs-, Beziehungs- und sozialer Ebene zu ermöglichen, da die Jugendlichen, die in therapeutische Wohngruppen aufgenommen werden, in der Regel fortgesetzte negative Beziehungserfahrungen gemacht und aufgrund dessen schwere Bindungsproblematiken entwickelt haben. Das Milieu dient dazu, sozialarbeiterische Unterstützung, sozialpädagogisches Handeln und psychotherapeutisches Verstehen im Lebensalltag in Einklang zu bringen. Die Jugendlichen sollen in die Lage versetzt werden, mit ihrer spezifischen Störung bzw. Problematik zu leben und psychosoziale Entwicklungsstufen trotz der erschwerten biografischen Bedingungen zu nehmen. Ziel ist es, mit den Jugendlichen neue Bewältigungsstrategien zu entwickeln und sie zu befähigen, sich in einer krisenhaften Situation an der richtigen Stelle Hilfe zu holen. Die dafür notwendigen konzeptionellen und fachlichen Grundlagen werden von den Autorinnen und Autoren thematisiert.

Auch Severine Thomas und Wolfgang Schröer beschäftigen sich mit der Versorgungssituation von ehemals fremduntergebrachten jungen Erwachsenen, die in der Fachwelt als Care Leaver bezeichnet werden und im Hinblick auf die psychische Gesundheit zu einer Hochrisikogruppe gehören. In ihrem Beitrag gehen die Autorin und der Autor speziell auf die Schnittstelle zwischen Kinder- und Jugendhilfe und Kinder- und Jugendpsychiatrie ein, um die strukturellen Bedingungen für eine inklusive Gestaltung des Leaving-Care-Prozesses herstellen zu können.
Bezüglich der Unterstützung von jungen Menschen mit psychischen Erkrankungen im Bereich Schule stellt Vera Taube das Würzburger Modell vor. Hier wird eine kooperative Zusammenarbeit zwischen Schule, Jugendhilfe und Psychiatrie umgesetzt, um junge Menschen in ihrer Entwicklung zu unterstützen und ihre soziale Teilhabe langfristig zu sichern. Die Autorin zeigt auf, wie das besondere Kooperationskonzept zwischen Schule, Jugendhilfe und Jugendpsychiatrie fachliche und organisatorische Fragestellungen aufgreift und in ein Modell von flexibler disziplin- und institutionenübergreifender Zusammenarbeit überführt. In diesem Modell arbeiten Schule, Jugendhilfe und Jugendpsychiatrie unter regionaler und fachlicher Kooperation gemeinsam daran, Betreuungskontinuität zu sichern, indem individualisierte Maßnahmen und flexible Übergänge ermöglicht werden. Um das zu erreichen, werden im Würzburger Modell die hinderlichen Systemlogiken der jeweiligen Bereiche reflektiert und überwunden. Statt an den Schnittstellen zu scheitern, soll so eine disziplin- und institutionenübergreifende Betreuung ausgerichtet am erzieherischen, sozialisatorischen und psychiatrischen Bedarf des jungen Menschen etabliert werden.
Die Kolleginnen und Kollegen um Tatjana Radchenko aus der ajb Berlin setzen sich in ihrem Beitrag mit der beruflichen Rehabilitation von jungen Menschen mit psychischen Erkrankungen auseinander. Dazu stellen sie die rehaspezifische berufsvorbereitende Bildungsmaßnahme vor, die den Übergang zwischen schulischer und beruflicher Ausbildung gestaltet. Ziel der berufsvorbereitenden Reha ist es, junge Erwachsene mit psychischen Beeinträchtigungen sowohl darin zu unterstützen, sich ihren persönlichen und beruflichen Herausforderungen zu stellen, als auch ihre sozialen, schulischen und fachlichen Kompetenzen zu stärken. Zu den wichtigsten Kernelementen der berufsvorbereitenden Reha gehören unter anderem die Berufsorientierung und die betrieblichen Praktika in unterschiedlichen Arbeitsfeldern (Handwerk, Verwaltung, Gastronomie oder Einzelhandel und Logistik), die tägliche praktische Erprobung in Kleingruppen sowie die intensive sozialpädagogische und

psychologische Betreuung. Mittels multiprofessioneller Unterstützung werden die jungen Erwachsenen darin befähigt, zahlreiche Entwicklungsaufgaben zu lösen, wie etwa die Berufswahl, die Kontaktaufnahme zu Gleichaltrigen sowie die Ablösung vom Elternhaus, um so langfristig und ganzheitlich an der Gesellschaft teilhaben zu können.

Zu einer wichtigen Grundlage für die psychosoziale Unterstützung von jungen Menschen mit psychischen Erkrankungen gehören kooperative Unterstützungsstrukturen mit Beteiligung von zahlreichen Akteurinnen und Akteuren der psychosozialen und psychiatrischen Versorgung (Kinder- und Jugendhilfe, Kinder- und Jugendpsychiatrie, Schule, Ausbildung, Eingliederungshilfe etc.). Aufgrund der gesetzlichen Fragmentierung und der formalen Altersgrenze von 18 Jahren entstehen häufig Schnittstellen- und Übergangsproblematiken. Um dieser Entwicklung entgegenzuwirken und gerade die Versorgungssituation von schwer erkrankten Jugendlichen und jungen Erwachsenen mit komplexen Unterstützungsbedarfen zu verbessern, wurden in den letzten Jahren in Deutschland verschiedene Modellprojekte und -vorhaben initiiert. Für die Zielgruppe von jungen Erwachsenen mit komplexen Unterstützungsbedarfen und herausfordernden Verhaltensweisen berichten die Autorin Astrid Jörns-Presentati und die beiden Autoren Gunter Groen und Karsten Giertz aus dem Modellprojekt Grenzgänger, das sich speziell mit der Förderung von kooperativen Strukturen zwischen der Kinder- und Jugendhilfe sowie Kinder- und Jugendpsychiatrie beschäftigt. Die Autorinnen- und Autorengruppe um Antje Werner stellt das Modellprojekt »Adoleszentenpsychiatrie« aus Mecklenburg-Vorpommern vor, das sich der Vernetzung und Entwicklung von regionalen Versorgungsstrukturen in Mecklenburg-Vorpommern widmet, die sich am Übergang von der Kinder- und Jugendhilfe zur Eingliederungshilfe sowie am Übergang von der Kinder- und Jugendpsychiatrie zur Erwachsenenpsychiatrie befinden.

In der Lebenswelt von jungen Menschen haben digitale Medien mittlerweile eine besondere Bedeutung. Digitale Räume haben u. a. für Adoleszente seit vielen Jahren im Sinne einer Erweiterung des Sozialraums eine hohe Relevanz für den Sozialisationsprozess mit all den damit einhergehenden Möglichkeiten und Gefahren. Vor allem im Kontext der psychischen Gesundheit wird die Implementierung von digitalen Angeboten zur Prävention und zur Therapie diskutiert. Christopher Romanowski-Kirchner beschäftigt sich in seinem Beitrag mit den Chancen des Einsatzes von digitalen Medien in der psychosozialen Unterstützung und in der gesundheitsbezogenen Versorgung. Dabei setzt er sich kritisch mit den aktuellen Diskursen und den noch immer bestehenden

Vorbehalten der Fachwelt gegenüber der Digitalisierung auseinander. Zum Abschluss des Sammelbandes fassen die Herausgeber Karsten Giertz und Michael Kölch sowie die Herausgeberin Antje Werner den aktuellen Stand der psychiatrischen Versorgung und der psychosozialen Unterstützung von jungen Menschen mit psychischen Erkrankungen in Deutschland zusammen und zeigen den Handlungsbedarf für die Zukunft auf.
Die im Sammelband zusammengefassten Beiträge sollen Impulse für eine Weiterentwicklung und Optimierung der aktuellen psychosozialen und psychiatrischen Versorgung von jungen Menschen mit psychischen Erkrankungen geben. Wir als Herausgebende hoffen, mit diesem Sammelband die Entwicklung von altersgerechten, präventiven, niedrigschwelligen, kooperativen und ganzheitlichen Behandlungs- und Unterstützungsangeboten für diese Zielgruppe zu unterstützen, und bedanken uns vielmals bei allen beteiligten Autorinnen und Autoren.

Rostock, im Juli 2022
Karsten Giertz, Antje Werner und Michael Kölch

TEIL I: GRUNDLAGEN

Lebensphase Adoleszenz: Erwachsenwerden in einer sich wandelnden Gesellschaft

Antje Werner, Karsten Giertz, Anke Wagner und Julia Möller

Erwachsenwerden ist ein einschneidender Prozess im Lebenslauf eines Menschen. Kaum eine andere Lebensphase ist durch so eindrückliche biologische und psychosoziale Veränderungen innerhalb eines überschaubaren Zeitraums geprägt. Dieser Beitrag soll einen Einblick in die Lebensphase der Adoleszenz geben. Neben der Begriffsbestimmung und den unterschiedlichen Definitionsansätzen der Lebensphase der Adoleszenz werden ausgehend von der soziologischen Entwicklungstheorie von Robert Havighurst die einzelnen Entwicklungsaufgaben in diesem Lebensabschnitt näher beschrieben.
Gleichwohl ist auch der Einfluss (sich wandelnder) gesellschaftlicher Rahmenbedingungen auf die Entwicklung in dieser Lebensphase prägnant. Im Kontext aktueller gesellschaftlicher Entwicklungen wird deutlich, dass das Erwachsenwerden im Vergleich zu vorherigen Generationen mit anderen – neuen – Herausforderungen und Anforderungen einhergeht. Werden junge Menschen in dieser sensiblen Phase zusätzlich durch das Auftreten einer psychischen Beeinträchtigung gefordert, birgt das erhebliche Risiken für eine sorgsame Weichenstellung im Hinblick auf ihre Zukunft. In diesem Beitrag werden die neuen gesellschaftlichen Herausforderungen im Zusammenhang mit der psychischen Gesundheit von jungen Menschen diskutiert und notwendige Maßnahmen in der Unterstützung von jungen Menschen in der Lebensphase der Adoleszenz aufgezeigt.

Begriffsbestimmung Adoleszenz

Je nach Kontext und Perspektive wird der Lebensabschnitt des Erwachsenwerdens unterschiedlich bezeichnet und variiert in der Abgrenzung der Altersspanne. Für die vorliegende Betrachtung ist überwiegend die Verwendung des Begriffs »Adoleszenz« und besonders der Spätadoleszenz zweckmäßig.

Adoleszenz wird häufig synonym für das Jugendalter verwendet und leitet sich aus dem lateinischen Verb »adolescere« ab, das »aufwachsen« oder auch »gedeihen« bedeutet (Schwarz 2021). Die Adoleszenz beschreibt somit die Entwicklung eines Menschen von der Kindheit bis ins Erwachsenenalter (Konrad und König 2018) und wird als eigenständige Lebensphase betrachtet (Hurrelmann und Quenzel 2016). Außerdem wird die Adoleszenz häufig noch in eine frühe (10 – 17 Jahre), mittlere (18 – 21 Jahre) und späte Phase (22 – max. 30 Jahre) unterteilt (ebd.). Hier können die Einteilungen und Spannen unterschiedlich sein; bei Schwarz (2021) reicht die Adoleszenz vom 10. bis zum 25. Lebensjahr, bei Hurrelmann und Quenzel (2016) sogar bis zum 30. Lebensjahr.

In der Literatur findet oftmals auch das Konzept der »Emerging Adulthood« von Arnett (2000) Erwähnung. »Emerging Adulthood« lässt sich als »werdendes Erwachsenenalter« übersetzen und umfasst die Alterspanne von 18 bis 25 Jahren und damit die der späten Adoleszenz. Nach Arnett sind die jungen Menschen in dieser Alterspanne weder Jugendliche noch Erwachsene, sondern befinden sich in einem eigenständigen Prozess dazwischen, in dem sehr verdichtet wichtige Übergänge wie der Schulabschluss, der Beginn eines Studiums oder einer Ausbildung und der Auszug aus dem Elternhaus bewältigt werden müssen.

Rein rechtlich gesehen ist die Jugend bereits mit dem 18. Geburtstag vollendet und geht hier – zumindest juristisch und leistungsrechtlich – nahtlos in das Erwachsensein über. In der sozialpsychiatrischen Versorgung, inklusive der Kinder- und Jugendhilfe sowie der Eingliederungshilfe, ist diese Festsetzung somit relevant und gleichzeitig höchst problematisch (Fegert et al. in diesem Band). Denn die Prozesshaftigkeit dieser Lebensphase erschwert eine klare altersspezifische Abgrenzung, sowohl in Bezug auf den Beginn als auch auf das Ende der Adoleszenz. Lohaus (2018) geht davon aus, dass sich der Zeitraum der Jugend mittlerweile bis in ein höheres Lebensalter ausgedehnt hat, was u. a. auch die Heranwachsenden selbst so erleben (Arnett 2000; Berngruber und Gaupp 2022). Folglich hat sich die Zeitspanne der Adoleszenz nach heutigem Standpunkt insgesamt verlängert, wobei die Übergänge sowohl in die eine als auch in die andere Richtung fließend sind, immer in enger Abhängigkeit von gesellschaftlichen, kulturellen und sozioökonomischen Faktoren und Erwartungen (Lohaus 2018). So bleibt zu erwarten, dass dieser Lebensabschnitt auch in Zukunft einem stetigen Wandel unterliegt.

Nicht selten werden die Begriffe Adoleszenz und Pubertät identisch verwendet, obwohl eine Differenzierung lohnt, denn streng gesehen ist mit der Pubertät nur die biologisch-physiologische Entwicklung gemeint, während die Adoleszenz zusätzlich psychosoziale Entwicklungen berücksichtigt, wie das

Selbstständigwerden, das Unabhängigwerden von den Eltern und die Identitätsentwicklung. Herpertz-Dahlmann (Herpertz-Dahlmann et al. 2013) prägte für die Adoleszenz auch den Begriff der »psychosozialen Pubertät«. Die Pubertät lässt sich so gesehen in die Adoleszenz einbetten und stellt eine wichtige Basis für eben diese dar (Konrad und König 2018). Der Eintritt in die Adoleszenz wird von vielen Autorinnen und Autoren mit dem Beginn der Pubertät gleichgesetzt. Biologisch sind neben starken körperlichen Veränderungen vor allem weitreichende neuronale Veränderungen, eine vermehrte Ausschüttung fast aller Hormone und die Erlangung der sexuellen Reife charakteristisch. Diese bildet gleichwohl den Abschluss der Pubertät. Im Unterschied dazu dauert die komplexe Umstrukturierung des Gehirns beim Menschen lange über die sexuelle Reifeerlangung hinaus an und ist durch ein Ungleichgewicht zwischen den zum Teil angeborenen subkortikalen und den erst später reifenden kortikalen Hirnstrukturen charakterisiert (Siegel 2020), was beispielsweise risikoreiches Verhalten in der Adoleszenz bedingen kann (Konrad und König 2018). Konrad und König betonen die wechselseitige Beeinflussung biologischer, sozialer und psychologischer Prozesse in der Adoleszenz, so stehen z. B. Neurotransmitterveränderungen im Gehirn mit risikoreichen Verhaltensweisen in Zusammenhang, welche wiederum die Autonomieentwicklung und Ablösung vom Elternhaus als wichtige Entwicklungsaufgaben begünstigen. Umgekehrt nehmen veränderte soziale Erfahrungen, etwa durch vermehrten Kontakt zu Peers, in der Adoleszenz Einfluss auf die neuronalen Entwicklungsprozesse.

Entwicklungsaufgaben in der Adoleszenz

Die Adoleszenz ist durch spezielle psychosoziale Merkmale – sogenannte Entwicklungsaufgaben – definiert. Zahlreiche Autorinnen und Autoren haben sich in der Vergangenheit aus unterschiedlichen wissenschaftlichen Perspektiven mit den Besonderheiten dieser Lebensphase und mit den damit einhergehenden Entwicklungsaufgaben beschäftigt. Eine Übersicht bieten u. a. Berngruber und Gaupp (2022). Eine der einflussreichsten Entwicklungstheorien geht auf das Konzept der Entwicklungsaufgaben von Robert Havighurst ([1948] 1979) zurück. Der US-amerikanische Soziologe und Erziehungswissenschaftler formulierte seine Theorie Mitte des 20. Jahrhunderts. Viele seiner Grundideen bestehen bis heute fort. Entwicklung – so die Kernannahme von Havighurst – ist das Ergebnis einer aktiven Bewältigung altersspezifischer Entwicklungsaufgaben, die ihrerseits aus sozialen Normierungen, aus physischen Reifungsprozessen und individuellen Werthaltungen bestehen. Das Gelingen oder Misslingen der jeweiligen Entwicklungsaufgaben beeinflusst wiederum die Bewältigungschancen späterer Entwicklungsaufgaben (Eschenbeck und Knauf 2018). Mittlerweile ist die Theorie von Havighurst weiterentwickelt worden, so z. B. von Hurrelmann und Bauer (2015). In ihrem sozialisationstheoretisch gerahmten Entwurf lassen sich Entwicklungsaufgaben inhaltlich nach vier Parametern beschreiben: Qualifizieren, Binden, Konsumieren und Partizipieren. Für die Lebensphase der Adoleszenz differenzieren sie die vier Parameter aus und beschreiben sie sowohl auf einer individuellen als auch auf einer gesellschaftlichen Dimension. Die folgende Abbildung verdeutlicht die sich gegenseitig beeinflussenden Entwicklungsaufgaben der Adoleszenz im Übergang zum Erwachsenenalter im Idealfall.

ABBILDUNG 1 Idealtypische Darstellung der Entwicklungsaufgaben des Jugendalters im Übergang zum Erwachsenenalter (nach Hurrelmann & Quenzel 2016, S. 40)

Entwicklungsaufgaben des Jugendalters	Übergang	Entwicklungsaufgaben des Erwachsenenalters
Qualifizieren: Aufbau intellektueller und sozialer Kompetenzen sowie berufsrelevanter Fachkenntnisse	Übergang in Berufsrolle	Selbständige Sicherung der eigenen und gesellschaftlichen Zukunft und Existenz = »Ökonomische Selbstversorgung«
Binden: Aufbau einer eigenen Geschlechtsrolle, soziale und emotionale Ablösung von den Eltern und Bindung an einem Partner oder einer Partnerin	Übergang in Partner- und Familienrolle	Feste partnerschaftliche Bindung und Familiengründung mit Kinderbetreuung = »Biologischen Reproduktion« der eigenen Existenz und der Gesellschaft
Konsumieren: Aufbau der Fähigkeit zur selbständigen, individuellen, an den eigenen Interessen orientierten Nutzung von Geld- und Warenmarkt	Übergang in Konsumentenrolle	Selbständige Teilnahme am Kultur- und Konsumleben und Fähigkeit zur »Psychischen Reproduktion«, die die Regeneration der eigenen Leistungsfähigkeit und Kreativität sowie Erholung ermöglicht
Partizipieren: Entwicklung von eigener individueller Werteorientierung und politischer Teilhabe	Übergang in politische Bürgerrolle	Verantwortliche politische Partizipation zur Förderung der Gesellschaft und des sozialen Zusammenhalts

Die Bewältigung der Entwicklungsaufgaben des Jugendalters, auch der Sozialisation, gilt als wesentliche Voraussetzung zur Sicherstellung der persönlichen Ich-Werdung und der sozialen Integration. Sie wird stark von unterschiedlichen Instanzen, wie Familie, Schule, Gleichaltrige, Freizeitangebote und Medien, beeinflusst und erfordert personale und soziale Fähigkeiten der jungen Menschen. Gelingt es Adoleszenten nicht, die mitunter herausfordernden Sozialisationsprozesse zu lösen, können diese krisenhafte Ausmaße annehmen, und es entsteht zunehmender Entwicklungsdruck (Hurrelmann und Quenzel 2016).

Erwachsenwerden heute

Jüngere Diskussionen zeigen, dass das Jugendalter heute als eigenständige Lebensphase gilt und die Bewältigung zentraler Entwicklungsaufgaben hin zur Verselbstständigung bis weit in das dritte Lebensjahrzehnt andauert, was u. a. auch der 15. Kinder- und Jugendbericht (Deutscher Bundestag 2017; Hurrelmann und Quenzel 2016) unterstreicht. Diese Ausdehnung und der Wandel werden auch als Entstrukturierung der Jugendphase beschrieben (Lüders 2022).

Das Aufwachsen junger Menschen ist heute u. a. von Digitalisierung, Globalisierung, Individualisierung, stetigem Wertewandel und starker Heterogenität geprägt (Keupp 2012). Frühere homogene Lebenswirklichkeiten und -perspektiven sind durch vielfältige Möglichkeiten der eigenen Lebensgestaltung abgelöst. Die Lebenswelten und -lagen junger Menschen sind heute demnach so heterogen wie nie zuvor und insgesamt unbestimmter. In der 18. Shell-Jugendstudie (2019) ist von einer Multioptionsgesellschaft die Rede, die der Jugend nicht immer einfache Entscheidungen abverlangt. Das 21. Jahrhundert bietet jungen Menschen bisher nicht dagewesene Optionen und damit eine größtmögliche Freiheit, sich individuell zu entwickeln. Damit diese Entwicklung gelingen kann, sind junge Menschen aber auch heutzutage so stark wie noch nie darin gefordert, ihre Vorstellungen und Zukunftsvisionen eigenverantwortlich umzusetzen, und stehen nicht selten unter Druck, all die vorhandenen Möglichkeiten tatsächlich auch bestmöglich für sich zu nutzen (Hurrelmann und Quenzel 2016). Dafür sind nach Keupp vor allem persönliche Kompetenzen im Selbstmanagement erforderlich. Die Notwendigkeit dieses Managements beschreiben auch Hurrelmann und Quenzel und fügen

noch Reflexionsfähigkeit, Disziplin, Zielstrebigkeit und ein gewisses Maß an Aufmerksamkeit hinzu.
Die Entwicklungen der modernen Welt können ambivalente Prozesse zutage fördern, in denen es gilt, Altes zu verabschieden und gleichzeitig Neues zu gestalten (Keupp 2020). Keupp macht darauf aufmerksam: »Subjekte einer individualisierten und globalisierten Gesellschaft können in ihren Identitätsentwürfen nicht mehr problemlos auf kulturell abgesicherte biografische Schnittmuster zurückgreifen. In diesem Prozess stecken ungeheure Potenziale für selbstbestimmte Gestaltungsspielräume, aber auch das Risiko und die leidvolle Erfahrung des Scheiterns.« (ebd., S. 8) Die Gestaltung dieser neuen Freiheit erfordert spezielle »handwerkliche« Kompetenzen, die aber den jungen Menschen in den modernen Gesellschaften noch unzureichend vermittelt werden.
Bei all diesen Entwicklungen und Herausforderungen kommen die Auswirkungen des demografischen Wandels hinzu (Beierle und Tillmann 2022). Infolge des Geburtenrückgangs hat der demografische Einfluss der jungen Generation in den letzten fünfzig Jahren stark abgenommen. Die deutsche Bevölkerung altert und die generationsübergreifenden Beziehungen verändern sich (Hurrelmann und Quenzel 2016).

Adoleszenz, soziale Ungleichheit und psychische Gesundheit

Zusammen mit den beschriebenen Chancen und Risiken für die heutige Jugend dürfen aber auch vorhandene soziale Ungleichheiten nicht unerwähnt bleiben. Junge Menschen finden nämlich strukturell, gesellschaftlich, persönlich und familiär sehr unterschiedliche Bedingungen für das Aufwachsen und Erwachsenwerden vor, die ihre Lebenswege prägen und deutlich kennzeichnen. Die soziale Herkunft beeinflusst wesentlich die tatsächlichen Chancen und den wirklichen Handlungsspielraum von Adoleszenten (Schels 2022).
Auch die nahezu zwei Jahren anhaltende COVID-19-Pandemie hat die Lebensrealität junger Menschen nachhaltig geprägt. Ein Aspekt, der die pandemiebedingten Auswirkungen auf die Zielgruppe offensichtlich gemacht hat, ist der temporäre Wegfall der Schule als Lebensort und die damit verbundenen Handlungs- und Erfahrungsmöglichkeiten durch Homeschooling. Zudem war die Gestaltung von persönlichen, unmittelbaren Beziehungen zu Peers durch

Kontaktbeschränkungen deutlich begrenzt, was gerade für diese Altersgruppe von besonderer Bedeutung ist. Gleichzeitig ist als Folge eine noch stärkere Digitalisierung vieler Lebensbereiche zu verzeichnen. Auch die finanzielle Selbstständigkeit von jungen Menschen, besonders derer, die auf eigene Einkommensquellen angewiesen sind, hat unter dem pandemiebedingten Wegfall von Nebenjobs gelitten und damit direkte Auswirkungen auf den Prozess des Erwachsenwerdens (Gaupp und Berngruber 2022).

Die Adoleszenz ist eine Zeit vieler Veränderungen und großer Entwicklungen und damit auch ein sehr vulnerabler Lebensabschnitt, nicht nur in Bezug auf die psychische, sondern auf die Gesundheit im Allgemeinen. Das Auftreten von psychischen Auffälligkeiten erleben Adoleszente meistens in dieser Phase, auch wenn junge Menschen sie überwiegend erfolgreich bewältigen. Von schweren psychischen Erkrankungen sind ca. 10 % der jungen Menschen betroffen (Herpertz-Dahlmann et al. 2013). Für die psychische Gesundheit im Erwachsenenalter bedeuten in der Adoleszenz beginnende psychische Störungen ein besonderes Risiko. So bestätigen die jüngsten Auswertungen der KiGGS-Kohorte (2021) den engen Zusammenhang zwischen dem Auftreten von internalisierenden oder externalisierenden Auffälligkeiten in Kindheit und der Jugend und der späteren psychischen Gesundheit, Lebenszufriedenheit und Lebensqualität sowie der sexuellen und reproduktiven Gesundheit (Schlack et al. 2021). Psychische Auffälligkeiten gehören im Kindes- und Jugendalter zu den häufigsten Belastungen. Das Risiko, dass aus diesen Auffälligkeiten chronifizierte Störungen werden, ist umso größer, je ungünstiger sich die soziale Situation gestaltet. Dabei zeigen Kinder und Jugendliche aus sogenannten niedrigen gesellschaftlichen Statusgruppen ein erhöhtes Risiko für die Entwicklung von psychischen Auffälligkeiten (Schmidkte et al. 2021).

Einen positiven Einfluss auf die psychische Gesundheit können psychosoziale Ressourcen haben. Sie fungieren als Schutzfaktoren zur Verhinderung oder Reduktion der negativen Langzeitfolgen von psychischen Auffälligkeiten. Dabei stehen protektive Ressourcen Kindern und Jugendlichen aus sozial besser gestellten Familien häufiger zur Verfügung als den sozial benachteiligten. Die neuesten Ergebnisse der KiGGS-Untersuchung bestätigen den bisherigen Forschungsstand und dokumentieren damit die ungleiche Verteilung von Ressourcen. Die soziale Ungleichheit von Gesundheitschancen gilt es zu verringern, hierfür ist Prävention und Gesundheitsförderung von enormer Bedeutung. Dabei liegt der Fokus hauptsächlich auf der Ressourcenstärkung, indem der Zugang zu Ressourcen erleichtert wird, Entwicklungschancen ermöglicht werden, Armut bekämpft und Bildungschancen verbessert werden (Schmidkte et al. 2021).

Das Wissen über das Erwachsenwerden ist dank der Jugendforschung umfangreicher und differenzierter geworden. Das ist eine erfreuliche Entwicklung, denn damit ist dem Jugendalter insgesamt in den letzten Jahren mehr Aufmerksamkeit zuteilgeworden, was bis zur Anerkennung seiner Eigenständigkeit geführt hat. Heute ist eine stärkere Sensibilität für diesen Lebensabschnitt und die Lebenssituation von jungen Menschen wahrnehmbar. Das bleibt auch zwingend notwendig, denn die vielfältigen, vor allem auch gesellschaftlichen Einflüsse der letzten Jahre und die sich wandelnden Bedingungen stellen Adoleszente – bei allem Freiheits- und Optionsgewinn – auch vor die nicht leichte Aufgabe, mit schwindenden Ressourcen, wie Sicherheit und Orientierung, umzugehen. Dies erfordert u. a. ganz praktische »Selbstmanagementkompetenzen«, für deren Ausbildung konkrete Lernmodelle noch Mangelware sind. An dieser Stelle benötigen junge Menschen verlässliche Unterstützung. Extrem herausfordernd und mit echten Risiken des Scheiterns in unterschiedlichen Lebensbereichen verbunden sind Biografien von jungen Menschen, die in dieser Lebensphase psychisch erkranken. Hier bedarf es besonderer präventiver und versorgungspolitischer Anstrengungen zur Gesundheitsförderung und zur Ermöglichung von Genesung und gesellschaftlicher Teilhabe.

***Antje Werner**, Dipl. Sozialarbeiterin/Sozialpädagogin, ist stellvertretende Geschäftsführerin und Projektleiterin im Landesverband Sozialpsychiatrie Mecklenburg-Vorpommern e. V. Ihre Arbeitsschwerpunkte sind unter anderen Adoleszentenpsychiatrie, Supported Employment und psychiatrische Versorgung.*

***Karsten Giertz**, M. A. Social Work, promoviert an der Universitätsmedizin Greifswald zur psychosozialen Versorgung von Borderline-Patientinnen und -Patienten, ist Geschäftsführer des Landesverbands Sozialpsychiatrie Mecklenburg-Vorpommern e. V. und hat mehrere Lehraufträge an verschiedenen Hochschulen.*

***Anke Wagner**, Dipl. Sozialpädagogin, ist wissenschaftliche Mitarbeiterin im Institut für Sozialpsychiatrie Mecklenburg-Vorpommern e. V. und systemisch-transaktionsanalytische Beraterin. Ihre Arbeitsschwerpunkte sind Prävention, Anti-Stigma-Arbeit, Sucht- und Eingliederungshilfe.*

***Julia Möller**, Dipl. Sozialpädagogin, ist wissenschaftliche Mitarbeiterin im Institut für Sozialpsychiatrie Mecklenburg-Vorpommern e. V., Systemische Therapeutin und Fachpädagogin für Psychotraumatologie. Ihre Arbeitsschwerpunkte sind u. a. die Unterstützung von Kindern aus sucht- und psychisch belasteten Familien und die Jugendhilfe.*

Literatur

Albert, M.; Hurrelmann, K.; Quenzel, G.; Kantar (2019): 18. Shell Jugendstudie. Jugend 2019: Eine Generation meldet sich zu Wort. Weinheim & Basel: Beltz.

Arnett, J. J. (2000): Emerging adulthood. A theory of development from the late teens through the twenties. American Psychologist, 55 (5), S. 469 – 480.

Beierle, S. & Tillmann, F. (2022): Jugend – verdrängt und umworben. In: Berngruber, A. & Gaupp, N. (Hg.): Erwachsenwerden heute. Lebenslagen und Lebensführung junger Menschen (S. 35 – 45). Stuttgart: Kohlhammer.

Berngruber, A. & Gaupp, N. (2022): Einleitung: Erwachsenwerden – eine komplexe Herausforderung für Jugendliche und junge Erwachsene. In: Berngruber, A. & Gaupp, N. (Hg.): Erwachsenwerden heute. Lebenslagen und Lebensführung junger Menschen (S. 9 – 32). Stuttgart: Kohlhammer.

Deutscher Bundestag (2017): 15. Kinder- und Jugendbericht. Bericht über die Lebenssituation junger Menschen und die Leistungen der Kinder- und Jugendhilfe in Deutschland. Bundestagsdrucksache 18/11050. Berlin.

Eschenbeck, H. & Knauf, R.-K. (2018): Entwicklungsaufgaben und ihre Bewältigung. In: Lohaus, A. (Hg.): Entwicklungspsychologie des Jugendalters (S. 23 – 50). Berlin: Springer.

Gaupp, N. & Berngruber, A. (2022): Erwachsenwerden heute – eine komplexe Herausforderung auch und gerade in Zeiten von Corona. In: Berngruber, A. & Gaupp, N. (Hg.): Erwachsenwerden heute. Lebenslagen und Lebensführung junger Menschen (S. 253 – 260). Stuttgart: Kohlhammer.

Havighurst, R. J. ([1948] 1979): Developmental tasks and education. New York: Longmans, 5. Aufl.

Herpertz-Dahlmann, B.; Bühren, K.; Remschmidt, H. (2013): Erwachsenwerden ist schwer. Psychische Störungen in der Adoleszenz. Deutsches Ärzteblatt, 110 (25), S. 432 – 440.

Hurrelmann, K. & Bauer, U. (2015): Einführung in die Sozialisationstheorie. Das Modell der produktiven Realitätsverarbeitung. Weinheim & Basel: Beltz, 11. Aufl.

Hurrelmann, K. & Quenzel, G. (2016): Lebensphase Jugend. Eine Einführung in die sozialwissenschaftliche Jugendforschung. Weinheim & Basel: Beltz Juventa, 13. Aufl.

Keupp, H. (2012): Alltägliche Lebensführung in der fluiden Gesellschaft. In: Gahleitner, S. B. & Hahn, G. (Hg.): Übergänge gestalten – Lebenskrisen begleiten (S. 34–51). Bonn: Psychiatrie Verlag, 2. Aufl.

Keupp, H. (2020): Leben in der Gesellschaft 4.0. Beschleunigung ohne Ende – Erschöpfung ohne Ende? Sozialpsychiatrische Informationen, 50 (1), S. 4–9.

Konrad, K. & König, J. (2018): Biopsychologische Veränderungen. In: Lohaus, A. (Hg.): Entwicklungspsychologie des Jugendalters. Berlin: Springer.

Lohaus, A. (Hg.) (2018): Entwicklungspsychologie des Jugendalters. Berlin: Springer.

Lüders, C. (2022): Jugend und Zeit. Formen der Thematisierung. In: Berngruber, A. & Gaupp, N. (Hg.): Erwachsenwerden heute. Lebenslagen und Lebensführung junger Menschen. Stuttgart: Kohlhammer.

Schels, B. (2022): Materielle Lebenslagen, Bildungs- und soziale Ungleichheiten im Jugend- und jungen Erwachsenenalter. In: Berngruber, A. & Gaupp, N. (Hg.): Erwachsenwerden heute. Lebenslagen und Lebensführung junger Menschen (S. 56–66). Stuttgart: Kohlhammer.

Schlack, R.; Peerenboom, N.; Neuperdt, L.; Junker, S.; Beyer, A.-K. (2021): Effekte psychischer Auffälligkeiten in Kindheit und Jugend im jungen Erwachsenenalter: Ergebnisse der KiGGS-Kohorte. Journal of Health Monitoring, 6 (4), S. 3–20.

Schmidkte, C.; Geene, R.; Hölling, H.; Lampert, T. (2021): Psychische Auffälligkeiten, psychosoziale Ressourcen und sozioökonomischer Status im Kindes- und Jugendalter. Eine Analyse mit Daten von KiGGS Welle 2. Journal of Health Monitoring, 6 (4), S. 21–35.

Schwarz, B. (2021): Adoleszenz. In: Wirtz, M. A. (Hg.): Lexikon der Psychologie. Bern: Hogrefe. https://dorsch.hogrefe.com/stichwort/adoleszenz (06.03.2022).

Siegel, D. J. (2020): The developing mind: How relationships and the brain interact to shape who we are. New York & London: Guilford, 3. Aufl.

Besonderheiten psychischer Erkrankungen in der Adoleszenz

Michael Kölch

Im Rahmen dieses Beitrags wird auf die häufigsten psychischen Störungen in der Adoleszenz sowie auf die Besonderheiten im Verlauf und in der Behandlung bei der entsprechenden Zielgruppe eingegangen. Zum Abschluss werden spezifische Weiterentwicklungsbedarfe in der psychiatrischen Behandlung und Versorgung von adoleszenten Patientinnen und Patienten aufgezeigt.

Häufigkeit und Bedeutung psychischer Störungen

Im Jugendalter auftretende psychische Störungen haben immense negative Auswirkungen auf die weitere psychische und physische Gesundheit sowie die Teilhabemöglichkeiten junger Menschen – und dies dann über das ganze Leben hinweg (Goodman et al. 2011). Internationale Untersuchungen belegen, dass im Jugend- und Adoleszenzalter psychische Störungen und Substanzabusus zu den hauptsächlichen Gründen für Behinderung zählen. In der Epidemiologie wird dies mit Kennzahlen wie »Jahre mit Behinderung« und den sogenannten »disability-adjusted life years« (DALYs) beschrieben: Psychische Störungen bei Jugendlichen sind für ein Viertel aller »Jahre mit Behinderung« verantwortlich und bei den DALYs sind sie die sechsthäufigste Gruppe, die zu Beeinträchtigungen führt (Erskine et al. 2015). Auch Symptome psychischer Störungen, die noch nicht die Schwelle einer Diagnose überschreiten, können in dieser Lebensphase langfristige Beeinträchtigungen zur Folge haben (Roberts et al. 2015).

Bis zum 20. Lebensjahr zeigt die Mehrzahl der psychischen Störungen zumindest erste Symptome – bis zum 25. Lebensjahr wird die Mehrzahl der Störungen manifest (Solmi et al. 2021). Diese Ergebnisse aus epidemiologischen Studien bedeuten nicht, dass in der Realität, beispielsweise in Deutschland, alle Betroffenen bereits diagnostiziert oder in Therapie wären.

Psychische Störungen sind in den allermeisten Fällen in ihrer Entstehung multifaktoriell bedingt. An der Entstehung psychischer Störungen sind komplexe Mechanismen aus genetischen, (neuro)biologischen, sozialen und ökologischen Faktoren beteiligt. Insbesondere epigenetische Aspekte spielen offenbar eine Rolle, ob eine psychische Störung tatsächlich beim einzelnen Individuum manifest wird und wie stark sie auch Auswirkungen auf das Individuum hat (Teicher et al. 2016). Soziale und Umweltfaktoren tragen entscheidend dazu dabei, inwieweit eine psychische Störung auch zu Teilhabedefiziten bei Betroffenen führt, bzw. auch, ob eine psychische Störung chronisch wird. Psychische Störungen haben oft auch transgenerationale Auswirkungen. So haben Kinder psychisch erkrankter Eltern selbst ein erhöhtes Risiko, psychisch zu erkranken (Clemens et al. 2018). Dabei ist aber entwicklungspsychopathologisch relevant, dass gerade im Kindes- und frühen Jugendalter genetische Aspekte eine untergeordnete Rolle bei der Phänomenologie möglicher psychischer Störungen spielen, in der Adoleszenz den genetischen Faktoren dann aber durchaus eine stärkere Rolle zukommt (van Santvoort et al. 2015; Kölch et al. 2014). Wenn junge Erwachsene mit psychischen Störungen Eltern werden, kann die Elternschaft ihren Stress erhöhen und die Symptomatik verschlechtern, was die für die kindliche Entwicklung extrem wichtigen Beziehungs- und Erziehungskompetenzen einschränken kann (Stadelmann et al. 2010). Die Behandlung psychischer Störungen und die Unterstützung der Betroffenen bedeutet in dieser Situation auch transgenerationale Prävention (Kölch et al. 2019; Breucker et al. 2021).

Besondere Cluster psychischer Störungen in der Adoleszenz

Zu unterscheiden ist in der Adoleszenz zwischen typischerweise erstmalig sich manifestierenden Störungen, komorbiden Störungen, die sich in diesem Lebensalter zu bereits seit Kindheit oder Jugend bestehenden Störungen hinzugesellen, und Symptomen von kinder- und jugendpsychiatrischen Störungsbildern mit spezifischen Auswirkungen in der Phase der Adoleszenz.
Zur ersten Gruppe zählen typischerweise schizophrene Psychosen und bipolare Störungen sowie die Ausbildung von Persönlichkeitsstörungen. Schizophrene Störungen zeigen zwar zum Teil sogenannte Prodromalsymptome, die oft aber unspezifisch sind. Vor dem 18. Lebensjahr werden nur ca. 8 % der Störungen manifest, während es bis zum 25. Lebensjahr bereits ca. 47 % aller

Erkrankungen sind; ähnlich ist das Verhältnis bei bipolaren Störungen (ca. 14 % vs. 32 %) und Persönlichkeitsstörungen (ca. 10 % vs. 48 %) (Solmi et al. 2021). Psychiatrisch sind bei diesen Störungen eine möglichst frühe Erkennung und die Behandlung der Symptome wichtig. Bei schizophrenen Psychosen zeigen sich oft sozialer Rückzug, Denkauffälligkeiten und vorübergehende Wahnsymptome als Frühsymptome. Differenzialdiagnostisch muss auch an substanzinduzierte Psychosen gedacht werden. Bei bipolaren Störungen findet sich oftmals vor einer manischen Phase eine depressive Phase (Perugi et al. 2000). Insofern ist bei einem (geringen) Teil der Jugendlichen mit depressiven Phasen, insbesondere wenn in der Familie bereits bipolare Erkrankungen vorhanden sind, davon auszugehen, dass diese depressiven Phasen Vorläufer einer später auftretenden bipolaren Störung sein können.
Gerade chronisch bestehende psychische Erkrankungen in Kindheit und Jugend, wie z. B. eine Aufmerksamkeitsdefizit-Hyperaktivitätsstörung (ADHS) oder eine Angststörung, führen im Verlauf der Pubertät und Adoleszenz zum Auftreten komorbider Störungen, wie depressiven Störungen und Substanzabusus (Thapar und Cooper 2016). Differenzialdiagnostisch muss deshalb in dieser Phase sehr genau geprüft werden, ob zusätzlich zur aktuellen Symptomatik eine andere, bereits früher bestehende Erkrankung vorliegt. Wenn diese nicht behandelt wird, besteht die Gefahr, dass die auslösenden Faktoren für die komorbiden Störungen fortbestehen (z. B. Versagen in der Ausbildung aufgrund von ADHS und daraus folgendem Substanzabusus).
Die dritte Gruppe bilden die seit Kindheit und Jugend bestehenden Störungen, die entweder spezifische Symptome in diesem Altersabschnitt zeigen oder die aufgrund der Entwicklungsaufgaben in diesem Alter den Betroffenen besondere Probleme bereiten können. Betroffene mit ADHS haben im Erwachsenenalter eine deutlich geringere motorische Unruhe; die Konzentrationsprobleme und die Impulsivität bestehen aber fort: Das kann gerade beim Berufseinstieg oder im Studium massive negative Auswirkungen haben (Leahy 2018).
Ein besonderes Störungsbild aus der letzten Gruppe ist die Störung des Sozialverhaltens (SSV), eine Diagnose, die in der Erwachsenenpsychiatrie so nicht vorhanden ist. SSV führt oft zu frühem Substanzkonsum. Bei Mädchen finden sich gehäuft posttraumatische Belastungsstörungen und depressive Episoden, bei Jungen ADHS. Diese komorbiden Störungen verschlechtern die Prognose, sowohl was die psychische Gesundheit als auch was die soziale Integration angeht (Kölch et al. 2019). Im Übergangszeitraum vom Jugendalter zum Erwachsenenalter bedingen die typischen Symptome dieser Störung (z. B. Delinquenz, Regelübertretung, Substanzabusus) auch die sozialen Probleme:

fehlender Schulabschluss, Scheitern der Ausbildungs- und Berufsintegration oder auch von Maßnahmen der Jugendhilfe. Dies verschlechtert sowohl die langfristige soziale Teilhabe und – in einer Art Teufelskreis – auch wiederum die psychische Gesundheit im späteren Leben. Die Transition zwischen Kinder- und Jugendpsychiatrie und Erwachsenenpsychiatrie (aber auch bezüglich anderer Sozialsysteme) ist bei diesen Patientinnen und Patienten oft durch die fehlende Störungseinsicht und geringe Adhärenz schwierig (Kölch et al. 2019).

Besonderheiten der Symptomatik

Neurobiologisch befindet sich das Gehirn bis in die Zeit der Adoleszenz in einem komplexen »Umbauvorgang«, bei dem manche Bereiche, wie das Frontalhirn, erst ausreifen, eine hohe Dynamik bezüglich des Aufbaus und Abbaus von Synapsen (Nervenverbindungen) besteht und viele »Schaltkreise« im Gehirn modelliert werden (Paus et al. 2008). Dadurch wird verständlich, warum diese Phase besonders anfällig für Störungen ist durch Noxen, wie Drogen und Alkohol, aber auch durch Stressoren wie negative Lebensereignisse. Es erklärt, warum sich in dieser Zeit viele psychische Störungen manifestieren (Miguel-Hidalgo 2013; Stelzig und Sevecke 2019). Bei depressiven Jugendlichen ließen sich in Studien weit vor dem Auftreten manifester depressiver Symptome auf neurobiologischer Ebene Veränderungen zeigen, die sich etwa auch in einer verringerten Erwartung hinsichtlich positiver Selbstwirksamkeit widerspiegelten (Vulser et al. 2018).

Die Hirnentwicklung macht zudem verständlich, warum allgemeines, nicht krankheitswertiges adoleszenztypisches Verhalten wie impulsives Verhalten oder das sogenannte »Sensation Seeking«, also die Suche nach dem Risiko, in dieser Phase besonders häufig auftritt. Impulsivität ist einerseits ein adoleszententypisches Verhalten ohne Krankheitswertigkeit. Andererseits kann impulsives Verhalten pathologisch sein, dann, wenn es zu selbst- oder fremdgefährdendem Verhalten führt. Aufgrund der hohen Impulsivität kann so bei Suizidalität ein hohes Risiko bestehen, dass ein Suizidgedanke tatsächlich in eine Handlung umgesetzt wird. Suizidgedanken treten im Jugendalter deutlich häufiger auf als im späteren Leben, unabhängig von psychischen Störungen (Franzen et al. 2019).

Der Substanzabusus weist in der Phase der Adoleszenz andere Konsummuster auf als im späteren Alter, meist findet ein Mischkonsum statt (Ortner et

al. 2020). Substanzabusus kann die Prognose bei schizophrenen Störungen beispielsweise deutlich verschlechtern: Die Therapieadhärenz ist geringer, und vermutlich zeigen sich auch auf neurobiologischer Ebene Auswirkungen (Schoeler et al. 2017).
Aspekte der Stigmatisierung spielen gerade in der Phase der Adoleszenz eine wichtige Rolle (Rüsch et al. 2021). Die Angst vor Stigma und die (Selbst-)Stigmatisierung können zu einer Verschlechterung der Symptome, einer Vermeidung von Behandlung und auch zu Dissimulation führen. Dies kann wiederum die Prognose der Erkrankung verschlechtern.

Besonderheiten bezogen auf Teilhabebeeinträchtigungen durch psychische Störungen

In der Phase der Adoleszenz sind bekanntermaßen resilienzfördernde Faktoren, wie eine Partnerschaft oder ein stabiles berufliches Umfeld, bei psychisch Erkrankten oft noch nicht vorhanden. Zwar können Eltern und Familie stützende Funktionen übernehmen, doch kann das entwicklungspsychologisch die Individuation hemmen, wenn diese Unterstützung weit bis in das Erwachsenenalter hineinreicht. Wichtige Entwicklungsmeilensteine sind gehäuft zu meistern: Schulabschluss, Einstieg in Ausbildung, Studium und Beruf, Auszug aus der Familie, gegebenenfalls Ortswechsel, Partnerschaft, Familienplanung. Psychische Störungen können hier Entwicklungshemmnisse sein und zu langfristiger Behinderung und Beeinträchtigung für die Betroffenen und deren Familien führen (Kölch et al. 2020).

Besonderheiten in der Versorgung mit Einfluss auf psychische Störungen

Die größte Herausforderung für Patientinnen und Patienten sind die vielen Übergänge zwischen unterschiedlichen Systemen. Es gibt den Wechsel von der Schule in die Ausbildung oder das Studium, innerhalb der Krankenbehandlung (SGB V) den Übergang von der Kinder- und Jugendpsychiatrie

in die Erwachsenenpsychiatrie, der Kinder- und Jugendhilfe in die Eingliederungshilfe (SGB VIII, SGB IX). Neu kommt der Bereich des SGB II bzw. des SGB III hinzu, also der Grundsicherung für Arbeitssuchende und der Arbeitsförderung und Eingliederungshilfe. Diese vielen unterschiedlichen Zuständigkeiten, die damit verbundenen Regelungen, und die Wechsel von Ansprechpersonen sind für Betroffene eine immense Herausforderung. Gerade bei psychisch Erkrankten spielt die vertrauensvolle Beziehung zu Behandelnden bzw. betreuenden Personen eine wichtige Rolle. Die notwendigen Wechsel bedeuten in diesem Altersabschnitt immer auch Diskontinuität und sind gerade bei der Beziehungsarbeit schwierig (Signorini et al. 2018). Adoleszenzpsychiatrische Versorgung muss einen patientinnen- bzw. patientenorientierten Übergang von einer kind- und familienorientierten hin zu einer erwachsenenorientierten Gesundheitsversorgung mit dem Ziel der Sicherung einer Behandlungskontinuität zum Ziel haben (Signorini et al. 2017). Ein abrupter Wechsel in das Erwachsenensystem birgt die Gefahr von Behandlungsabbrüchen und damit auch von chronifizierten und schwereren Krankheitsverläufen. Adoleszenzpsychiatrische Versorgung muss zudem Früherkennung und -behandlung möglicher Komplikationen chronischer psychischer Erkrankungen leisten.
Bisher ist die adoleszenzpsychiatrische Versorgung in Deutschland eine nicht regelhaft im System verankerte Versorgungsform (Abzieher et al. 2019). Die Notwendigkeit des Aufbaus einer entsprechenden Versorgung wurde von den wissenschaftlichen Fachgesellschaften dargestellt, und die entsprechenden Kriterien für den stationären Bereich wurden definiert (Fegert et al. 2017; Driessen et al. 2022).

***Michael Kölch**, Prof. Dr. med., ist Lehrstuhlinhaber für Kinder- und Jugendpsychiatrie und -psychotherapie an der Universität Rostock und Direktor der Klinik für Psychiatrie, Neurologie, Psychosomatik und Psychotherapie im Kindes- und Jugendalter der Universitätsmedizin Rostock.*

Literatur

Abzieher, P.; Lipp, M.; Staats, J. H.; Banaschewski, T.; Driessen, M.; Karow, A. (2019): Behandlungsangebote der Adoleszenzpsychiatrie – Ergebnisse einer deutschlandweiten Erhebung. Fortschritte der Neurologie, Psychiatrie, 87 (11), S. 645–652.

Breucker, G.; Kölch, M.; Schmutz, E.; Ziegenhain, U. (2021): Kinder psychisch und suchterkrankter Eltern (KpsE). Unter Mitarbeit von GKV-Spitzenverband, Reinhardtstraße 28, 10117 Berlin.

Clemens, V.; Berthold, O.; Fegert, J. M.; Kölch, M. (2018): Kinder psychisch erkrankter Eltern. Nervenarzt, 89 (11), S. 1262–1270.

Driessen, M.; Romanos, M.; Pollmächer, T.: Kölch, M. (2022): Kriterien für die Umsetzung transitionspsychiatrischer Angebote (Transitionskriterien). Empfehlungen der Fachgesellschaften DGPPN und DGKJP, Nervenheilkunde 2022; 41 (5): 326–329. DOI: 10.1055/a-1796-5508

Erskine, H. E.; Moffitt, T. E.; Copeland, W. E.; Costello, E. J.; Ferrari, A. J.; Patton, G.; Degenhardt, L.; Vos, T.; Whiteford, H. A.; Scott, J. G. (2015): A heavy burden on young minds: The global burden of mental and substance use disorders in children and youth. Psychological Medicine, 45 (7), S. 1551–1563.

Fegert, J. M.; Hauth, I.; Banaschewski, T.; Freyberger, H. J. (2017): Übergang zwischen Jugend- und Erwachsenenalter: Herausforderungen für die Transitionspsychiatrie. Zeitschrift für Kinder- und Jugendpsychiatrie und Psychotherapie, 45 (1), S. 80–85.

Franzen, M.; Keller, F.; Brown, R. C.; Plener, P. L. (2019): Emergency presentations to child and adolescent psychiatry: Nonsuicidal self-injury and suicidality. Frontiers in Psychiatry, 10, doi: 10.3389/fpsyt.2019.00979.

Goodman, A.; Joyce, R.; Smith, J. P. (2011): The long shadow cast by childhood physical and mental problems on adult life. Proceedings of the National Academy of Sciences of the United States of America, 108 (15), S. 6032–6037.

Koelch, M. G.; Döpfner, M.; Freitag, C. M.; Dulz, B.; Rösler, M. (2019): Störung des Sozialverhaltens und Antisoziale Persönlichkeitsstörung – Herausforderungen in der Transition vom Jugend- zum Erwachsenenalter. Fortschritte der Neurologie, Psychiatrie, 87 (11), S. 634–637.

Kölch, M.; Nolkemper, D.; Ziegenhain, U.; Fegert, J. M. (2019): Prävention bei Kindern mit depressiven oder angsterkrankten Eltern: Nationale und internationale Ansätze und deren Altersspezifizität. Nervenarzt, 90 (3), S. 251–259.

Kölch, M.; Ziegenhain, U.; Fegert, J. M. (Hg.) (2014): Kinder psychisch kranker Eltern. Herausforderungen für eine interdisziplinäre Kooperation in Betreuung und Versorgung. Weinheim & Basel: Beltz Juventa.

Kölch, M. G.; Romanos, M.; Roth-Sackenheim, C.; Schramm, E. (2020): Angst und Depression in der Transition – Desiderate für eine verbesserte

Versorgung und Forschung: Ergebnisse der gemeinsamen Task-Force Transition von DGPPN und DGKJP. Zeitschrift für Kinder- und Jugendpsychiatrie und Psychotherapie, 48 (6), S. 429 – 433.
Leahy, L. G. (2018): Diagnosis and treatment of ADHD in children vs adults: What nurses should know. Archives of Psychiatric Nursing, 32 (6), S. 890 – 895.
Miguel-Hidalgo, J. J. (2013): Brain structural and functional changes in adolescents with psychiatric disorders. International Journal of Adolescent Medicine and Health, 25 (3), S. 245 – 256.
Ortner, N.; Bock, A.; Fuchs, M.; Haid-Stecher, N.; Sevecke, K. (2020): Multipler Substanzmissbrauch als Variante von Hochrisikoverhalten im Jugendalter. Praxis der Kinderpsychologie und Kinderpsychiatrie, 69 (2), S. 156 – 169.
Paus, T.; Keshavan, M.; Giedd, J. N. (2008): Why do many psychiatric disorders emerge during adolescence? Nature reviews. Neuroscience, 9 (12), S. 947 – 957.
Perugi, G.; Micheli, C.; Akiskal, H. S.; Madaro, D.; Socci, C.; Quilici, C.; Musetti, L. (2000): Polarity of the first episode, clinical characteristics, and course of manic depressive illness: A systematic retrospective investigation of 320 bipolar I patients. Comprehensive Psychiatry, 41 (1), S. 13 – 18.
Roberts, R. E.; Fisher, P. W.; Turner, J. B.; Tang, M. (2015): Estimating the burden of psychiatric disorders in adolescence: The impact of subthreshold disorders. Soc Psychiatry Psychiatr Epidemiol 50 (3), S. 397 – 406.
Rüsch, N.; Heland-Graef, M.; Berg-Peer, J. (2021): Das Stigma psychischer Erkrankung. Strategien gegen Ausgrenzung und Diskriminierung. München: Elsevier, Urban & Fischer.
Schoeler, T.; Petros, N.; Di Forti, M.; Klamerus, E.; Foglia, E.; Murray, R.; Bhattacharyya, S. (2017): Poor medication adherence and risk of relapse associated with continued cannabis use in patients with first-episode psychosis: A prospective analysis. The Lancet Psychiatry, 4 (8), S. 627 – 633.
Signorini, G.; Singh, S. P.; Boricevic-Marsanic, V.; Dieleman, G.; Dodig-Ćurković, K.; Franic, T.; Gerritsen, S. E.; Griffin, J.; Maras, A.; McNicholas, F.; O'Hara, L.; Purper-Quakil, D.; Paul, M.; Santosh, P.; Schulze, U.; Street, C.; Tremmery, S.; Tuomainen, H.; de Girolamo, G. (2017): Architecture and functioning of child and adolescent mental health services: A 28-country survey in Europe. The Lancet Psychiatry, 4 (9), S. 715 – 724.
Signorini, G.; Singh, S. P.; Marsanic, V. B.; Dieleman, G.; Dodig-Ćurković, K.; Franic, T.; Geritsen, S. E.; Griffin, J.; Maras, A.; McNicholas, F.; O'Hara,

L.; Purper-Quakil, D.; Paul, M.; Russet, F.; Santosh, P.; Schulze, U.; Street, C.; Tremmery, S.; Tuomainen, H.; Verhulst, F.; Warwick, J.; de Girolamo, G. (2018): The interface between child/adolescent and adult mental health services: Results from a European 28-country survey. European Child & Adolescent Psychiatry, 27 (4), S. 501–511.

Solmi, M.; Radua, J.; Olivola, M.; Croce, E.; Soardo, L.; Salazar de Pablo, G.; Shin, J. I.; Kirkbride, J. B.; Jones, P.; Kim, J. H.; Kim, J. Y.; Carvalho, A. F.; Seeman, M. V.; Correll, C. U.; Fusar-Poli, P. (2021): Age at onset of mental disorders worldwide: Large-scale meta-analysis of 192 epidemiological studies. Mol Psychiatry, doi: 10.1038/s41380-021-01161-7.

Stadelmann, S.; Perren, S.; Kölch, M.; Groeben, M.; Schmid, M. (2010): Psychisch kranke und unbelastete Eltern. Kindheit und Entwicklung, 19 (2), S. 72–81.

Stelzig, O. & Sevecke, K. (2019): Stressbewältigung im Kindes- und Jugendalter. Praxis der Kinderpsychologie und Kinderpsychiatrie, 68 (7), S. 592–605.

Teicher, M. H.; Samson, J. A.; Anderson, C. M.; Ohashi, K. (2016): The effects of childhood maltreatment on brain structure, function and connectivity. Nature reviews. Neuroscience, 17 (10), S. 652–666.

Thapar, A. & Cooper, M. (2016): Attention deficit hyperactivity disorder. The Lancet, 387 (10024), S. 1240–1250.

Vulser, H.; Paillère Martinot, M.-L.; Artiges, E.; Miranda, R.; Penttilä, J.; Grimmer, Y.; van Noort, B. M.; Stringaris, A.; Struve, M.; Fadai, T.; Kappel, V.; Goodman, R.; Tzavara, E.; Massaad, C.; Banaschewski, T.; Barker, G. J.; Bokde, A. L. W.; Bromberg, U.; Brühl, R.; Büchel, R.; Büchel, C.; Cattrell, A.; Conrod, P.; Desrivières, S.; Flor, H.; Frouin, V.; Gallinat, J.; Garavan, H.; Gowland, P.; Heinz, A.; Nees, F.; Papadopoulos-Orfanos, D.; Paus, T.; Poutska, L.; Rodehacke, S.; Smolka, M. N.; Walter, H.; Whelan, R.; Schumann, G.; Martinot, J.-L.; Lemaitre, H. (2018): Early variations in white matter microstructure and depression outcome in adolescents with subthreshold depression. The American Journal of Psychiatry, 175 (12), S. 1255–1264.

Die psychiatrische und psychosoziale Versorgungssituation von jungen Menschen mit psychischen Erkrankungen in Deutschland

Karsten Giertz, Antje Werner, Anke Wagner und Julia Möller

In Deutschland weisen etwa 16 % der Kinder und Jugendlichen Merkmale von psychischen Auffälligkeiten auf (z. B. Ängstlichkeit, Depressivität, Auffälligkeiten im Sozialverhalten) (Klipker et al. 2018). Vor allem im Zusammenhang mit den psychosozialen Belastungen infolge der COVID-19-Pandemie hat sich die allgemeine Lebenssituation der jungen Menschen in Deutschland verschlechtert (Ravens-Sieberer et al. 2021 a). Dennoch weisen die vorhandenen Daten darauf hin, dass in der Gruppe der Jugendlichen nur knapp ein Drittel entsprechende Unterstützungs- und Behandlungsangebote in Anspruch nimmt (Hintzpeter et al. 2014).

Durch die therapeutische und psychosoziale Unterversorgung kann es langfristig zu negativen psychischen und sozialen Folgen kommen, wie beispielsweise zu einem geringen Selbstwertgefühl, einem höheren Manifestationsrisiko von chronischen psychischen Erkrankungen, sozialer Isolation, Suizidalität, familiären Konflikten, Leistungsversagen und Schul- und Ausbildungsabbrüchen. Nicht selten geht der frühe Erkrankungsbeginn mit negativen Auswirkungen auf die Schwere sowie auf den Verlauf der psychischen Störung einher, was im Erwachsenenalter zu Beeinträchtigungen in der Teilhabe am Arbeitsleben, zur gesellschaftlichen Exklusion oder auch zur langfristigen Inanspruchnahme von Leistungen zur sozialen Teilhabe oder von psychiatrischen Behandlungsangeboten führt (Giertz et al. 2022; LSP M-V e. V. et al. 2018).

Neben den oben genannten Umständen kommt erschwerend hinzu, dass die differenzierten Behandlungs- und Unterstützungsangebote insbesondere für Adoleszente im psychiatrischen wie auch im psychosozialen Bereich vielfach von Schnittstellen und Brüchen aufgrund der formalen Altersgrenze von 18 Jahren gekennzeichnet sind und insgesamt als unzureichend beschrieben werden müssen (Driessen et al. 2019; Loss und Becker 2019). Zudem bewegen sich die vorhandenen Unterstützungsleistungen in einem außerordentlich

komplexen sozialrechtlichen Gefüge. Dementsprechend sind die Jugendlichen, jungen Erwachsenen und deren Eltern mit einer Vielzahl an Institutionen, entsprechenden formalen Verfahren und Personen konfrontiert, was zu erheblichen Herausforderungen hinsichtlich des Zugangs zu geeigneten und passgenauen Hilfeangeboten führt.
Dieser Beitrag gibt, ausgehend von epidemiologischen und versorgungsrelevanten Studien aus Deutschland, einen Einblick in die aktuelle Versorgungssituation von Jugendlichen und jungen Erwachsenen mit psychischen Erkrankungen und diskutiert notwendige Maßnahmen und Veränderungen in der psychiatrischen und psychosozialen Versorgung, um die Situation der jungen Menschen zu verbessern.

Aktuelle epidemiologische Erkenntnisse bei psychischen Erkrankungen im Kindes- und Jugendalter

Weltweit lässt sich die Häufigkeit von psychischen Erkrankungen bei Kindern und Jugendlichen auf 10 bis 20 % schätzen (Kieling et al. 2011). Für Deutschland legen die aktuellen Querschnittserhebungen wie die bundesweite Studie zur Gesundheit von Kindern und Jugendlichen (KIGGS) des Robert Koch Instituts (Klipker et al. 2018) und die dazugehörige Modulstudie zur psychischen Gesundheit BELLA (BEfragung zum seeLischen WohLbefinden und VerhAlten) des Universitätsklinikums Hamburg-Eppendorf (Klasen et al. 2017; Ravens-Sieberer et al. 2015) eine Prävalenz von psychischen Auffälligkeiten bei Kindern und Jugendlichen zwischen sieben und 17 Jahren von 16 % nahe. Gemessen an der Gesamtanzahl der unter 18-Jährigen in der deutschen Bevölkerung von 13,74 Millionen entspricht dies etwa 2,1 Millionen Kinder und Jugendliche (StBA 2021). Dabei zeigen in der Altersgruppe der 3- bis 14-Jährigen die Jungen mit 19 % eine höhere Prävalenzrate auf als die Mädchen. Dieser Geschlechtsunterschied relativiert sich im Alter der Adoleszenten zwischen 15 und 17 Jahren. Bei der Auswertung von 33 bevölkerungsbasierten Studien zur psychischen Gesundheit von Kindern und Jugendlichen in Deutschland aus den Jahren 1953 bis 2007 konnten Barkmann und Schulte-Markwort (2010) eine gepoolte Prävalenz von 18 % feststellen. Entgegen der oft in der Öffentlichkeit geäußerten Meinung, dass psychische Auffälligkeiten in der Jugend

zunähmen, berichten die beiden Autoren über keinen signifikanten Anstieg psychischer Auffälligkeiten in den vergangenen Jahrzehnten.
Zu den häufigsten Störungen in dieser Altersgruppe gehören, internationalen Übersichtsarbeiten zufolge, Angststörungen, aggressiv-dissoziale Störungen bzw. Störungen des Sozialverhaltens, hyperkinetische Störungen und emotionale Störungen (Fuchs und Karwautz 2017; Polanczyk et al. 2015). Darüber hinaus finden sich im Verlauf und in der Häufigkeit der Störungen Geschlechts- und Altersunterschiede (Costello et al. 2011; Klasen et al. 2016). So treten internalisierende Störungsbilder wie Depression und Ängste häufiger bei Mädchen, dagegen externalisierende Störungsbilder wie die Aufmerksamkeits-hyperaktivitätsstörung (ADHS) und Störungen des Sozialverhaltens häufiger bei Jungen auf. Zudem nehmen die externalisierenden Auffälligkeiten mit zunehmendem Alter bei beiden Geschlechtern ab und die internalisierenden Auffälligkeiten zu.
Im Gegensatz zu den bevölkerungsbasierten Studien werden hierzulande in klinischen Stichproben Veränderungen beobachtet. So berichten Petermann und Mitarbeitende bei der Auswertung der Inanspruchnahmedaten von insgesamt 7190 Kindern und Jugendlichen einer Bremer kinder- und jugendpsychiatrischen Einrichtung, dass sich zwischen 2005 und 2012 die psychischen Belastungen und psychiatrischen Diagnosen deutlich verändert haben (Koudier et al. 2016). So fand die Arbeitsgruppe einen auffälligen Anstieg von zwischenmenschlichen Belastungen im Schulkontext, von familiärer sozialer Isolation, von belastenden Elternsituationen (Patchworkfamilien, alleinerziehende Eltern etc.), von Lebensbedingungen mit psychosozialen Gefährdungen, von gesellschaftlichen Belastungssituationen und von psychischen Erkrankungen bei den Eltern. Bei den psychiatrischen Diagnosen nahmen affektive Störungen, emotionale Störungen und Verhaltensauffälligkeiten in Verbindung mit körperlichen Faktoren deutlich zu. Zusätzlich stiegen Persönlichkeitsstörungen und tiefgreifende Entwicklungsstörungen über den Beobachtungszeitraum signifikant an. Möglicherweise lassen sich diese Veränderungen auf einen gesellschaftlichen Wandel und auf allgemeine Veränderungen der Lebenswelt von Familien und ihren Kindern zurückführen (Werner et al. in diesem Band).
Im Zusammenhang mit der Ätiologie von psychischen Auffälligkeiten und Störungen bei Jugendlichen und jungen Erwachsenen werden zahlreiche Faktoren diskutiert (Kieling et al. 2011; Kölch in diesem Band). In der BELLA-Studie konnten ein niedriger sozioökonomischer Status mit 25 %, chronische körperliche Erkrankungen der Eltern mit 30 %, psychische Erkrankungen eines

Elternteils mit 10 %, Familien mit einem alleinerziehenden Elternteil mit 13 %, Arbeitslosigkeit bei mindestens einem Elternteil mit 11 % oder auch Familienkonflikte in der Kindheit der Eltern mit 12 % als bedeutsame Risikofaktoren identifiziert werden (Wille et al. 2008). Bei fast der Hälfte der Kinder und Jugendlichen mit psychischen Auffälligkeiten war mehr als nur ein Risikofaktor nachweisbar.

Vor allem Heranwachsende aus Familien mit einem niedrigen sozioökonomischen Status zählen dabei zur Risikogruppe (Klipker et al. 2018). Den Daten der KiGGS-Studie zufolge treten bei fast jedem vierten Mädchen und jedem dritten Jungen aus sozioökonomisch schwächeren Familien psychische Auffälligkeiten auf. In Familien mit einem höheren sozioökonomischen Status betrifft dies nur jedes 15. Mädchen und jeden achten Jungen. Ein niedriger sozioökonomischer Status als gesundheitlicher Risikofaktor zählt nicht nur bei der psychischen Gesundheit von Kindern und Jugendlichen zu einem maßgeblichen Risikofaktor, sondern lässt sich auch auf andere Gesundheitsbereiche übertragen (Mielck 2008; Wilkinson und Pickett 2007). Zu vermuten ist, dass aufgrund der Unterschiede in den sozioökonomischen Lebenslagen eine soziale Ungleichheit in vielen Lebensbereichen wie Bildung, Wissen, Geld, Macht und Prestige entsteht, die sich auch auf den Zugang zu Maßnahmen der gesundheitlichen Prävention und Versorgung, auf das allgemeine gesundheitliche Risiko sowie auf das Gesundheits- und Krankheitsverhalten auswirkt. Den Analysen und Prognosen des französischen Ökonomen Thomas Piketty (2014) zufolge ist anzunehmen, dass die gesellschaftliche soziale Ungleichheit in den europäischen Gesellschaften in den kommenden Jahrzehnten aufgrund einer höheren Kapitalrendite gegenüber einer niedrigen Wachstumsrate weiter zunimmt. Für Deutschland lässt sich dieser Trend mit den einhergehenden Herausforderungen für die Sozial- und Gesundheitsversorgung bereits jetzt nachweisen (Lambert und Schmidtke 2020).

Ebenso wird eine elterliche psychische Erkrankung vermehrt in der Fachwelt und in der Gesundheitspolitik als bedeutsamer Risikofaktor für die psychische Gesundheit von Kindern, Jugendlichen und jungen Erwachsenen diskutiert (AFET 2020). Zahlreiche Studien weisen darauf hin, dass Kinder, Jugendliche und junge Erwachsene aus Familien mit einem psychisch erkrankten Elternteil häufiger Gesundheitsprobleme aufweisen als Gleichaltrige aus der Allgemeinbevölkerung (Bolster et al. 2020; Kettemann et al. 2020). Auch hier sind die Zusammenhänge komplex (Mattejat und Remschmidt 2008; Wiegand-Grefe und Petermann 2016). So wirken sich gerade im Kindes- und Jugendalter vor allem die psychischen und sozialen Belastungen der Eltern als Folge der

Erkrankung beeinträchtigend auf die Beziehung und Bindung sowie auf die Erziehungskompetenz und die Unterstützung der Kinder aus. In den späteren Lebensjahren nehmen dann genetische und biologische Faktoren hinsichtlich der Vulnerabilität für psychische Auffälligkeiten und Erkrankungen an Bedeutung zu (Kölch in diesem Band). Zudem können Schuldgefühle und Insuffizienzerleben in der Erziehung oder Stigmatisierung durch die Eltern dazu führen, dass die Bewältigung der eigenen psychischen Erkrankung negativ beeinflusst wird, dass die Unterstützungs- und Behandlungsmöglichkeiten aus Angst vor Sorgerechtsentzug nicht aufgesucht werden oder dass es, im schlimmsten Fall, zur Vernachlässigung oder Misshandlung der Kinder kommt (Clemens et al. 2018). Allgemein fehlt es in Deutschland in vielen Regionen an entsprechenden niedrigschwelligen und ganzheitlichen Angeboten für diese Zielgruppe (AFET 2020; Jenderny et al. 2019; Pomowski et al. 2021). Alle diese Faktoren tragen dazu bei, dass das Risiko von Kindern psychisch erkrankter Eltern, selbst eine psychische oder somatische Erkrankung zu entwickeln, deutlich zunimmt.

Auswirkungen der COVID-19-Pandemie

Seit März 2020 haben die psychosozialen Belastungen im Zuge der COVID-19-Pandemie bei vielen Kindern, Jugendlichen, jungen Erwachsenen und ihren Familien durch die massiven Lebensveränderungen und Kontakteinschränkungen deutlich zugenommen. Geschlossene Schulen, Universitäten, Vereine, Kultur-, Sport- und Freizeiteinrichtungen sowie Homeschooling waren monatelang Alltag in Deutschland und haben den Jugendlichen und jungen Erwachsenen viel abverlangt.

Dies zeigt sich auch in den Querschnittserhebungen. So wurde das Befragungsinventar der BELLA-Studie während der COVID-19-Pandemie erweitert und die COPSY-Studie (Corona und Psyche) initiiert (Ravens-Sieberer et al. 2021b, c). Während der ersten pandemischen Welle (vom 26.05. bis zum 10.06.2020) berichteten 70 % der Kinder, Jugendlichen und Eltern über psychische Belastungen durch die Pandemie und 40 bis 50 % über eine deutlich geringere Lebensqualität. Zu den wesentlichen Belastungsfaktoren gehörten nach Einschätzung der Jugendlichen Homeschooling (64 %), fehlender Kontakt zu Freunden (82 %) und Streit in der Familie (28 %). Im Vergleich zu den Basisdaten der KiGGS-Studie stieg die Häufigkeit der psychischen

Auffälligkeiten während der ersten Welle der COVID-Pandemie auf 30 % an. Zudem berichteten 24 % der Kinder und Jugendlichen über Symptome einer generalisierten Angststörung (vor der Pandemie 15 %) und 11 % über depressive Symptome (vor der Pandemie 10 %). Auch das allgemeine Gesundheitsverhalten verschlechterte sich (vermehrter Medienkonsum, weniger Sport, veränderte Essgewohnheiten). In der zweiten Pandemiewelle (vom 17.12.2020 bis zum 25.01.2021) stiegen die Belastungen der Kinder und Jugendlichen noch mal auf 80 % an, wobei die Prävalenzrate für psychische Auffälligkeiten mit 30 % stabil blieb (Ravens-Sieberer et al. 2021 a). Nur die depressiven Symptome und Angstsymptome stiegen in der zweiten Welle auf 15 % und 30 % an.

In einer Befragung von Jugendlichen und jungen Erwachsenen während der COVID-19-Pandemie gaben 45 % an, Angst vor der Zukunft zu haben (Andresen et al. 2020 a, b). Hierbei zeigte sich, dass insbesondere junge Menschen Ängste entwickelten, welche bereits vor der Pandemie eingeschränkt und benachteiligt waren, sowie diejenigen, die an einem institutionellen Übergang standen. Viele junge Menschen berichteten in diesem Zusammenhang von finanziellen und existenziellen Ängsten. Außerdem gaben 61 % an, sich teilweise oder dauerhaft einsam zu fühlen.

Auch aufseiten der Eltern ging die COVID-19-Pandemie mit erheblichen psychosozialen Belastungen einher. So berichteten 59 % der Eltern im Februar 2021 über ernst zu nehmende Belastungen im Zusammenhang mit der COVID-19-Pandemie und dem Lockdown, die mit der Dauer der Krise auch deutlich zunahmen (BMFSFJ 2021). Als wesentlicher Belastungsfaktor wurde in den Studien die veränderte berufliche Situation mit der zunehmenden Doppelbelastung durch die Kinderbetreuung und das Arbeiten von zu Hause genannt (Andresen et al. 2020 c, BMFSFJ 2021; Ravens-Sieberer et al. 2021 b). Dabei gaben Familien mit einem alleinerziehenden Elternteil die größten Schwierigkeiten an (Hövermann 2021).

Trotz der nachweislichen Zunahme von Ängsten, psychischen und psychosomatischen Beschwerden sowie familiären Belastungen bleibt immer noch abzuwarten, wie sich die Einschränkungen der Lebenssituation während der Pandemie bei den Jugendlichen und jungen Erwachsenen langfristig auswirken. Insbesondere Heranwachsende aus sozioökonomisch benachteiligten Familien sowie aus Familien mit einem psychisch erkrankten Elternteil waren während der Pandemie besonders betroffen (Knabe et al. 2021; Ravens-Sieberer et al. 2021 b). Häufig fehlte es diesen Familien an ausreichenden Ressourcen und Unterstützungsmöglichkeiten, um die pandemiebedingten Herausforderungen zu bewältigen. Darüber hinaus kam es zeitweise durch die Lockdowns zu massiven Kontakteinschränkungen mit wichtigen psychosozialen, psychiatrischen und psychotherapeutischen Behandlungs- und Unterstützungsmöglichkeiten (Fegert et al. 2020). Erst in den nächsten Jahren und Jahrzehnten wird sich zeigen, wie sich die Pandemie auf die Jugend ausgewirkt hat. Bisher zeigen die ersten Daten aus der dritten Erhebungswelle der COPSY-Studie (von September bis Oktober 2021), dass das Belastungserleben und die psychischen Auffälligkeiten der jungen Menschen trotz Verbesserungen durch das Aussetzen von Lockdownmaßnahmen und niedrige Inzidenzen auch eineinhalb Jahre nach der Pandemie immer noch auf dem hohen Niveau geblieben sind wie zur Hochphase der Pandemie (Ravens-Sieberer et al. 2022).

Die Inanspruchnahme von psychiatrischen und psychosozialen Behandlungs- und Unterstützungsangeboten

Behandlungsbedürftige psychische Störungen, welche im Erwachsenenalter mit erheblichen psychosozialen Beeinträchtigungen und einer hohen Inanspruchnahme der psychiatrischen und psychosozialen Versorgung einhergehen, haben ihren Ursprung oftmals im Jugend- und jungen Erwachsenenalter (Kessler et al. 2005). Im Rahmen einer retrospektiven Querschnittserhebung konnten Kim-Cohen und Mitarbeitende (2003) zeigen, dass 74 % der manifesten psychischen Erkrankungen bereits vor dem 18. Lebensjahr und 50 % vor dem 15. Lebensjahr auftreten. Auch versorgungsrelevante Studien bei Erwachsenen, welche Unterstützungsangebote im Bereich der Eingliederungshilfe beanspruchen, legen nahe, dass bei einem Großteil der Betroffenen das Ersterkrankungsalter vor dem 21. Lebensjahr liegt (LSP M-V e. V. et al. 2018). Allgemein gehen psychische Erkrankungen in der Altersgruppe der Kinder und Jugendlichen mit erheblichen Einschränkungen und Beeinträchtigungen in vielen Lebensbereichen einher (Mattejat et al. 2003). Vor allem im späteren Adoleszentenalter werden die Auswirkungen der psychischen Erkrankungen und die damit einhergehenden Einschränkungen von den Heranwachsenden als besonders belastend erlebt, weil den altersbezogenen Interessen, wie soziale Kontakte zu Gleichaltrigen, Freizeitgestaltung und erste Partnerschaftserfahrungen, nur unzureichend nachgegangen werden kann. Darüber hinaus tragen die sekundären Krankheitsfolgen wie häufige Klinikeinweisungen, Schul- und

Ausbildungsabbrüche, Selbstwert- oder auch Suchtproblematiken zu einem schlechteren Erkrankungsverlauf, zu sozialen Exklusionsprozessen und einer langfristigen Inanspruchnahme von psychiatrischen und psychosozialen Behandlungs- und Unterstützungsangeboten bei (Giertz et al. 2022). Dabei bilden fehlende Bildungs- und Berufsabschlüsse einen wichtigen Faktor, der die soziale Teilhabe im Erwachsenenalter dauerhaft einschränken kann.

Trotz der Risiken und Einschränkungen, die mit einer psychischen Störung im Kindes- und Jugendalter einhergehen, nimmt nur ein geringer Teil der Kinder und Jugendlichen mit psychischen Erkrankungen entsprechende psychiatrische und psychotherapeutische Behandlungsangebote in Anspruch. Nur knapp 30 % der Kinder und Jugendlichen mit psychischen Auffälligkeiten berichten in der Basiserhebung der BELLA-Studie, psychotherapeutische oder psychiatrische Angebote aufzusuchen (Hintzpeter et al. 2014). Diese Situation ist verheerend, weil durch die Unterversorgung die sekundären Krankheitsfolgen steigen und dem Erkrankungsverlauf nicht durch Frühinterventionen entgegengewirkt werden kann (Karow et al. 2013). Die Gründe für die geringe Inanspruchnahme sind vielfältig. So fehlt es vor allem in ländlichen Regionen immer noch an geeigneten altersspezifischen Behandlungsangeboten (Hintzpeter et al. 2014; Karow et al. 2013). Darüber hinaus verfügen Familien häufig nicht über ausreichende Informationen zu den bestehenden Angeboten. Außerdem wird der Zugang zu den entsprechenden Unterstützungsangeboten – auch in der Altersgruppe der Jugendlichen und jungen Erwachsenen – in den meisten Fällen noch durch die Eltern beeinflusst. Die BELLA-Studie konnte zeigen, dass Eltern die psychischen Belastungen ihrer Kinder oftmals geringer einschätzen als die Kinder selbst (Klasen et al. 2016). Vor allem die internalisierenden Störungsbilder werden von den Eltern nicht rechtzeitig erkannt, sodass der Erkrankungsverlauf und die psychischen Belastungen über eine längere Zeit persistieren können. Auch Stigmatisierungsprozesse tragen dazu bei, dass die Heranwachsenden und ihre Familien die Behandlungs- und Unterstützungsangebote erst spät aufsuchen (Speck 2022). Besonders in Deutschland hat die Stigmatisierung von psychischen Erkrankungen in der Bevölkerung in den letzten Jahren deutlich zugenommen (Angermeyer et al. 2017).

Konsequenzen für eine adoleszentenorientierte psychiatrische und psychosoziale Versorgung

Obwohl die Adoleszenz für die Entstehung und Behandlung von psychischen Erkrankungen eine bedeutende Lebensphase ist, liegen bisher zu wenige Erkenntnisse über die Versorgungssituation, die Behandlungsmöglichkeiten und die altersspezifischen Behandlungsbedarfe der jungen Menschen vor (Singh und Tuomainen 2015). Viele der versorgungsrelevanten Studien aus Deutschland beziehen sich auf eine zu große Altersspanne, wodurch differenzierte Aussagen über die Situation der 15- bis 21-Jährigen nur eingeschränkt möglich sind.

Trotzdem haben sich auch hierzulande im Zuge der Forderungen von mehreren Fachverbänden (DGKJP und DGPPN 2016; Driessen et al. 2019) verschiedene innovative psychiatrische Behandlungsangebote für Jugendliche und junge Erwachsene entwickelt (Ambruster und Ambruster in diesem Band; Ilg et al. in diesem Band). Allerdings kann in vielen Regionen immer noch ein erheblicher Bedarf an altersgerechten Angeboten ausgemacht werden. Darüber hinaus weist eine Befragung zu den krankenhausbasierten Behandlungsangeboten für Adoleszente aus dem Jahr 2019 auf strukturelle Defizite hin. So fehlt es bei den bestehenden Angeboten an fachübergreifenden Kooperationsmodellen, an sektorübergreifender Zusammenarbeit und an Möglichkeiten der Akut- und Krisenbehandlung (Abzieher et al. 2019).

Gerade die Kooperation mit den psychosozialen Unterstützungs- und Beratungsangeboten im außerklinischen Bereich, die Zusammenarbeit mit Akteuren und Akteurinnen der Kinder- und Jugendhilfe sowie die Einbeziehung von Schule, Ausbildung und Familie sind zentrale Bestandteile für eine ganzheitliche und nachhaltige Unterstützung der Betroffenen (Berthold sowie Ahrens-Eipper und Bräutigam in diesem Band).

Zu einer wichtigen Voraussetzung bei den Jugendlichen und jungen Erwachsenen für eine Verbesserung ihrer Lebensqualität und für die Bewältigung ihrer Erkrankung gehört das subjektive Erleben von sozialer Unterstützung durch ein geeignetes Hilfesystem (Große et al. in diesem Band). Die Wirkung dieses protektiven Faktors kommt deutlich in den Studien zum Ausdruck (Wille et al. 2008) und wird bisher, aufgrund von gesetzlichen und strukturellen Rahmenbedingungen, in der Praxis nur unzureichend berücksichtigt. Die Kooperation und die Übergänge zwischen den bestehenden Behandlungs- und

Unterstützungsmöglichkeiten werden vor allem durch die formale Altersgrenze von 18 Jahren beeinflusst. Häufig entstehen dadurch Beziehungsabbrüche, Übergangs- und Schnittstellenproblematiken (Loss und Becker 2019). Besonders der Wechsel aus der Kinder- und Jugendhilfe in die Eingliederungshilfe sowie der Wechsel von der Kinder- und Jugendpsychiatrie in die Erwachsenenpsychiatrie mit den damit einhergehenden Anforderungen stellt für viele junge Menschen und ihre Familien eine große Herausforderung dar. Allgemein fehlt es an wenig formalisierten und niedrigschwelligen Unterstützungsangeboten, die auch den professionellen Mitarbeitenden größere Handlungsspielräume bieten, um flexibel auf die altersspezifischen Bedürfnisse der Heranwachsenden einzugehen. Aktuelle gesetzliche Reformprozesse (Fegert et al. in diesem Band), die Erfahrungen aus regionalen Modellprojekten (Giertz et al. und Werner et al. in diesem Band) und aus innovativen Behandlungsangeboten (Böge in diesem Band) lassen hoffen, dass die gegenwärtige Versorgungssituation von diesen Entwicklungen profitiert und den Bedürfnissen der Betroffenen weitreichend angepasst wird.

Um den Zugang zu bestehenden Angeboten zu verbessern sowie der Stigmatisierung und den langfristigen Folgen von psychischen Erkrankungen entgegenzuwirken, bedarf es neben der Etablierung von spezifischen Behandlungs- und Unterstützungsangeboten vor allem einer stärkeren Aufklärung und Informationsvermittlung über psychische Erkrankungen bei den Jugendlichen und ihren Eltern (Wagner et al. in diesem Band). Besonders die Früherkennung, Prävention und Gesundheitsförderung (Giertz et al. in diesem Band) sowie die altersspezifischen Angebote zur Integration in Ausbildung und Schule (Taube und Radchenko et al. in diesem Band) nehmen eine wichtige Rolle bei der Vermeidung von negativen Krankheitsverläufen und sozialen Exklusionsprozessen ein.

Bisher finden die gesundheitsbezogenen Bedürfnisse und Problemlagen von Jugendlichen und jungen Erwachsenen in den aktuellen gesellschaftlichen Diskursen wenig Berücksichtigung und werden zum Teil sogar marginalisiert. Das hat die COVID-19-Pandemie sehr deutlich gezeigt. Während dieser Zeit waren die Anliegen der jungen Menschen sowie ihre psychischen und sozialen Belastungen in der Öffentlichkeit zunächst fast unsichtbar (Gaupp und Berngruber 2022). Wenn über die Jugendlichen und jungen Erwachsenen gesprochen wurde, richtete sich der Fokus meistens auf Bildungsthemen wie die Vor- und Nachteile des Homeschoolings und des Präsenzunterrichts. Andere Lebensbereiche der jungen Menschen blieben meist unberücksichtigt. In einer Gesellschaft, die auf das Prinzip der generationsübergreifenden Solidarität setzt, sollte dieser Trend kritisch hinterfragt werden. Vor allem bei der Bewältigung der gesellschaftlichen Herausforderung durch den demografischen Wandel sind bildungs-, sozial- und gesundheitspolitische Maßnahmen zur Verbesserung der Lebensbedingungen und der Zukunftschancen von jungen Menschen eine wichtige, wenn nicht notwendige Voraussetzung.

Karsten Giertz, *M. A. Social Work, promoviert an der Universitätsmedizin Greifswald zur psychosozialen Versorgung von Borderline-Patientinnen und -Patienten, ist Geschäftsführer des Landesverbands Sozialpsychiatrie Mecklenburg-Vorpommern e. V. und hat mehrere Lehraufträge an verschiedenen Hochschulen.*
Antje Werner, *Dipl. Sozialarbeiterin/Sozialpädagogin, ist stellvertretende Geschäftsführerin und Projektleiterin im Landesverband Sozialpsychiatrie Mecklenburg-Vorpommern e. V. Ihre Arbeitsschwerpunkte sind u. a. Adoleszentenpsychiatrie, Supported Employment und psychiatrische Versorgung.*
Anke Wagner, *Dipl. Sozialpädagogin, ist wissenschaftliche Mitarbeiterin im Institut für Sozialpsychiatrie Mecklenburg-Vorpommern e. V. und systemisch-transaktionsanalytische Beraterin. Ihre Arbeitsschwerpunkte sind Prävention, Anti-Stigma-Arbeit, Sucht- und Eingliederungshilfe.*
Julia Möller, *Dipl. Sozialpädagogin, ist wissenschaftliche Mitarbeiterin im Institut für Sozialpsychiatrie M-V e. V., Systemische Therapeutin und Fachpädagogin für Psychotraumatologie. Ihre Arbeitsschwerpunkte sind die Unterstützung von Kindern aus sucht- und psychisch belasteten Familien und die Jugendhilfe.*

Literatur

Abzieher, P.; Lipp, M.; Staats, J. H.; Banaschewski, T.; Driessen, M.; Karow, A. (2019): Behandlungsangebote der Adoleszenzpsychiatrie – Ergebnisse einer deutschlandweiten Erhebung. Fortschritte der Neurologie und Psychiatrie, 87, S. 645–652.

AFET – Bundesverband für Erziehungshilfe e. V (Hg.) (2020): Abschlussbericht Arbeitsgruppe Kinder psychisch und suchtkranker Eltern. Hannover. https://www.ag-kpke.de/wp-content/uploads/2020/02/Abschlussbericht-der-AG-Kinder-psychisch-kranker-Eltern.pdf (18.02.2022).

Andresen, S.; Heyer, L.; Lips, A.; Rusack, T.; Schröer, W.; Thomas, S.; Wilmes, J. (2020 a): »Die Corona-Pandemie hat mir wertvolle Zeit genommen«. Jugendalltag 2020. Hildesheim: Universitätsverlag Hildesheim. https://hildok.bsz-bw.de/frontdoor/index/index/docId/1078 (01.05.2021).

Andresen, S.; Lips, A.; Möller, R.; Rusack, T.; Schröer, W.; Severine, T.; Wilmes, J. (2020 b): Erfahrungen und Perspektiven von jungen Menschen während der Corona-Maßnahmen. Hildesheim: Universitätsverlag Hildesheim. https://hildok.bsz-bw.de/frontdoor/index/index/docId/1078 (01.05.2021).

Andresen, S.; Lips, A.; Möller, R.; Rusack, T.; Schröer, W.; Thomas, S.; Wilmes (2020 c): Kinder, Eltern und ihre Erfahrungen während der Corona-Pandemie. Erste Ergebnisse der bundesweiten Studie KiCo. Hildesheim: Universitätsverlag Hildesheim. https://hildok.bsz-bw.de/frontdoor/index/index/docId/1081 (01.05.2021).

Angermeyer, M.; Matschinger, H.; Schomerus, G. (2017): 50 Jahre psychiatrische Einstellungsforschung in Deutschland. Psychiatrische Praxis, 44, S. 377–392.

Barkmann, C. & Schulte-Markwort, M. (2010): Prevalence of emotional and behavioural disorders in German children and adolescents: A meta-analysis. Journal of Epidemiology and Community Health, 66, S. 194–203.

BMFSFJ – Bundesministerium für Familie, Senioren, Frauen und Jugend (2021): Familien in der Corona-Zeit: Herausforderungen, Erfahrungen und Bedarfe. Ergebnisse einer repräsentativen Elternbefragung im April und Mai 2020. https://www.bmfsfj.de/bmfsfj/service/publikationenfamilienin dercoronazeitherausforderungenerfahrungenundbedarfe163138 (09.10.2021).

Bolster, M.; Rattay, P.; Hölling, H.; Lampert, T. (2020): Zusammenhang zwischen elterlichen Belastungen und der psychischen Gesundheit von Kindern und Jugendlichen. Kindheit und Entwicklung, 29 (1), S. 30–39

Clemens, V.; Berthold, O.; Fegert, J. M.; Kölch, M. (2018): Kinder psychisch erkrankter Eltern. Auch ein Thema im Rahmen des Kinderschutzes. Der Nervenarzt, 89, S. 1262–127.

Costello, E. J.; Copeland, W.; Angold, A. (2011): Trends in psychopathology across the adolescent years: What changes when children become adolescents, and when adolescents become adults? Journal of Child Psychology and Psychiatry, 52, S. 1015–1025.

DGKJP & DGPPN – Deutsche Gesellschaft für Kinder- und Jugendpsychiatrie & Deutsche Gesellschaft für Psychiatrie, Psychotherapie, Psychosomatik und Nervenheilkunde (2016): Eckpunktepapier Herausforderungen für die Transitionspsychiatrie. https://www.dgppn.de/presse/stellungnahmen/stellungnahmen-2016/transitionspsychiatrie-1.html (19.02.2022).

Driessen, M.; Fegert, J.; Freyberger, H.; Karow, A.; Banaschewski, T. (2019): Transitionspsychiatrie – eine aktuelle Herausforderung. Psychiatrische Praxis, 46, S. 125–127.

Fegert, J. M.; Vitiello, B.; Plener, P. L.; Clemens, V. (2020): Challenges and burden of the Coronavirus 2019 (COVID19) pandemic for child and adolescent mental health: A narrative review to highlight clinical and research needs in the acute phase and the long return to normality. Child and Adolescent Psychiatry and Mental Health, 14, S. 20, doi: https://doi.org/10.1186/s13034-020-00329-3.

Fuchs, M. & Karwautz, A. (2017): Epidemiologie psychischer Störungen bei Kindern und Jugendlichen. Neuropsychiatrie, 31, S. 96–102.

Gaupp, N. & Berngruber, A. (2022): Erwachsenwerden heute – eine komplexe Herausforderung auch und gerade in Zeiten von Corona. In: Berngruber, A. & Gaupp, N. (Hg.): Erwachsenwerden heute: Lebenslagen und Lebensführung junger Menschen (S. 253–260). Stuttgart: Kohlhammer.

Giertz, K.; Speck, A.; Steinhart, I. (2022): Soziale Teilhabe schwer psychisch kranker Menschen – Daten und Fakten. In: Giertz, K.; Große, L.; Röh, D. (Hg.) (2022): Soziale Teilhabe professionell fördern. Grundlagen und Methoden der qualifizierten Assistenz (S. 32–46). Köln: Psychiatrie Verlag.

Hefti, S.; Kölch, M.; Gallo, A. D.; Stierli, R.; Marc Schmid, B. R. (2016): Welche Faktoren beeinflussen, ob psychisch belastete Kinder mit einem psychisch kranken Elternteil Hilfen erhalten? Kindheit und Entwicklung, 25 (2), S. 89–99.

Hintzpeter, B.; Metzner, F.; Pawils, S.; Bichmann, H.; Kamtsiuris, P.; Ravens-Sieberer, U.; Klasen, F. (2014): Inanspruchnahme von ärztlich und psychotherapeutischen Leistungen durch Kinder und Jugendliche mit psychischen Auffälligkeiten: Ergebnisse der BELLA-Studie. Kindheit und Entwicklung, 23 (4), S. 229–238.

Hövermann, A. (2021): Belastungswahrnehmung in der Corona-Pandemie: Erkenntnisse aus vier Wellen der HBS-Erwerbspersonenbefragung 2020/21. In: Policy Brief des Wirtschafts- und Sozialwissenschftlichen Instituts der Hans-Böckler-Stiftung, 50 (3), https://www.boeckler.de/pdf/p_wsi_pb_50_2021.pdf (18.02.2022).

Jenderny, S.; Schreiter, J.; Kölch, M. (2019): Projekt Kinder aus psychisch und/oder suchtbelasteten Familien in Mecklenburg-Vorpommern (KipsFam M-V): Abschlussbericht. Rostock, Institut für Sozialpsychiatrie Mecklenburg-Vorpommern e. V. http://probe.sozialpsychiatrie-mv.de/wp-content/uploads/2021/05/KipsFamMV_Bericht_2020-12-08.pdf (18.02.2022).

Karow, A.; Bock, T.; Naber, D.; Löwe, B.; Schulte-Markwort, M.; Schäfer, I.; Gumz, A.; Degkwitz, P.; Schulte, B.; König, H.; Konnopka, A.; Bauer, M.; Bechdolf, A.; Correll, C.; Juckel, G.; Klosterkötter, J.; Leopold, K.; Pfennig, A.; Lambert, M. (2013): Die psychische Gesundheit von Kindern, Jugendlichen und jungen Erwachsenen – Teil 2: Krankheitslast, Defizite des deutschen Versorgungssystems, Effektivität und Effizienz von »Early Intervention Services«. Fortschritte der Neurologie und Psychiatrie, 81, S. 628 – 638.

Kessler, R. C.; Berglund, P.; Demler, O.; Jin, R.; Merikangas, K. R.; Walters, E. E. (2005): Lifetime prevalence and age-of-onset distributions of DSM-IV disorders in the National Comorbidity Survey Replication. Archives of General Psychiatry, 62, S. 593 – 768.

Kettemann, B.; Mattejat, F.; Vorwerk, J.; Franz, M. (2020): Belastung von Kindern psychisch erkrankter Eltern im Normgruppenvergleich – eine Hochrisikogruppe für selektive und indizierte Prävention? Psychiatrische Praxis, 47 (8), S. 417 – 425.

Kieling, C.; Baker-Henningham, H.; Belfer, M.; Conti, G.; Ertem, I.; Omigbodun, O.; Rohde, L. A.; Srinath, S.; Ulkuer, N.; Rahman, A. (2011): Global mental health 2. Child and adolescent mental health worldwide: Evidence for action. The Lancet, 378 (9801), S. 1515 – 1525.

Kim-Cohen, J.; Caspi, A.; Moffitt, T. E.; Harrington, H.; Milne, B. J.; Poulton, R. (2003): Prior juvenile diagnoses in adults with mental disorder. Archives of General Psychiatry, 60, S. 709 – 717.

Klasen, F.; Petermann, F.; Meyrose, A.-K.; Barkmann, C.; Otto, C.; Haller, A.-C.; Schlack, R.; Schulte-Markwort, M.; Ravens-Sieberer, U. (2016): Verlauf psychischer Auffälligkeiten von Kindern und Jugendlichen. Kindheit und Entwicklung, 25 (1), S. 10 – 20.

Klasen, F.; Reiß, F.; Otto, C.; Haller, A.-C.; Meyrose, A.-K.; Barthel, D.; Ravens-Sieberer, U. (2017): Die BELLA-Studie – das Modul zur psychischen Gesundheit in KiGGS Welle 2. Journal of Health Monitoring, 2 (S3), S. 55 – 65.

Klipker, K.; Baumgarten, F.; Göbel, K.; Lampert, M.; Hölling, H. (2018): Psychische Auffälligkeiten bei Kindern und Jugendlichen in Deutschland – Querschnittergebnisse aus KiGGS Welle 2 und Trends. Journal of Health Monitoring, 3, S. 37 – 45.

Knabe, A.; Kölch, M.; Spitzer, C.; Reis, O. (2021): Auswirkungen der Coronapandemie auf soziale Netzwerke in Risikofamilien. Psychotherapeut, 66, S. 225 – 232.

Koudier, E. B.; Dupont, M.; Lorenz, A. L.; Petermann, F. (2016): Verteilungen psychischer Störungen und psychosozialer Belastungen bei Kindern und

Jugendlichen einer psychiatrischen Inanspruchnahmepopulation. Psychiatrische Praxis, 43, S. 265 – 272.
Lampert, T. & Schmidtke, C. (2020): Armut, soziale Ungleichheit und psychische Gesundheit. Sozialpsychiatrische Informationen, 50 (2), S. 13 – 18.
Loss, S. & Becker, T. (2019): Lost in transition? Versorgung psychischer Erkrankungen am Übergang zwischen Jugend- und Erwachsenenalter als besondere Herausforderung für die Erwachsenenpsychiatrie. Sozialpsychiatrische Informationen, 3 (49), S. 24 – 27.
LSP M-V e. V. – Landesverband Sozialpsychiatrie Mecklenburg-Vorpommern e. V., Speck, A. & Steinhart, I. (Hg.) (2018): Abgehängt und chancenlos: Teilhabechancen und -risiken von Menschen mit schweren psychischen Beeinträchtigungen. Köln: Psychiatrie Verlag.
Mattejat, F. & Remschmidt, H. (2008): The children of mentally ill parents. Deutsches Ärzteblatt International, 105 (23), S. 413 – 418.
Mattejat, F.; Simon, B.; König, U.; Quaschner, K.; Barchewitz, C.; Felbel, D.; Herpertz-Dahlmann, B.; Höhne, D.; Janthur, B.; Jungmann, J.; Katzenski, B.; Naumann, A.; Nökel, P.; Schaff, C.; Schulz, E.; Warnke, A.; Wienand, F.; Remschmidt, H. (2003): Lebensqualität bei psychisch kranken Kindern und Jugendlichen: Ergebnisse der ersten multizentrischen Studie mit dem Inventar zur Erfassung der Lebensqualität bei Kindern und Jugendlichen (ILK). Zeitschrift für Kinder- und Jugendpsychiatrie und Psychotherapie, 31 (4), S. 293 – 303.
Mielck, A. (2008): Soziale Ungleichheit und Gesundheit in Deutschland. Bundesgesundheitsblatt, 51, S. 345 – 352.
Piketty, T. (2014): Das Kapital des 21. Jahrhunderts. München: C. H. Beck.
Polanczyk, G. V.; Salum, G. A.; Sugaya, L. S.; Caye, A.; Rohde, L. A. (2015): Annual research review: A meta-analysis of the worldwide prevalence of mental disorders in children and adolescents. Journal of Child Psychology and Psychiatry, 56, S. 345 – 365.
Pomowski, K.; Möller, J.; Jenderny, S.; Große, L.; Giertz, K. (2021): Psychisch belastete Eltern und ihre Kinder. Psychosoziale Umschau, 36 (4), S. 34 – 35.
Ravens-Sieberer, U.; Otto, C.; Kriston, L.; Rothenberger, A.; Döpfner, M.; Herpertz-Dahlmann, B.; Barkmann, C.; Schön, G.; Hölling, H.; Schulte-Markwort, M.; Klasen, F. (2015): The longitudinal BELLA study: Design, methods and first results on the course of mental health problems. European Child & Adolescent Psychiatry, 24, S. 651 – 663.
Ravens-Sieberer, U.; Kaman, A.; Erhart, M.; Otto, C.; Devine, J.; Löffler, C.; Hurrelmann, K.; Bullinger, M.; Barkmann, C.; Siegel, N. A.; Simon, A. M.;

Wieler, L. H.; Schlack, R.; Hölling, H. (2021 a): Quality of life and mental health in children and adolescents during the first year of the COVID-19 pandemic: Results of a two-wave nationwide population-based study. European Child & Adolescent Psychiatry, doi: https://doi.org/10.1007/s00787-021-01889-1.

Ravens-Sieberer, U.; Kaman, A.; Erhart, M.; Devine, J.; Schlack, R.; Otto, C. (2021 b): Impact of the COVID-19 pandemic on quality of life and mental health in children and adolescents in Germany. European Child & Adolescent Psychiatry, doi: https://doi.org/10.1007/s00787-021-01726-5.

Ravens-Sieberer, U.; Kaman, A.; Otto, C.; Adedeji, A.; Napp, A.-K.; Becker, M.; Blanck-Stellmacher, U.; Löffler, C.; Schlack, R.; Hölling, H.; Devine, J.; Erhart, M.; Hurrelmann, K. (2021 c): Seelische Gesundheit und psychische Belastungen von Kindern und Jugendlichen in der ersten Welle der COVID-19-Pandemie: Ergebnisse der COPSY-Studie. Bundesgesundheitsblatt, 64, S. 1512 – 1521.

Ravens-Sieberer, U.; Kaman, A.; Devine, J.; Löffler, C.; Reiß, F.; Napp, A. K.; Gilbert, M.; Naderi, H.; Hurrelmann, K.; Schlack, R.; Hölling. H.; Erhart, M. (2022): The mental health and health-related behavior of children and parents during the COVID-19 pandemic: Findings of the longitudinal COPSY Study. Deutsches Ärzteblatt International, 119, S. 436 – 37.

Singh, S. P. & Tuomainen, H. (2015): Transition from child to adult mental health services: Needs, barriers, experiences and new models of care. World Psychiatry, 14 (3), S. 358 – 361.

Speck, A. (2022): Stigma und Stigmabewältigung. In: Giertz, K., Große, L.; Gahleitner, S. B. (Hg.): Soziale Teilhabe professionell fördern. Grundlagen und Methoden der qualifizierten Assistenz (S. 272 – 287). Köln: Psychiatrie Verlag.

StBA – Statistisches Bundesamt (2021): Bevölkerung nach Altersgruppen. https://www.destatis.de/DE/Themen/Gesellschaft-Umwelt/Bevoelkerung/Bevoelkerungsstand/Tabellen/liste-altersgruppen.html (17.02.2022).

Wiegand-Grefe, S. & Petermann, F. (2016): Kinder psychisch erkrankter Eltern. Kindheit und Entwicklung, 25 (2), S. 63 – 67.

Wilkinson, R. G. & Pickett, K. E. (2007): The problems of relative deprivation: Why some societies do better than others. Social Science & Medicine, 65, S. 1965 – 1978.

Wille, N., Bettge, S.; Ravens-Sieberer, U. (2008): Risk and protective factors for children's and adolescents' mental health: Results of the BELLA study. European Child & Adolescent Psychiatry, 17, S. 133 – 147.

Neue rechtliche Rahmenbedingungen und Praxismodelle für den Übergang von Kinder- und Jugendhilfe in die Eingliederungshilfe

Jörg M. Fegert, Andres Plieninger, Andreas Witt, Ulrike Amann und Michael Konrad

Neuerliche gesetzliche Änderungen in den Sozialgesetzbüchern V, VIII und IX zielen auf eine verbesserte Teilhabe von Menschen mit Behinderungen ab. Während der Eingliederungshilfe die International Classification of Functioning (ICF) mit ihrem biopsychosozialen Krankheitsmodell zugrunde liegt, wird in § 35a SGB VIII weiterhin der alte Behinderungsbegriff verwendet. Gerade für Personen im Übergangsbereich kann dies zu Anschlussproblemen zwischen beiden Systemen führen. Der vorliegende Beitrag beschreibt die gesetzlichen Veränderungen und skizziert Änderungsbedarfe und -möglichkeiten für die Praxis.

Rechtliche Rahmenbedingungen

Am 01.01.2018 trat das durch das Bundesteilhabegesetz (BTHG) geänderte neunte Sozialgesetzbuch – Rehabilitation und Teilhabe behinderter Menschen (SGB IX) in Kraft. Die wesentliche Änderung war die Einfügung des Eingliederungshilferechts als »Besondere Leistungen zur selbstbestimmten Lebensführung für Menschen mit Behinderungen« in Teil 2 des SGB IX. Dieser Teil gilt seit dem 01.01.2020 für Erwachsene mit seelischen, geistigen, körperlichen und Sinnesbehinderungen wie auch für Kinder und Jugendliche mit geistigen, körperlichen und Sinnesbehinderungen. Die Eingliederungshilfe für Kinder und Jugendliche mit seelischen Behinderungen wird weiterhin nach § 35a SGB VIII erbracht und folgt darin einem anderen Behinderungsbegriff als dem der UN-Behindertenrechtskonvention (UN-BRK), der im SGB IX übernommen wurde. Im Jahr 2021 wurde das Kinder- und Jugendstärkungsgesetz

(KJSG) verabschiedet und ist in Kraft getreten, das als Meilenstein bei einer umfassenden SGB-VIII-Reform betrachtet wird (Grünenwald 2022).
In den vergangenen Jahren war eines der zentralen Probleme der Kinder- und Jugendhilfe die sogenannten Care Leaver, die mit Eintritt der Volljährigkeit diesem Hilfesystem den Rücken kehrten und dann oft nach einiger Zeit im System der Erwachsenenpsychiatrie wieder auftauchten.
Trotz gewisser Disharmonien zwischen SGB VIII und SGB IX wurde zwischenzeitlich ein Ansatz geschaffen, einen harmonischen Übergang zwischen den beiden Rechtssystemen zu ermöglichen. So können nach § 35a SGB VIII Leistungen der Eingliederungshilfe erbracht werden, die den Leistungen des SGB IX entsprechen. Mit Artikel 9 des BTHG wurde festgelegt, dass sich die Leistungen für seelisch behinderte Jugendliche aus dem SGB IX ergeben. Durch das Kinder- und Jugendstärkungsgesetz (KJSG) wurde dieser Artikel in § 35a Absatz 3 SGB VIII eingefügt:
»Aufgabe und Ziele der Hilfe, die Bestimmung des Personenkreises sowie Art und Form der Leistungen richten sich nach Kapitel 6 des Teils 1 des Neunten Buches sowie § 90 und den Kapiteln 3 bis 6 des Teils 2 des Neunten Buches, soweit diese Bestimmungen auch auf seelisch behinderte Personen oder von einer solchen Behinderung bedrohte Personen Anwendung finden und sich aus diesem Buch nichts anderes ergibt.«
Damit ist klargestellt, dass die Aufgaben und Ziele der Leistungen entsprechend dem SGB IX zu präzisieren sind, während hinsichtlich des leistungsberechtigten Personenkreises und der Hilfeplanung die abweichenden Vorschriften des SGB VIII zu berücksichtigen sind.
Im Hinblick auf den Zusammenhang zwischen seelischer Störung und Teilhabebeeinträchtigung wird in § 35a Absatz 1a Satz 4 SGB VIII ausgeführt: »Enthält die Stellungnahme auch Ausführungen zu Absatz 1 Satz 1 Nummer 2 (erklärender Hinweis der Autoren: Beeinträchtigung der Teilhabe am Leben in der Gesellschaft), so sollen diese vom Träger der öffentlichen Jugendhilfe im Rahmen seiner Entscheidung angemessen berücksichtigt werden.« Obgleich die Berücksichtigung ärztlicher und therapeutischer Einlassungen zur Beeinträchtigung der Teilhabe am Leben in der Gesellschaft in einer entsprechenden Stellungnahme nur als eine Soll-Vorschrift formuliert wurde, kann durch eine Stellungnahme bezüglich des Zusammenhangs zwischen seelischer Störung und Beeinträchtigung der Teilhabe eine generell gute Grundlage für die Hilfeplanung geschaffen werden.
Die dynamische und dialogische Durchführung der Hilfeplanung des SGB VIII wurde im SGB IX übernommen und von der Deutschen Vereinigung für

Rehabilitation (DVfR), insbesondere für die Leistungen der Eingliederungshilfe, nachhaltig eingefordert (DVfR 2018). Hier diente das SGB VIII als Vorlage. Hinsichtlich der Teilhabeplanung wurden in den Kapiteln 2 bis 4, Teil 1 SGB IX dezidierte Vorschriften übernommen, die nach § 36 Absatz 3 Satz 3 auch für das SGB VIII gelten: »Gewährt der Träger der öffentlichen Jugendhilfe Leistungen zur Teilhabe, sind die Vorschriften zum Verfahren bei einer Mehrheit von Rehabilitationsträgern nach dem Neunten Buch zu beachten.«

Das heißt, der öffentliche Träger der Jugendhilfe muss einen Teilhabeplan nach § 19 SGB IX erstellen, in dem er »die nach dem individuellen Bedarf voraussichtlich erforderlichen Leistungen hinsichtlich Ziel, Art und Umfang funktionsbezogen« feststellt (§ 19 Absatz 1 SGB IX). Für die funktionsbezogene Feststellung ist die ICD-10 allerdings nicht ausreichend, es muss bei Personen mit seelischer Behinderung auf die aus der Krankheit resultierenden Beeinträchtigungen der mentalen Funktionen, zum Beispiel nach ICF, zurückgegriffen werden (WHO 2005, S. 58–76). Mentale Funktionen, im Kapitel 1 der Klassifikation der Körperfunktionen der ICF, sind Funktionen des Gehirns: globale mentale Funktionen wie Funktionen des Bewusstseins, Funktionen der psychischen Energie, des Antriebs und spezifische mentale Funktionen wie Funktionen der Aufmerksamkeit, emotionale Funkionen und kognitiv-sprachliche Funktionen (DIMDI 2022 – ICF Version 2005, S. 58). Tatsächlich wird die neueste Version der ICD, die ICD-11, Hinweise zur Kodierung der mentalen Funktionen enthalten. Diese sind in Sektion V enthalten (WHO 2021). Das schafft fließendere Übergänge im Vergleich zur bisherigen Praxis, bei der quasi das ärztliche Feststellungsmonopol für die psychische Störung von der Feststellungszuständigkeit für Teilhabebeeinträchtigung durch die Jugendhilfe abgelöst wurde.

Aufgabe und Ziele sowie Art und Form der Eingliederungshilfeleistungen für seelisch behinderte Kinder und Jugendliche richten sich gemäß § 35a, Absatz 3 SGB VIII nach § 90 sowie Kapitel 3 bis 6 Teil 2 SGB IX. »Aufgabe der Eingliederungshilfe ist es, Leistungsberechtigten eine individuelle Lebensführung zu ermöglichen, die der Würde des Menschen entspricht, und die volle, wirksame und gleichberechtigte Teilhabe am Leben in der Gesellschaft zu fördern. Die Leistung soll sie befähigen, ihre Lebensplanung und -führung möglichst selbstbestimmt und eigenverantwortlich wahrnehmen zu können.« Die Leistungen der Eingliederungshilfe umfassen die medizinische Rehabilitation (Kapitel 3), die Teilhabe am Arbeitsleben (Kapitel 4), die Teilhabe an Bildung (Kapitel 5) und die soziale Teilhabe (Kapitel 6). Die Leistungen der sozialen Teilhabe sind nachrangig gegenüber den anderen Leistungen.

Sie sollen die Teilhabe am Leben in der Gesellschaft trotz der gegebenen Beeinträchtigungen ermöglichen bzw. erleichtern, während die Leistungen der medizinischen Rehabilitation die Beeinträchtigungen abwenden sollen. Mit dem Wechsel in das SGB IX nach dem Bundesteilhabegesetz gelten einheitliche Vorschriften für die Bedarfsermittlung und die Teilhabeplanung für alle Rehabilitationsträger. Das bedeutet, dass die Träger der Eingliederungshilfe und der öffentlichen Jugendhilfe nicht für die Kosten der Leistungen zur medizinischen Rehabilitation zuständig sind, aber in der Teilhabeplanung dennoch die gesamten Leistungen der Eingliederungshilfe individuell und funktionsbezogen ermittelt werden müssen.

Damit eröffnet sich auch für junge Menschen mit (drohender) seelischer Behinderung die Möglichkeit der Inanspruchnahme von Leistungen der medizinischen Rehabilitation, gegebenenfalls parallel zu Leistungen der sozialen Teilhabe, die nach § 78 SGB IX in erster Linie als Assistenzleistungen erbracht werden.

Ausschlaggebend für die Erbringung von Leistungen der medizinischen Rehabilitation im Rahmen der Eingliederungshilfe sind daher entsprechende Regelungen im Fünften Sozialgesetzbuch. Nach § 27 Absatz 1 Nummer 6 SGB V umfasst die Krankenbehandlung »Leistungen zur medizinischen Rehabilitation und ergänzende Leistungen«. § 40 Absatz 1 Satz 1 SGB V regelt: »Reicht bei Versicherten eine ambulante Krankenbehandlung nicht aus, um die in § 11 Absatz 2 beschriebenen Ziele zu erreichen, erbringt die Krankenkasse aus medizinischen Gründen erforderliche ambulante Rehabilitationsleistungen in Rehabilitationseinrichtungen, für die ein Versorgungsvertrag nach § 111c besteht, dies schließt mobile Rehabilitationsleistungen durch wohnortnahe Einrichtungen ein.« Mit dieser Vorschrift ist die Voraussetzung für die vernetzte Erbringung von Leistungen der medizinischen Rehabilitation für Menschen mit schweren psychischen Beeinträchtigungen geschaffen.

Für die Erbringung der Leistungen der medizinischen Rehabilitation können in der Teilhabeplanung durch den Träger der Eingliederungshilfe und der öffentlichen Jugendhilfe ambulante Leistungen festgestellt werden, die im SGB V geregelt sind. Für Menschen mit seelischer Behinderung sind insbesondere relevant:

- Leistungen der Psychotherapie,
- Leistungen der häuslichen psychiatrischen Krankenpflege nach § 37 SGB V, entsprechend § 4 SGB V der Häuslichen Krankenpflege-Richtlinie,
- Leistungen der ambulanten Soziotherapie nach § 37a SGB V,
- Leistungen der ambulanten Ergotherapie,
- Leistungen der mobilen psychiatrischen Rehabilitation.

Die vier erstgenannten Leistungen werden in der psychiatrischen Versorgung bereits mehr oder weniger umfassend erbracht. Mobile Rehabilitationsleistungen in Ergänzung zu ambulanten und stationären Rehabilitationsleistungen wurden mit dem GKV-Versorgungsstärkungsgesetz ausdrücklich in § 40 Abs. 1 SGB V aufgenommen. Leistungen der mobilen psychiatrischen Rehabilitation können von Leistungserbringern der Rehabilitation als mobile Rehabilitation mit einem Versorgungsvertrag nach § 111c SGB V erbracht werden, der auch für das Betreiben einer Rehabilitationseinrichtung für psychisch kranke Menschen (RPK) erforderlich ist. Mit den gemeinsamen Rahmenempfehlungen vom 01.06.2021 wurden jedoch auch Empfehlungen für eine mobile indikationsspezifische Rehabilitation aufgenommen. Darin sind Personen mit schweren psychischen Beeinträchtigungen eingeschlossen, nämlich Personen mit »erheblichen Schädigungen mentaler Funktionen, deren Ausprägung und Handlungsrelevanz bei Verlust gewohnter räumlicher und sozialer Bezüge derart zuzunehmen drohen, dass rehabilitative Maßnahmen nur unter Erhalt dieser Bezüge erfolgversprechend erscheinen« (GKV-Spitzenverband 2021, S. 36).

Drei modellhafte Beispiele aus der Praxis

»Mobile Medizinische Rehabilitation für Psychisch Erkrankte« (MMRP)

Für die Versorgung von Menschen mit schweren psychischen Erkrankungen sind mobile psychiatrische Rehabilitationseinrichtungen in einem vernetzten System wie dem Gemeindepsychiatrischen Verbund anzustreben. Baden-Württemberg fördert im Rahmen des Modellprogramms zur sektorenübergreifenden Versorgung ein Projekt »Mobile Medizinische Rehabilitation für Psychisch Erkrankte« (MMRP) bei der Rudolf-Sophien-Stift gGmbH in Stuttgart. Mit dieser mobilen medizinischen Rehabilitation wird eine aufsuchend, d. h. vorwiegend im häuslichen und sozialen Umfeld des Betroffenen durchgeführte indikationsspezifische Rehabilitation für Menschen mit erheblichen psychischen Beeinträchtigungen unter Nutzung definierter Reha-Bausteine angeboten. Die MMRP ist eine multiprofessionelle Komplexleistung mit ärztlichen, psychologischen, pflegerischen, sozialarbeiterischen und ergotherapeutischen Elementen.

Die mobile medizinische Rehabilitation hat als Maßnahme im gewohnten Lebensraum einen strukturellen Vorteil im Vergleich zu allen anderen Rehabilitationsformen und legt einen besonderen Fokus auf die Stärkung von Förderfaktoren und die Beseitigung von Barrieren im Bereich der Umweltfaktoren nach dem biopsychosozialen Krankheitsmodell der ICF. Für Jugendliche mit schweren psychischen Beeinträchtigungen ist die Maßnahme der mobilen Rehabilitation für den Übergang in ein selbstständiges Erwachsenenleben in der Regel erforderlich (Fegert et al. 2022). Sie ist die Voraussetzung für weitere gezielte Rehabilitationsmaßnahmen zur vollen, wirksamen und gleichberechtigten Teilhabe am gesellschaftlichen Leben gemäß § 1 SGB IX, insbesondere beim Abschluss einer Schulbildung, einer Berufsausbildung und bei einer Berufsausübung auf dem allgemeinen Arbeitsmarkt. Die ersten Erfahrungen mit der MMPR bei jungen Menschen mit psychischen Beeinträchtigungen am Rudolf-Sophien-Stift geben Anlass zu einer optimistischen Beurteilung dieses Angebots.
Das wird am Beispiel einer 23-jährigen Frau mit Abitur deutlich, die noch im Elternhaus lebte, sich seit ihrem 17. Lebensjahr depressiv und leer fühlte und aus diesem Grund ein Studium abbrechen musste. Im Verlauf der MMRP wurde der Fokus auf Aktivierung, Strukturierung, Psychoedukation und Training kognitiver Fähigkeiten gelegt und durch Gespräche mit einer fürsorglichen bis übergriffigen Familie, die ihr wenig eigenen Raum zur Gestaltung und Mitarbeit ließ, flankiert. Traumatische Erlebnisse in der Kindheit und Schulzeit wurden aufgrund der therapeutischen Gespräche in der häuslichen Umgebung offenbar, wo diese Themen präsent und nicht vermeidbar waren. Stabilisierung und erste traumatherapeutische Erklärungsmodelle machten eine langfristig angelegte stationäre Rehabilitationsmaßnahme möglich und durch gesteigerten Antrieb sowie die verbesserten kognitiven Funktionen auch erreichbar.

Die »Wilde 13« – eine flexible Einrichtung im Übergang von Jugendhilfe zur Erwachsenenhilfe

Der innovative Charakter eines neuen Angebots des sozialpsychiatrischen Trägervereins Pauline 13 e. V. im Bodenseekreis – das im Sommer 2022 startet – ergibt sich aus der Integration zweier Leistungssysteme in einem Leistungsangebot. Der Übergang von einem Leistungssystem zum anderen kann ohne einschneidenden Settingwechsel ermöglicht werden und erfordert damit in der schwierigen Phase des Erwachsenwerdens keine zusätzlichen Anpassungsleistungen wegen eines Beziehungswechsels. Mit diesem integrativen

Leistungsangebot wird die Aufgabe der emotionalen Begleitung im Ablösungsprozess von der Familie auf eine professionelle Hilfe übertragen. Ein weiterer neuartiger Aspekt dieses Wohnangebots ist der inklusive Charakter. Das in Friedrichshafen neu errichtete Haus »Wilde 13« liegt inmitten eines traditionellen Wohngebiets und besteht aus fünf Wohneinheiten für je ein bis drei Personen. Davon sind sechs Plätze für Wohnformen, die vom Jugendhilfeträger finanziert werden, und vier Plätze für die Eingliederungshilfe nach SGB IX vorgesehen.

Die verbindliche Kooperation zwischen den Trägern der Jugendhilfe und der Eingliederungshilfe wird gestärkt, da die durch das Bundesteilhabegesetz (BTHG) erforderlich gewordene individuelle Bedarfsermittlung und Teilhabeplanung mit der Hilfeplanung der Jugendhilfe in Einklang gebracht werden muss. Leistungen der medizinischen Rehabilitation (§ 42 SGB IX), auch zulasten anderer Kostenträger, wie z. B. der Krankenversicherung, werden im Rahmen des Wohnangebots ermöglicht.

Ziel des Angebots ist die Bewältigung von alterstypischen Entwicklungsanforderungen wie

- schulisch/berufliche Weichenstellungen,
- Ablösung von der Familie,
- Selbstversorgung und Selbstfürsorge,
- verantwortlicher Umgang mit sozialen Beziehungen, den die leistungsberechtigte Person mit psychischer Erkrankung aufgrund des frühen Erkrankungsbeginns noch nicht lernen konnte.

Eine gemeinschaftliche Wohnform, die ein altersgerechtes Milieu sowie am individuellen Bedarf orientierte Assistenzleistungen nach § 78 SGB IX bietet, schafft dafür eine adäquate Grundlage. Es sollen zum einen verlässliche Beziehungsstrukturen und Unterstützung in der Alltagsbewältigung angeboten werden, zum anderen eine zunehmende Verselbstständigung erreicht werden. Durch die Befähigung zur eigenständigen Alltagsbewältigung sollen Nachreifung und ein adäquater Umgang mit der psychischen Erkrankung ermöglicht und damit eine weitgehend selbstbestimmte Lebensplanung umsetzbar werden.

Da viele der früh erkrankten jungen Menschen mit komplexem Hilfebedarf hierfür möglicherweise mehrere Jahre benötigen, gibt das Angebot des Vereins Pauline 13 die Möglichkeit, auch nach Beendigung der Jugendhilfeleistung im Rahmen der Eingliederungshilfe die Maßnahme innerhalb der Wohneinrichtung fortzusetzen. Da die Assistenzleistungen unabhängig von der Wohnform erbracht werden, können sie auch nach dem Auszug aus der Wilden 13 nach individuellem Bedarf durch die bereits bekannte Bezugsperson des Vereins weiter erbracht werden. Auf diese Weise kann der räumliche Ablöseprozess auf der Beziehungsebene kontinuierlich begleitet werden.

Das gemeinsame Wohnen in kleinen Einheiten ermöglicht es den jungen Menschen, soziale Interaktionen zu verbessern, und fördert die Teilhabe an gemeinschaftlichen Aktivitäten. Ein wichtiges Ziel ist die Unterstützung der familiären Beziehungen und das Ermöglichen einer, im systemischen Sinne, »bezogenen Individuation« der jungen Menschen durch begleitende familienunterstützende Gespräche und durch die Beratung und Einbeziehung der Angehörigen. Dafür eignet sich insbesondere die Assistenzleistung zur Gestaltung sozialer Beziehungen.

Ein besonderes Augenmerk soll auf die Heranführung an eine Tagesstruktur und damit auf die Entwicklung beruflicher Perspektiven gelegt werden. Da diese Heranführung realitätsnah außerhalb der Wohnung stattfinden soll, kann sie, wenn ein Schulbesuch oder eine Regelausbildung nicht möglich ist, über »Leistungen zum Erwerb oder Erhalt praktischer Kenntnisse und Fähigkeiten« nach § 81 SGB IX z. B. im Gemeindepsychiatrischen Zentrum erbracht werden. Diese Fähigkeiten können dann durch systematische Rehabilitationsleistungen zur Teilhabe an Bildung und Teilhabe am Arbeitsleben weiterentwickelt werden.

Das Angebot beinhaltet, entsprechend dem individuellen Bedarf, die in § 78 SGB IX definierten Assistenzleistungen zur sozialen Teilhabe. Diese werden als Unterstützung zu einer eigenständigen Alltagsbewältigung einschließlich der Tagesstrukturierung von Fachkräften erbracht und sehen wie folgt aus:

- allgemeine Erledigungen des Alltags wie die Haushaltsführung;
- Gestaltung sozialer Beziehungen zu Mitbewohnenden, zur Nachbarschaft, zu Angehörigen und anderen bedeutsamen Personen und Behörden, einschließlich der Abstimmung der Verantwortlichkeiten im Haushalt;
- persönliche Lebensplanung, einschließlich der Erarbeitung realistischer Teilhabeziele und der Planung der dafür erforderlichen Maßnahmen;
- Teilhabe am gemeinschaftlichen und kulturellen Leben sowie Freizeitgestaltung, einschließlich sportlicher Aktivitäten;
- Gesundheitssorge in Form von Unterstützung beispielsweise bei der Ernährung. Sicherstellung regelmäßiger Arztbesuche sowie der Umsetzung ärztlich verordneter Maßnahmen.

Es können zusätzlich Angebote – auch anderer Sozialgesetzbücher – bei Bedarf in Anspruch genommen werden:

- Vorbereitung der Teilhabe am Arbeitsleben durch Förderung praktischer Kenntnisse und Fähigkeiten nach § 81 SGB IX im Rahmen von Belastungserprobungen in unterschiedlichen Arbeitsangeboten bzw. im Gemeindepsychiatrischen Zentrum oder durch Kurse der Volkshochschule oder anderer Bildungsträger;
- Beratung durch den Integrationsfachdienst bzw. die Rehabilitationsberatung der Agentur für Arbeit für die Teilhabe am Arbeitsleben;
- Leistungen der Krankenbehandlung wie z. B. psychotherapeutische Behandlung (SGB V);
- Leistungen der ärztlichen Behandlung, vorzugsweise durch die psychiatrische Institutsambulanz (PIA);
- Sicherstellung ärztlich verordneter Leistungen wie ambulante Soziotherapie, ambulante Ergotherapie oder häusliche Krankenpflege (SGB V);
- Krisenbewältigung durch psychiatrische häusliche Krankenpflege (SGB V).

Im Rahmen des zu entwickelnden Beteiligungsverfahrens wird den Jugendlichen bei Aufnahme ihr Recht auf Beteiligung und Berücksichtigung ihres Willens, entsprechend der UN-Kinderrechtskonvention, vermittelt. Bereits im Hilfeplanungs- und Aufnahmeprozess ist bei der Zielgruppe junger Menschen im Übergang ins Erwachsenenalter besonders darauf zu achten, dass diese an Entscheidungsprozessen maßgeblich beteiligt sind. Die Vorschriften für die Gesamtplanung nach § 117 SGB IX, die auch für die Jugendhilfe gelten, sind dabei hilfreich. Danach ist die leistungsberechtigte Person an allen Schritten zu beteiligen und aufgefordert, Wünsche zu Art und Ziel der Leistungen zu äußern. Außerdem muss die Bedarfsermittlung mit ihr zusammen erfolgen, und sie kann die Durchführung einer Teilhabeplankonferenz nach § 20 SGB IX einfordern, an der Leistungserbringer mit einer Leistungsvereinbarung nach § 125 SGB IX teilnehmen.

»Dazugehören BaWü«

In den nächsten Jahren wird sich durch die schon in Kraft getretenen sozialen Regelungen zur Teilhabeförderung aus dem SGB VIII nach dem Kinder- und Jugendstärkungsgesetz und dem SGB IX nach der Reform durch das Bundesteilhabegesetz wie auch mit der Einführung der ICD-11 GM als diagnostischer Grundlage für Kinder- und Jugendpsychiaterinnen und -psychiater sowie für Kinder- und Jugendlichenpsychotherapeutinnen und -therapeuten eine erhebliche Veränderung in der Praxis der Verfassung von Stellungnahmen ergeben. Diese notwendigen Veränderungen sind vielerorts als Herausforderung noch gar nicht realisiert worden. Das hat zur Folge, dass zu kombinierende Leistungen der Krankenbehandlung, der medizinischen Reha und der Jugendhilfe, gerade im Übergang zwischen den Systemen, zu selten genutzt werden.

Angesichts der Tatsache, dass die Schere in Bezug auf Teilhabedefizite durch die Coronapandemie noch einmal verstärkt wurde und junge Menschen mit drohender seelischer Behinderung noch sehr viel stärker von einer Teilhabebeeinträchtigung bedroht sind als früher, ist Kreativität und eine rasche Umsetzung der neuen gesetzlichen Regelungen absolut erforderlich.

Das Land Baden-Württemberg fördert deshalb, im Rahmen der Biopro-Initiative über das Sozialministerium Baden-Württemberg, das Projekt »Dazugehören BaWü«. Ziel des Projekts ist die Stabilisierung und Stärkung von Jugendlichen, die sich im Übergang zum Erwachsenenalter befinden und von Teilhabedefiziten betroffen sind, mithilfe von Digitalisierung.

In diesem Projekt werden exemplarisch an vier Standorten in Baden-Württemberg (Landkreis Esslingen, Landkreis Biberach, Landkreis Ostalbkreis und Landkreis Sigmaringen / Mariaberg e. V.) neue Wege zu einer digital unterstützten Hilfeplanung und zu digitalen Hilfen für junge Menschen mit seelischer Behinderung oder Suchterkrankung realisiert. Durch Digitalisierung wird eine individuelle, vernetzte Übergangs- und Hilfeplanung ermöglicht, die in Zeiten der Coronapandemie eine unabdingbare Ergänzung zum Kontakt in persona darstellt und Anschluss zwischen der Jugendhilfe und Eingliederungshilfe schafft. Dies wird zum einen über ein zu erarbeitendes partizipatives Teilhabeinstrument erreicht. Das Teilhabeinstrument zielt, neben einer Vereinfachung und Beschleunigung des Prozesses des Übergangs mittels Digitalisierung und Standardisierung, vor allem auf die Anschlussfähigkeit der beiden Systeme von Kinder- und Jugendhilfe und Eingliederungshilfe ab. Während der Eingliederungshilfe die ICF mit ihrem biopsychosozialen Krankheitsmodell zugrunde liegt, wird in § 35a SGB VIII weiterhin der alte Behinderungsbegriff verwendet. Gerade für Personen im Übergangsbereich kann dies zu Anschlussproblemen zwischen beiden Systemen führen. Diesen Anschlussproblemen kann mit dem zu entwickelnden digitalen Instrument, das an der Schnittstelle eine Übersetzung leistet, begegnet werden.

Zum anderen wird im Projekt ein webbasiertes Gruppentraining entwickelt, das zur Selbstlenkungsfähigkeit der Jugendlichen und jungen Erwachsenen beitragen soll. In dem webbasierten Gruppentraining wird die Persönlichkeitsentwicklung dahingehend unterstützt, dass eine selbstbestimmte, eigenverantwortliche und selbstständige Lebensführung zukünftig ermöglicht wird (vgl. § 41 SGB VIII [neu]). Die Gruppenintervention richtet sich an Adoleszente im Übergang der Versorgungssysteme und gliedert sich in drei Phasen (siehe Abbildung 1). Die geplanten Sitzungen werden jeweils durch eine App begleitet, die den Teilnehmenden dann auch als Informations- und Nachschlagewerk im Sinne eines Empowerment-Ansatzes dient.

ABBILDUNG 1 Inhalte und Aufbau der Gruppenintervention »Dazugehören BaWü«

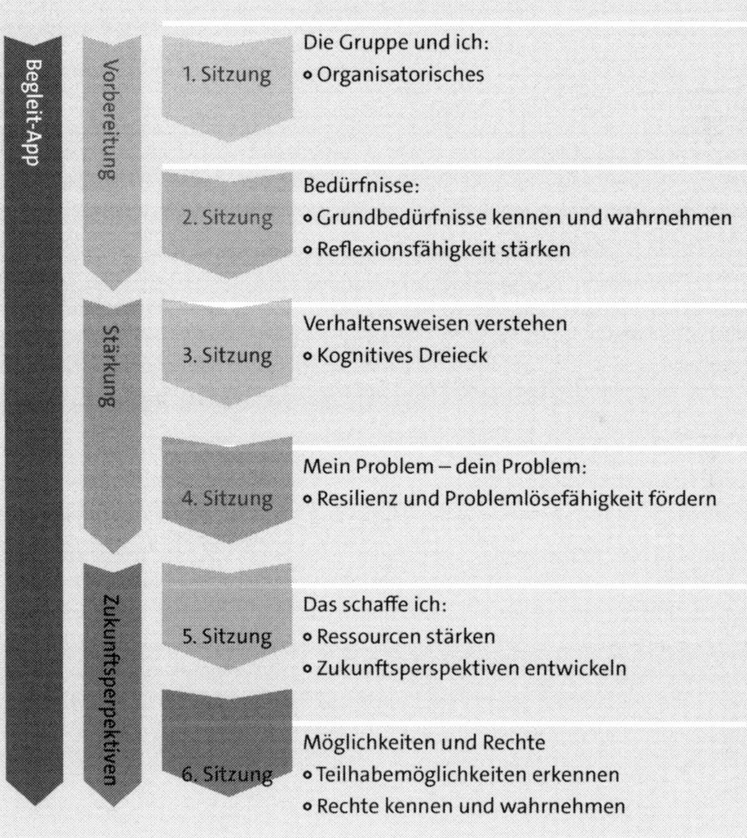
Begleit-App
Vorbereitung
Stärkung
Zukunftsperpektiven
1. Sitzung
Die Gruppe und ich:
Organisatorisches
2. Sitzung
Bedürfnisse:
Grundbedürfnisse kennen und wahrnehmen
Reflexionsfähigkeit stärken
3. Sitzung
Verhaltensweisen verstehen
Kognitives Dreieck
4. Sitzung
Mein Problem – dein Problem:
Resilienz und Problemlösefähigkeit fördern
5. Sitzung
Das schaffe ich:
Ressourcen stärken
Zukunftsperspektiven entwickeln
6. Sitzung
Möglichkeiten und Rechte
Teilhabemöglichkeiten erkennen
Rechte kennen und wahrnehmen

Neben dem Projekt »Dazugehören BaWü« fördert die Biopro-Initiative Baden-Württemberg ein E-Learning-Programm, das im Verbund mit den Zentren für Psychiatrie in Baden-Württemberg aufgesetzt wurde und mit einer App für junge Menschen, der »Pro Transition App«, entwickelt von der Arbeitsgruppe von Prof. Baumeister aus der klinischen Psychologie in Ulm, wichtige Grundlagen schafft. Informationen zur »Pro Transition App«, dem Onlinetraining für junge Erwachsene mit psychischen Störungen im Übergang zwischen Jugend- und Erwachsenenalter, sind zu finden auf der Homepage https://www.uniklinik-ulm.de/kinder-und-jugendpsychiatriepsychotherapie/sektionen-und-arbeitsgruppen/arbeitsgruppe-wissenstransfer-dissemination-e-learning/protransition.html.

»Inklusive Lösung«

Leider hat die Coronapandemie in vielen Institutionen dazu geführt, dass Innovationen und neue Projekte eher vermieden wurden, weil schon bei den üblichen Herausforderungen in der Praxis eine Überforderung eingetreten ist und die Foren zur Aushandlung von Innovation in der Versorgung auf kommunaler und Kreisebene unter den Pandemiebedingungen auch nur eingeschränkt gearbeitet haben. In Kraft getretene gesetzliche Rahmenbedingungen und anstehende Veränderungen in den Vorgaben zur medizinischen Diagnostik bei der Feststellung von psychischen Störungen und Teilhabebeeinträchtigungen haben da häufig wie zusätzlich drohende Belastungen gewirkt und die große Chance für eine bessere Gestaltung der Transitionsphase, gerade bei Jugendlichen mit schweren, zu massiven Teilhabebeeinträchtigungen führenden psychischen Störungen (SMI, Serious Mental Illness), wurde zu wenig gesehen und noch kaum genutzt.

Deshalb ist es uns wichtig, an diesen drei konkreten Beispielen aus der Praxis in Baden-Württemberg aufzuzeigen, dass hier neue Spielräume für kreative Teilhabeförderung und individuell passende Assistenzleistungen den Transitionsprozess unterstützen und Recovery besser ermöglichen. Zentral ist dabei die Betroffenenorientierung bei der individuellen Konzeption der Hilfe. Die Formulierung der Ziele und die Kontrolle der Outcomes muss also patientenorientiert erfolgen.

Neue digitale Interventionen und ökologische Assessments können heute schon eine bessere Verlaufssteuerung ermöglichen. Alle Übergangsphasen, bei denen es darum geht, in einer neuen Peergruppe Kontakte zu schließen und Fuß zu fassen und die mit dem Entwicklungsschritt verbundenen Entwicklungsaufgaben zu bewältigen, sind in der Pandemie besonders belastet gewesen. Schulschließungen, Einrichtungsschließungen, Kontaktvermeidung haben gerade im Jugendalter wesentliche Entwicklungsschritte und notwendige Erfahrungen zur Erfüllung von Entwicklungsaufgaben beeinträchtigt. Gerade Kinder und Jugendliche mit seelischen oder multiplen Beeinträchtigungen sind hier ganz besonders auf Assistenz und Unterstützung zur Ermöglichung von Fortschritten angewiesen.

Jahrelang unüberwindbare Institutionsmauern und Silodenken mit der klaren Abgrenzung von Einrichtungen der Jugendhilfe zu Einrichtungen der Sozialhilfe und zu medizinischen Rehabilitationsleistungen lösen sich dann auf, wenn die Hilfen primär aus der Sicht der Betroffenen gedacht werden und eine individualisierte Hilfeplanung nicht danach schaut, in welche Einrichtung der junge Mensch passt, sondern den individuellen Bedarfen ein Angebot angepasst wird, das Beziehungskontinuität im Übergang sicherstellt.

Gerade die Entwicklung in der Schulbegleitung in Baden-Württemberg während der ersten Lockdownphase der Pandemie hat gezeigt, dass viele Personen, die als Schulbegleiter und Schulbegleiterinnen Assistenzleistungen angeboten hatten, die Beziehung zu den von ihnen betreuten jungen Menschen aufrechterhielten, selbst wenn es administrativ zu Finanzierungsschwierigkeiten kam. Es muss hier betont werden, dass viele Helferinnen und Helfer die Entwicklungsbegleitung und Assistenz in der persönlichen Beziehung mit großem Engagement leisten. Nur durch die Beibehaltung der helfenden Beziehung, trotz ungeklärter sozialrechtlicher Zuständigkeiten oder veränderter Rahmenbedingungen – wie während der Pandemie, als teilweise die Beschulung wegfiel –, können Beziehungsabbrüche und Beziehungswechsel überwunden werden.

Gleichzeitig ist es wichtig, junge Menschen zu kompetenten Nutzern der angebotenen Hilfen zu machen, sodass sich das Verhältnis von »Service Providern« und Empfängern zu einer aktiven Partnerschaft wandelt. Es ist erfreulich, dass im Koalitionsvertrag der Ampelkoalition für die 20. Wahlperiode ein rascherer Übergang zur sogenannten »inklusiven Lösung« in der Jugendhilfe intendiert ist. Deshalb braucht es jetzt, wie in unseren hier dargestellten Beispielen, weitere modellhafte Umsetzungswege, um allgemein die Sinnhaftigkeit der geänderten gesetzlichen Rahmenbedingungen zu unterstreichen, die jungen Menschen mit seelischen Problemen die Übergänge erleichtern.

***Jörg M. Fegert**, Prof. Dr., ist ärztlicher Direktor der Klinik für Kinder- und Jugendpsychiatrie und -psychotherapie am Universitätsklinikum Ulm. Er ist zudem Vorsitzender des Wissenschaftlichen Beirats für Familienfragen beim Bundesministerium für Familie, Senioren, Frauen und Jugend und Mitglied im Nationalen Rat gegen sexuelle Gewalt an Kindern und Jugendlichen und Leiter des Kompetenzzentrums Kinderschutz in der Medizin in Baden-Württemberg.*
***Andres Plieninger**, M. Sc., ist Psychologe. Er leitet das Projekt RESET der Rudolf-Sophien-Stift gGmbH.*
***Andreas Witt**, Dr., ist Diplom-Psychologe und Kinder- und Jugendlichenpsychotherapeut. Er leitet die Psychotherapieambulanz des Ausbildungszentrums für Verhaltenstherapie (AZVT) der Klinik für Kinder- und Jugendpsychiatrie/-Psychotherapie am Universitätsklinikum Ulm.*
***Ulrike Amann**, Dr., ist Diplom-Pädagogin und systemische Therapeutin. Sie leitet in der Abteilung für Psychiatrie und Psychotherapie des Kindes- und Jugendalters am ZfP Südwürttemberg den Bereich Jugend-Sucht. Außerdem ist sie Vorstandsvorsitzende und Teil der Geschäftsführung des sozialpsychiatrischen Trägervereins Pauline 13 e. V. im Bodenseekreis.*
***Michael Konrad**, Dr., ist Diplom-Psychologe, war 35 Jahre in allen Bereichen der gemeindepsychiatrischen Versorgung sowie vier Jahre im Ministerium für Soziales und Integration Baden-Württemberg tätig und arbeitet nach der Berentung freiberuflich.*

Literatur

BAG RPK – Bundesarbeitsgemeinschaft Rehabilitation psychisch kranker Menschen e. V. (2020): Qualitätsbericht für das Jahr 2019. https://www.bagrpk.de/wp-content/uploads/2020/09/Qualit%C3%A4tsbericht-2019.pdf (27.11.2021).

BAGüS – Bundesarbeitsgemeinschaft der überörtlichen Träger der Sozialhilfe (2020): Kennzahlenvergleich Eingliederungshilfe der überörtlichen Träger der Sozialhilfe 2018. http://kennzahlenvergleich-eingliederungshilfe.de/images/berichte/2020-04-21%20BAGS%20Bericht%20Kennzahlenvergleich%20Berichtsjahr%202018%20final.pdf (27.07.2021).

DGPPN – Deutsche Gesellschaft für Psychiatrie und Psychotherapie, Psychosomatik und Nervenheilkunde e. V. (2019): S3-Leitlinie Psychosoziale Therapien bei schweren psychischen Erkrankungen in Psychiatrie und

Psychotherapie. S3-Praxisleitlinie in Psychiatrie und Psychotherapie. Wien: Springer, 2. Aufl.

DIMDI – Deutsches Institut für Medizinische Dokumentation und Information (2022): ICF Version 2005, Komponente b Körperfunktionen (Kapitel b1–b8). https://www.dimdi.de/static/de/klassifikationen/icf/icfhtml2005/block-b110-b139.htm (07.04.2022).

DVfR – Deutsche Vereinigung für Rehabilitation (2018): Positionspapier der DVfR zur Umsetzung des Bundesteilhabegesetzes (BTHG): »Zum Verfahren der Bedarfsermittlung und -feststellung in der Praxis und zur Bedeutung von § 13 SGB IX«. https://www.dvfr.de/fileadmin/user_upload/DVfR/Downloads/Stellungnahmen/DVfR_Positionspapier_Bedarfsermittlung_und_-feststellung___13_November_2018.pdf (27.11.2021).

GKV-Spitzenverband (2021): Gemeinsame Empfehlungen zur mobilen Rehabilitation (01.06.2021). https://www.vdek.com/vertragspartner/vorsorge-rehabilitation/mobile_reha/_jcr_content/par/download_2/file.res/Gemeinsame_Empfehlungen_Mobile_Rehabilitation.pdf (05.04.2022).

Grünenwald, C. (2022): Auswirkungen des Kinder- und Jugendstärkungsgesetzes auf das Recht der Eingliederungshilfe nach dem SGB VIII. ZKJ – Zeitschrift für Kindschaftsrecht und Jugendhilfe, 1, S. 6 – 13.

Konrad, M. & Dellmann, S. (2022): Rehabilitation und Teilhabe wie aus einer Hand. Vom Gesetz zur Praxis. Köln: Psychiatrie Verlag.

WHO – World Health Organization (2005): ICF. Internationale Klassifikation der Funktionsfähigkeit, Behinderung und Gesundheit. Neu-Isenburg: Deutsches Institut für Medizinische Dokumentation und Information.

WHO – World Health Organization (2021): ICD-11 for mortality and morbidity statistics (Version: 05/2021). https://icd.who.int/browse11/l-m/en (13.12.2021).

Einblicke in die Perspektiven und Herausforderungen Adoleszenter und ihrer Familien

Franziska Berthold

Leidvolle Momente der eigenen Jugendzeit bleiben fast jedem über die gesamte Lebensspanne präsent. Wie aber ist es, wenn ein seelisches Leiden über Jahre anhält und ein junger Mensch sich als Erklärung mit einem psychiatrischen Krankheitsbild und dessen Herausforderungen konfrontiert sieht?
Der Beitrag soll dem Anspruch des Buches gerecht werden, die Perspektiven junger Menschen einzunehmen, die langfristig von einer psychischen Erkrankung betroffen bleiben. Bezüglich all der zur Verfügung stehenden Ressourcen, die wirksam sind, eine psychische Störung im Jugendalter zu begleiten, zu betreuen, zu behandeln und letztlich zu überwinden, sei an dieser Stelle im Namen vieler als gesund verabschiedeter junger Menschen ausdrücklich gedankt.
Die Darstellung der Perspektiven der jungen Menschen ermöglichen an dieser Stelle die besondere Kraft, Direktheit und Offenheit ihrer Sprache. Besonders in der Adoleszenz stellen auch alle anderen Formen des mutigen künstlerischen, musikalischen, medialen oder körperlichen Ausdrucks einen unumgänglichen Zugang für ein besseres Verständnis dar.

Im Abgehängtwerden bin ich Spitzensportlerin

Dass es keine »Phase« oder einfach nur »die Pubertät« ist, spüren die meisten Betroffenen häufig früher als ihr Umfeld: »Bis zur Jugendweihe habe ich noch geschafft, zu lächeln, konnte mich hinter meiner antrainierten Maske verstecken. Mein Kleid hatte zum Glück lange Ärmel. Ich wollte ja auch keinem zur Last fallen, habe mich immer mehr angestrengt, um mit den anderen mithalten zu können. Ich habe mir ganz viel Mühe gegeben, dass sie nichts mitbekommen. Aber danach wurde der Druck einfach zu groß.«

Der Teil der Jugendlichen, der in der Adoleszenz einen oder mehrere stationäre Klinikaufenthalte in der Kinder- und Jugendpsychiatrie in die eigene Biografie integrieren muss, erfährt komplexe Herausforderungen. Auf der einen Seite werden der Schutzraum, der Austausch mit den anderen Patientinnen und Patienten, der gesunkene Schuldruck wie eine Art Seelenpflaster entlastend wahrgenommen, auf der anderen Seite wird das Gefühl der eigenen Integrierfähigkeit geschwächt und das des Nicht-mithalten-Könnens größer.

In unseren therapeutischen Jugendwohngemeinschaften ist auch nach über zwanzig Jahren der Austausch über die individuellen Klinikerfahrungen einer der wichtigsten Gesprächsinhalte für die Jugendlichen. Diese besondere Form der Qualitätsberichte ermöglicht nicht nur für unsere Bewohnerinnen und Bewohner Wissenszuwachs und Verständnis, sondern erleichtert auch die Zugänge zu Behandlung und Therapie.

»Die Zeit in der Klinik war für mich schwer. Wenn ich etwas anderes sagen würde, müsste ich lügen. Sie war aber nicht die schwerste. Schwerer sicherlich war die Zeit vor meinem Klinikaufenthalt, wo ich mich mehr tot als lebendig nicht nur gefühlt, sondern auch verhalten habe. In den dreieinhalb Jahren des Klinikaufenthalts lernte ich mich kennen, ich lernte, mir einzugestehen, dass ich Probleme hatte und dass ich ein Problem mit mir hatte. Ich bin im Grunde dankbar für die Zeit – heute, im Nachhinein.«

In diesen Erfahrungsberichten geht es nicht nur um die Stationsgruppe, das Stationspersonal oder den Klinikalltag, sondern auch um die Räumlichkeiten, den Kontakt während der Zeit zu den Eltern, Geschwistern, Freunden oder der Schule. Viele berichten, dass die erlebten Klinikaufenthalte zusätzliche Zeit und auch Selbstbewusstsein erfordern, um diese Erfahrung offen im Freundes- und Familienkreis zu teilen. Gewonnene Freunde und Leidensgefährten aus einem längeren Klinikaufenthalt werden dabei als hilfreiche Unterstützung, aber auch als zusätzliche belastende Herausforderungen beschrieben.

Der auf den Klinikaufenthalt folgende Prozess ist mit unterschiedlichsten Hürden verbunden. Bisher eingeschlagene Schul- und Bildungswege müssen neu überdacht und womöglich ganz verändert werden. Vor allem angestrebte Abschlüsse sind aufgrund der störungsbedingten Belastungen gefährdet.

Ängste, Selbstzweifel, Scham und Schuld spielen bei vielen Betroffenen eine große Rolle. Beim Abgleich der erreichten Entwicklungsschritte mit Gleichaltrigen stellt sich oft Unzufriedenheit ein und es kommt zu Rückzugs- und selbst auferlegten Isolationstendenzen. All diese inneren und äußeren Herausforderungen fordern viel Kraft und Zeit.Und dann bleibt es eben oft nicht nur bei einem Klinikaufenthalt. Eine anfängliche Anpassungsstörung kann sich dann zu einer verfestigten psychischen Erkrankung im jungen Erwachsenenalter entwickeln.

»Zurzeit teile ich mein Schlafgemach mit einer manischen Frau. Heute hat sie mir in der Gruppenvisite vorgeworfen, ich hätte keinen Sinn für Ästhetik, weil ich den Klodeckel nie runterklappe und exzentrische Musik hören würde. Dieser Drachen hat die Figur eines Nilpferds und den Charme einer Klobürste. Sie raubt mir jede Nacht den Schlaf, wenn sie das Zimmer aufräumt und zum x-ten Mal ihr blütenweißes Laken glattstreicht. Natürlich werde ich in Zukunft alles in meiner Macht Stehende tun, um ihre Missgunst noch mehr zu erregen.«

Kommt es zu neuen Klinikaufenthalten in der Erwachsenenpsychiatrie, einem krankheitsbedingten Abbruch der Ausbildung oder des Studiums, muss ein völlig neues Versorgungssystem erschlossen werden. Die jungen Erwachsenen übernehmen die rechtliche Verantwortung für alle Entscheidungen, müssen selbst Anträge stellen und existenzielle Fragen klären. Diese unverbundenen Settings und Systemlogiken werden oft als kaum überwindbar und zusätzlich krankmachend erlebt. Viele Betroffene wünschen sich für diese vielen Übergänge eine stabile Person außerhalb der Familie, der sie vertrauen können und die ihnen hilft, diese zu meistern. Dies wird oft auch von dem Wunsch begleitet, entweder die Eltern weniger zu belasten oder sich von ihnen entwicklungsbedingt bewusst zu distanzieren.

Auffällig bei vielen Lebenswegen psychisch erkrankter junger Erwachsener bleibt, dass sie viele der zur Verfügung stehenden sozialrechtlichen Ansprüche gar nicht wahrnehmen oder es zu häufigen Fehlleitungen bei den verschiedenen Verwaltungsakten kommt.

Dass eine junge Frau von 19 Jahren bereits gegen einen Rentenantrag kämpfen musste und sich selbst nach der erfolgreichen Abwendung als Spitzensportlerin im »Abgehängtwerden« bezeichnet, verdeutlicht die Schieflage in der Implementierung unserer Sozialgesetzgebung für Betroffene.

Der Geschwisterblick

»Ich war etwa zwölf Jahre alt, als etwas Unbekanntes an meinem Bruder zu zerren begann. Die vielen Konflikte mit meinen Eltern waren in Teilen Vorboten, wie ich viel später erst verstand. … Eines Nachmittags fand ich einen Zettel im Briefkasten … ›Im Krankenhaus Weißensee wg. Suizidversuch‹« (Hausschild 2019, S. 13).

Wenn Geschwister Normalität im Leben eines Menschen bedeuten, so erstaunt bei der Auseinandersetzung mit psychischen Erkrankungen die geringe Beteiligung eines Geschwisterkinds im Kontext von Beratung, Behandlung und Betreuung. Peukert verweist auf Ergebnisse des Geschwisternetzwerks in Deutschland, wonach eine halbe Million minderjährige Geschwister von einer spezifischen Krankheitslast betroffen sind. Er bezieht sich dabei auf internationale Studienbelege, die die Gefährdung im Hinblick auf langfristige gesundheitliche Einschränkungen verdeutlichen (Peukert 2020, S. 24f.).
Wenn Geschwister mit der Situation konfrontiert werden, dass der eigene Bruder oder die Schwester im Rahmen der Kinder- und Jugendpsychiatrie oder der Erwachsenenpsychiatrie behandelt wird, ergeben sich unterschiedliche Erlebniswelten. Während in einigen Kliniken die Geschwister ausdrücklich erwünscht sind und in die Behandlung mit einbezogen werden, haben manche nur die Möglichkeit der Beteiligung über Erzählungen.
Die Geschwisterbeziehung stellt eine höchst individuelle Erfahrung in der Kindheit von Menschen dar, sie wird im Kontext der Primärsozialisation auch als eigenes Subsystem innerhalb der Familie gesehen. In dieser Beziehung kann man sich verhalten wie in einem eigenen Kosmos in Abgrenzung zur Erwachsenenwelt.
In ihrer Beziehungserfahrung sind Geschwister privilegiert für das Trainieren des Balanceakts zwischen Autonomie, Individualisierung und Verbundenheit. Alles ist gleichzeitig da. Es besteht eine Dialektik von Bindung und Autonomie. Diese multiple, wechselseitige Beeinflussung weist einen hohen Komplexitätsgrad auf, was sich in der herausfordernden Forschung deutlich zeigt. Geschwister unterscheiden sich voneinander und sind sich ebenso ähnlich. Dieses besondere Band ist eine eigenständige Lebenserfahrung, die sie auf der horizontalen interpersonellen Ebene miteinander verbindet.
Geraten Familien in zu komplexe und belastende Anforderungssituationen, kann Beratung als eine zentrale Hilfeform zur Unterstützung, Entlastung und Förderung begriffen werden. Die Wahrnehmung der vorhandenen Geschwisterebene, das Wissen über die Bedeutung von Geschwisterbeziehungen und die Bereitschaft, diese Perspektive im Beratungskontext der Familie zu würdigen, sind schlussfolgernd Voraussetzung für die Existenz eines Beratungskontextes, der Geschwister einbezieht. In den letzten zehn Jahren sind im Rahmen der Geschwisterforschung, sowohl in der sozialpsychiatrischen Familienforschung am Beispiel von Kindern psychisch kranker Eltern als auch in der psychosozialen Resilienz- und Risikoforschung, eine Fülle von empirischen Untersuchungen angeschoben worden. Zu nennen sind vor

allem die Ergebnisse von Witte (2018) zu Geschwistern im Kontext von Misshandlung, Missbrauch und Vernachlässigung, das Wissen um Geschwister im Rahmen der Fremdunterbringung in SOS-Kinderdörfern von Petri, Radix und Wolf (2012), die Resultate von Knecht (2016) zu Geschwistern von chronisch kranken Kindern und Jugendlichen und die wichtigen Ableitungen, anhand empirischer Belege, aus der Retroperspektive erwachsener Geschwister psychisch Erkrankter (Munkert 2008; Brock 2015; Peukert 2017; Hausschild 2019).

Der Elternblick

»Heute verstehe ich, was der Psychiater damals meinte, als er uns auf einen langen und schweren Weg bei der Begleitung unseres Sohnes einstimmte. Wir haben lange gebraucht und tun uns auch heute noch schwer, die einschneidenden Dimensionen für die ganze Familie zu verkraften. An manchen Tagen war das Schlafen besser als das Aufwachen.«

Die Eltern als Begleitpersonen an seiner Seite zu wissen, ist für viele der jungen Menschen mit widersprüchlichen Gefühlen verbunden. Häufig geben sie sich selbst die Schuld für das entstandene Leiden und wollen ihre Eltern nicht zusätzlich belasten. Gleichzeitig kommt es bei vielen anstehenden Entscheidungen im Kontext von Behandlungs- oder Bildungsempfehlungen zu Unverständnis auf beiden Seiten. Während das Sorgerecht in den Jugendjahren die Eltern noch verpflichtet, zum Wohle und für die Gesundheit ihrer Kinder zu handeln und sie so auch in jeden Entwicklungsschritt einbezogen werden müssen, fällt das mit dem Eintritt des Kindes in das Erwachsenenalter weg.

»Wir wurden gar nicht angerufen. Er war ja nun volljährig. Noch vor einem Jahr ging es auch um unsere Verantwortung, wie wir gut unterstützen können und auf was wir uns einstellen müssen. Und nun ging es nur noch um die Diagnose, die dann auch noch eine völlig neue für uns alle war.«

Viele Eltern wünschen sich, dass sie ihre Informationen und Erfahrungen auch nach dem Erreichen der Volljährigkeit ihres Kindes weiter einbringen können. So liegen häufig bei akuten Einweisungen Berichte nicht vor und Vorbefunde früherer Klinikaufenthalte werden nicht berücksichtigt. Dabei haben die Eltern oft als Einzige einen umfassenden Überblick über wichtige Formulare, Bescheide und Epikrisen ihr Kind betreffend.

Eltern bleiben in den Übergängen aber vor allem aufgrund der existenziellen Bedürfnisse und der finanziellen Absicherung wichtige Lotsen. Bei den meisten Leistungen, wie beispielsweise die der Familien- und Krankenkassen, der Versicherungen sowie des Jobcenters, sind sie wegen der Anspruchsberechtigungen des Adoleszenten involviert.

Als besondere Belastung erleben viele Eltern, dass sie über ihre Erfahrungen wenig Austausch mit Freundinnen und Freunden oder Kolleginnen und Kollegen haben. Das Gelingen der Lebensentwürfe von deren gesunden erwachsenen Kindern wird häufig als Scheitern des eigenen Familiensystems fehlübersetzt.

Vor allem Großeltern werden sowohl von den Adoleszenten als auch von deren Eltern immer wieder als wichtige Unterstützung erlebt. Ihre Lebenserfahrung, ihr Umgang mit überlebtem Leid und ihr Blick auf den Lauf der Zeit helfen bei der Integration von psychischem Leid in die Familiengeschichte. So wird häufig der Lebensort der Großeltern, mit allen verbundenen Ritualen, sowie ihre Vertrautheit und Ruhe als kraftspendend und normalisierend empfunden.

Eine 26-jährige ehemalige Klientin unserer Wohngruppe berichtete im Interview, dass sie sich gerade aktiv mit der eigenen Familienplanung auseinandersetzt und wegen ihrer Depotspritze als Medikationsform viele Fragen an ihre behandelnde Psychiaterin stellt. Von uns als ehemaliger Ersatzfamilie auf Zeit wollte sie jetzt auch so viel wie möglich über ihre Herkunftsfamilie erfahren.

Der Peerblick

Von allen wichtigen, emotional stark besetzten Beziehungen während der Adoleszenz werden die zu Gleichaltrigen im Verlauf der Zeit für den eigenen Lebensentwurf immer bedeutsamer. Ob bestehende Freundschaften aus der bisherigen Schule oder dem Freizeitbereich auch die Erkrankung überdauern, hängt vor allem davon ab, wie der oder die Erkrankte sich in diesen Zusammenhängen noch integriert fühlt und erlebt.

»Hast du ihre Arme gesehen? Die will doch nur Aufmerksamkeit.« Solche Sätze von Mitschülerinnen und Mitschülern am ersten Schultag verstärken das Gefühl, nicht dazugehören zu können oder zu dürfen.

Die wenigsten schaffen es, sich über solche Sätze ohne neue, tiefgehende Kränkungen hinwegzusetzen, und leiden still weiter oder verlieren die Kraft, in der Schule nach Freundschaften zu suchen. Die meisten erleben nach langen Klinikaufenthalten Schulabgänge oder Schuljahreswiederholungen. Sie sind dann aber in den Klassen mit jüngeren Schülerinnen und Schülern zusammen, obwohl die Krisenerfahrung sie im eigenen Erleben erwachsener sein lässt. Somit müssen sie sich wieder bestimmten Themen mit den bereits erlebten Stigmatisierungen stellen.

Fallen die alte Klasse oder der Freizeitverein als Ressource weg, müssen zusätzlich neue Freundschaften gesucht werden. Dabei fällt es vielen Jugendlichen sehr schwer, neue, tiefe Freundschaftsbeziehungen einzugehen, vor allem dann, wenn sie bereits verletzende Erfahrungen gemacht haben wie Ausgrenzung, Hänselei oder mediale Abwertung. Streit mit Freunden oder Liebeskummer sind die häufigsten Gründe, die unsere jungen Erwachsenen angeben, wenn es zu erneuten, zumeist parasuizidalen Krisen kommt.

Einen festen Freund oder eine Freundin als Gefährte oder Gefährtin an seiner Seite zu wissen, bleibt aber dennoch bedeutsam und ist häufig der wichtigste Wunsch unserer jugendlichen Bewohnerinnen und Bewohner.

Die Peers können im Alltag oder bei erneuten Krisen häufig als hervorragende Lotsen agieren. Zum einen haben sie genügend inneren Abstand zu den Familien der Betroffenen und kennen sich in deren Ausdruckswelt weitaus besser aus als viele Erwachsene oder professionelle Helferinnen und Helfer, und zum anderen übersetzen sie viel genauer die jeweilig geltende digitale Lebenswelt der Zielgruppe.

Ausblick

Die hier aufgeführten skizzenhaften Einblicke sollen verdeutlichen, dass sowohl der Perspektivwechsel als auch die Beteiligung des familiären und sozialen Umfelds der erkrankten Adoleszenten eine große Bedeutung haben. Wer junge Erwachsene mit psychischen Erkrankungen begleitet, weiß, welche Kraft, Sensibilität und wie viel Wissen man braucht, um die Teilhabe und ein Dazugehören zu ermöglichen. Im Rahmen des Modellprojekts »Adoleszentenpsychiatrie« (Werner et al. in diesem Band) konnte aus den Erfahrungen der jungen Erwachsenen die Entwicklung eines sogenannten Lebensordners angeregt werden. Ziel ist es, die vielen Daten, Berichte und Leistungsbescheide der unübersichtlichen Schnittstellen als Gesamtschau für Retroperspektiven, aber auch für neue Übergänge nutzen zu können.

Franziska Berthold, Sozialpädagogin, ist Bereichsleiterin der Gesellschaft für Gesundheit und Pädagogik in Rostock für die psychosoziale und psychiatrische Versorgung von Kindern, Jugendlichen und Familien und in der Landeskoordination für Kinder aus psychisch belasteten und/oder suchtbelasteten Familien in Mecklenburg-Vorpommern tätig.

Literatur

Brock, I. (Hg.) (2015): Bruderheld und Schwesterherz. Geschwister als Ressource. Gießen: Psychosozial-Verlag.

Hausschild, J. (2019): Übersehene Geschwister. Das Leben als Bruder oder Schwester psychisch Erkrankter. Weinheim: Beltz.

Knecht, C. (2016): Geschwister von chronisch kranken Kindern und Jugendlichen. Wiesbaden: Springer.

Knopp, M.-L. & Napp, K. (Hg.) (1998): Wenn die Seele überläuft. Kinder und Jugendliche erleben die Psychiatrie. Bonn: Psychiatrie Verlag.

Munkert, M. (2008): »Mittendrin statt nur dabei«. Das Besondere am Miterleben einer psychischen Erkrankung als Schwester oder Bruder. Wiesbaden: Diplomarbeit. https://geschwisternetzwerk.de/wp-content/uploads/2019/08/2008_munkert_mittendrin_statt_nur_dabei.pdf (26.04.2022).

Peukert, R. (2020): Geschwister repräsentieren Normalität. Psychiatrische Pflege, 5 (3), S. 24–27.

Petri, C.; Radix, T.; Wolf, K. (2012): Ressourcen, Belastungen und pädagogisches Handeln in der stationären Betreuung von Geschwisterkindern. In: Sozialpädagogisches Institut des SOS-Kinderdorf e. V. (Hg.): SPI Materialien, 14: Geschwister in der stationären Erziehungshilfe. München.

Witte, S. (2018): Geschwister im Kontext von Misshandlung, Missbrauch und Vernachlässigung. Risikokonstellationen, Qualität der Geschwisterbeziehung und aktuelle psychische Belastung. Weinheim: Springer.

TEIL II: INTERVENTIONEN UND MODELLPROJEKTE

Gesundheitsförderung und Prävention in der Lebenswelt junger Erwachsener mit psychischen Belastungen

Karsten Giertz, Sarah Jenderny, Kristin Pomowski, Michael Kölch und Franziska Berthold

Psychische Belastungen und unbehandelte psychische Störungen können bei Jugendlichen und jungen Erwachsenen mit einer Reihe von negativen psychosozialen Langzeitfolgen, wie dem Abbruch der Schul- und Berufsausbildung, komorbiden psychischen Problemlagen, einer langfristigen Inanspruchnahme von psychiatrischen Behandlungs- und psychosozialen Unterstützungsangeboten sowie sozialen Exklusionsprozessen, einhergehen (Giertz et al. in diesem Band). Dementsprechend nehmen Konzepte der Gesundheitsförderung und Prävention sowie Versorgungsmodelle der Früherkennung und Frühintervention seit einigen Jahren eine besondere Rolle ein (Karow et al. 2013; Odgen und Hagen 2019). In Deutschland wurden die Themen Gesundheitsförderung und Prävention bei Kindern und Jugendlichen erstmals 2009 im 13. Kinder- und Jugendbericht mit dem Titel »Mehr Chancen für gesundes Aufwachsen – Gesundheitsbezogene Prävention und Gesundheitsförderung in der Kinder- und Jugendhilfe« aufgenommen (BMFSFJ 2009). Neben einer allgemeinen Bestandsaufnahme durch eine Kommission von Expertinnen und Experten enthält der Bericht mehrere Empfehlungen und formuliert Gesundheitsziele für Deutschland. Um den nachfolgenden Generationen die bestmöglichen Rahmenbedingungen für soziales, psychisches und physisches Wohlbefinden zukommen zu lassen, müssen vor allem systemübergreifende, lebensweltbezogene, multidisziplinäre und ganzheitliche Konzepte in der Gesundheitsförderung fokussiert werden.

Konzepte zur Förderung der psychischen Gesundheit bei Kindern und Jugendlichen

Für die geforderte lebensweltbezogene Gesundheitsförderung und Prävention fehlt es jedoch in Deutschland an strukturellen Erfordernissen. Viele regionale Angebote sind häufig nicht in ein kommunales Gesamtkonzept integriert, wodurch psychisch belastete Kinder, Jugendliche und ihre Familien keinen adäquaten Zugang zu Maßnahmen der Gesundheitsförderung und Prävention erhalten oder nicht immer von den vorhandenen Angeboten ausreichend profitieren. Im Rahmen dieses Beitrags wird zunächst auf die aktuellen Konzepte und Begrifflichkeiten der Gesundheitsförderung, Prävention, Früherkennung und -behandlung eingegangen. Im Anschluss werden Maßnahmen und Strategien zur Förderung einer lebensweltorientierten Gesundheitsförderung und Prävention für diese Zielgruppe diskutiert.

Gesundheitsförderung

Unter dem Begriff Gesundheitsförderung werden sämtliche Aktivitäten und Maßnahmen verstanden, die der Stärkung der Gesundheitsressourcen und -potenziale der Menschen dienen (Habermann-Horstmeiner und Lippke 2021a, S. 68). Dabei wird Gesundheit sowohl in gesellschaftlicher als auch individueller Hinsicht betrachtet. Gesundheitsförderung zielt darauf ab, einen Prozess in Gang zu setzen, der »allen Menschen ein höheres Maß an Selbstbestimmung über ihre Gesundheit ermöglicht und sie dadurch zur Stärkung ihrer Gesundheit befähigt. Dabei müssen jeweils die Fähigkeiten der Menschen mitberücksichtigt werden« (ebd.).

Das Konzept der Gesundheitsförderung kann mit der wachsenden Kritik am Einfluss des biomedizinischen Gesundheits- und Krankheitsverständnisses der 1970er Jahre in Zusammenhang gebracht werden. Die biomedizinische Perspektive führt die Ursachen von gesundheitlichen Problemlagen in erster Linie auf genetische und biologische Faktoren zurück. Dabei werden vor allem die sozialen Bedingungen und psychologischen Faktoren außer Acht gelassen (Egger 2020; Engel 1977). Im Zuge dieser Kritik hat sich in den Gesundheitswissenschaften das biopsychosoziale Modell als Gegenentwurf etabliert. Die biopsychosoziale Perspektive geht im Gegensatz zur biomedizinischen Perspektive von einem ganzheitlichen Verständnis von Krankheit und Gesundheit aus (Giertz et al. 2022; Pauls 2013). Mit dem Einfluss des biopsychosozialen Modells haben

auch die Bedeutung von bestehenden gesellschaftlichen Lebensbedingungen (Chancengleichheit, Einkommen, Frieden, angemessene Wohnverhältnisse, Bildung, Ernährung etc.) und die Maßnahmen der Gesundheitsprävention zugenommen. 1986 wurde diese biopsychosoziale Perspektive schließlich in der Ottawa-Charta for Health Promotion der Weltgesundheitsorganisation (WHO) ratifiziert und der Begriff der Gesundheitsförderung in die gesundheitspolitische und wissenschaftliche Diskussion eingeführt. Dort heißt es:
»Gesundheitsförderung zielt auf einen Prozess, allen Menschen ein höheres Maß an Selbstbestimmung über ihre Gesundheit zu ermöglichen und sie damit zur Stärkung ihrer Gesundheit zu befähigen. Um ein umfassendes körperliches, seelisches und soziales Wohlbefinden zu erlangen, ist es notwendig, dass sowohl einzelne als auch Gruppen ihre Bedürfnisse befriedigen, ihre Wünsche und Hoffnungen wahrnehmen und verwirklichen sowie ihre Umwelt meistern bzw. verändern können. In diesem Sinne ist die Gesundheit als ein wesentlicher Bestandteil des alltäglichen Lebens zu verstehen und nicht als vorrangiges Lebensziel. Gesundheit steht für ein positives Konzept, das in gleicher Weise die Bedeutung sozialer und individueller Ressourcen für die Gesundheit betont wie die körperlichen Fähigkeiten. Die Verantwortung für Gesundheitsförderung liegt deshalb nicht nur bei dem Gesundheitssektor, sondern bei allen Politikbereichen und zielt über die Entwicklung gesünderer Lebensweisen hinaus auf die Förderung von umfassendem Wohlbefinden hin« (WHO 1986).
Gemäß der Ottawa-Charta ist Gesundheit als ein wesentlicher Bestandteil des alltäglichen Lebens und nicht als ein vorrangiges Lebensziel zu sehen. Um mehr Gesundheit zu erreichen und das Wohlbefinden zu fördern, bedarf es vornehmlich nicht der Verhütung von Erkrankungen, sondern der Maßnahmen zur Förderung von gesunden Lebensbedingungen und einer gesünderen Lebensweise. Dementsprechend beeinflussen die Maßnahmen der Gesundheitsförderung zum einen die Ebene der gesellschaftlichen Bedingungen, die so verändert werden sollen, dass gesundheitsfördernde soziale, ökologische und ökonomische Rahmenbedingungen entstehen (Verhältnisförderung). Zum anderen sollen die Maßnahmen auf der Basis der gesundheitsfördernden Lebensbedingungen die Menschen dazu befähigen, gesündere Verhaltensmuster zu übernehmen und sich gleichzeitig für gesunde Lebensbedingungen einzusetzen (Verhaltensförderung) (Habermann-Horstmeier und Lippke 2021 a). Beide Ebenen wirken aufeinander und sind abhängig voneinander.
Um diese Ziele zu erreichen, liegt die Verantwortung für die Gesundheitsförderung eines Landes nicht bei einem einzelnen Gesundheitssektor, sondern

bei der gesamten Politik und Gesellschaft. Dabei orientiert sich die Gesundheitsförderung an den grundlegenden Prinzipien von Fairness, Chancengleichheit, Empowerment, Partizipation und Lebensweltorientierung. Im Bereich der psychischen Gesundheit hat die Gesundheitsförderung vor allem durch die Public-Mental-Health-Wissenschaft als Teilgebiet der Public Mental Health in den letzten Jahren in Deutschland an Bedeutung gewonnen (Ujeyl und Rössler 2019). Bezogen auf die Förderung der psychischen Gesundheit von Kindern und Jugendlichen gilt es, Maßnahmen zu ergreifen, die ihre Lebensbedingungen und Gesundheitschancen verbessern, etwa die von Jugendlichen, welche zu einer Risikogruppe für psychische Erkrankungen gehören, weil sie in benachteiligten Familien oder in Familien mit einem psychisch erkrankten Elternteil leben (Giertz et al. in diesem Band). Dies kann durch sozialpolitische Maßnahmen zur Verbesserung der Bildungsbenachteiligung oder durch Kompetenzförderung bei der Bewältigung von psychischen Krisen und Stress erfolgen. Auch die Schaffung von geeigneten strukturellen Rahmenbedingungen hinsichtlich der psychiatrischen und psychosozialen Versorgung von Jugendlichen und jungen Erwachsenen mit psychischen Erkrankungen, beispielsweise durch regionale Modellprojekte zur Vernetzung und Kooperation von wichtigen regionalen Akteuren (Giertz et al. in diesem Band; Werner et al. in diesem Band), können Gegenstand der Gesundheitsförderung sein.

Prävention

Wie die Gesundheitsförderung hat auch die Prävention das Ziel, die Gesundheit in der Bevölkerung zu verbessern. Im Gegensatz zur Gesundheitsförderung beinhaltet die Prävention aber nicht die Verbesserung von Ressourcen. Eher zielt Prävention darauf ab, »die Entstehung und das Fortschreiten von Krankheiten zu verhindern und die Krankheitslast in einer Bevölkerung zu reduzieren« (Habermann-Horsteiner und Lippke 2021b, S. 48). Dabei steht Prävention bei allen Maßnahmen im Vordergrund (ebd., S. 49), die

- »zur Vermeidung des Auftretens,
- des Fortschreitens und
- der Verbreitung bestimmter Krankheiten oder Gesundheitsstörungen beitragen und
- die Entstehung von Folgeerkrankungen und weiteren Einschränkungen aufgrund dieser Krankheiten oder Gesundheitsstörungen verhindern.«

In diesem Zusammenhang wird deutlich, dass es bei dem Konzept der Prävention im Unterschied zur Gesundheitsförderung eher darum geht, pathologischen Faktoren und gesundheitlichen Defiziten vorzubeugen oder deren Auswirkungen zu vermindern. In der Praxis kann die Abgrenzung zwischen Gesundheitsförderung und Prävention jedoch nicht immer klar gezogen werden.

Auch bei der Prävention setzen die Ziele und Maßnahmen auf verschiedenen Ebenen an. Zum einen auf der Ebene der Verhältnisprävention, bei der die Maßnahmen und Ziele die Gesundheit von Menschen dadurch verbessern, dass ihre Lebensverhältnisse, ihre Umwelt und ihre Arbeitsbedingungen in einem positiven Sinn verändert werden. Zum anderen können die Maßnahmen und Ziele auch auf der Ebene der Verhaltensprävention ansetzen. Auf dieser Ebene sind die Maßnahmen darauf ausgerichtet, das Verhalten der Menschen so zu beeinflussen, dass es ihrer Gesundheit förderlich ist (ebd.). Präventive Maßnahmen sind in der Regel dann effektiv, wenn sie aus einer ausgewogenen Kombination von verhältnis- und verhaltensorientierten Maßnahmen bestehen, weil die Umsetzung von gesundheitsfördernden Verhaltensweisen in bestimmten Bereichen nicht ohne ausreichende strukturelle Voraussetzungen umsetzbar ist (vgl. Lippke und Hessel 2018).

Eine weitere Differenzierung der Ziele und Maßnahmen erfolgt über die verschiedenen Arten der Prävention, die nach Primär-, Sekundär- und Tertiärprävention unterschieden werden (ebd., S. 52 ff.). Unter Primärprävention werden Maßnahmen verstanden, die sich auf gesunde Personen beziehen, bei denen noch keine Krankheitssymptome festgestellt wurden, um Neuerkrankungen in der Bevölkerung zu verhindern. Maßnahmen der Sekundärprävention versuchen, das Fortschreiten einer Erkrankung in einem frühen, klinisch noch unauffälligen Stadium zu verhindern und die Betroffenen dabei zu unterstützen, optimal mit dieser Situation umzugehen. Die Tertiärprävention bezieht sich auf die Phase, wenn die Erkrankung oder Behinderung bereits fortgeschritten ist. Hier geht es darum, die Selbstbestimmung und die Lebensqualität der betroffenen Personen durch geeignete Maßnahmen so weit wie möglich, trotz der Erkrankung oder Behinderung, zu stärken.

Mit dem Gesetz zur Stärkung der Gesundheitsförderung und der Prävention (kurz Präventionsgesetz), das seit 2016 in Kraft ist, hat das Thema Prävention in Deutschland an Bedeutung gewonnen (BGBl 2015). Dabei verfolgt das Präventionsgesetz das Ziel, die Wirksamkeit der Prävention und der Gesundheitsförderung in Deutschland durch gezielte Koordination der Maßnahmen und Initiativen aller Akteurinnen und Akteuren im Bereich der Gesundheitsförderung

und Prävention zu verbessern. Als Hauptadressaten gelten in erster Linie die Krankenkassen. Zudem wird im § 20a des Präventionsgesetzes auch die Lebensweltorientierung als Kriterium zur Gestaltung der Maßnahmen zur Gesundheitsförderung und Prävention vorgegeben.
Im Bereich der Förderung der psychischen Gesundheit bei Kindern und Jugendlichen haben sich bei den primärpräventiven Maßnahmen vor allem Programme zur Aufklärung über psychische Erkrankungen sowie zur Förderung der Kompetenz im Umgang mit Stress oder psychischen Krisen im Schulbereich etabliert (Wagner et al. in diesem Band; Beelmann et al. 2014). Auch Ansätze der Früherkennung und -behandlung von psychischen Störungen zählen zur Sekundär- und Tertiärprävention bei Kindern und Jugendlichen, die im Folgenden noch einmal gesondert vorgestellt werden.

Exkurs zu Früherkennung und Frühinterventionen

Insbesondere im Zusammenhang mit den sekundären Krankheitsfolgen von schweren psychischen Erkrankungen bei Jugendlichen und jungen Erwachsenen werden seit einigen Jahren hinsichtlich der psychiatrischen Versorgung von Deutschland Versorgungsmodelle zur Früherkennung und Frühintervention diskutiert (Karow et al. 2013; Lambert et al. 2017). Viele dieser Konzepte orientieren sich an den im angloamerikanischen Raum verbreiteten »Early Intervention Services for Psychosis« oder am »Treatment for Early Psychosis«, worunter spezialisierte und multiprofessionelle Versorgungsmodelle mit dem Schwerpunkt Früherkennungs- und Frühbehandlungsmöglichkeiten für junge Menschen mit Risikostadien oder Erstmanifestationen von nichtaffektiven oder affektiven Psychosen verstanden werden. Bisher werden diese Ansätze vor allem bei der Behandlung von psychotischen und ähnlichen Störungsbildern thematisiert, weil bei dieser Zielgruppe das Chronifizierungsrisiko sowie die sekundären Krankheitsfolgen besonders hoch sind. In einigen Regionen von Deutschland werden entsprechende Versorgungsmodelle bereits umgesetzt (Bechdolf et al. 2022).
Das »Early Psychosis Prevention and Intervention Centre« der Organisation »Orygen – The National Centre of Excellence in Youth Mental Health« gehört zu den ältesten und innovativsten Behandlungsmodellen für Jugendliche und junge Erwachsene zwischen 15 und 29 Jahren (Orygen 2016). Entwickelt wurde dieses Modell zwischen 1991 und 1992 für einen Versorgungssektor mit etwa 900.000 Einwohnerinnen und Einwohnern in Melbourne, Australien (McGorry 2015). Zu den Zielen des Versorgungsmodells gehören die:

- Förderung der Früherkennung und Behandlung der primären Symptome,
- Verbesserung des Zugangs und die Reduktion der Verzögerung bei der Erstbehandlung,
- Aufklärung des Jugendlichen und seiner Familie,
- Reduzierung der Häufigkeit und Schwere von Rückfällen,
- Reduzierung von sekundären gesundheitlichen Beeinträchtigungen,
- Verminderung der Beeinträchtigungen des psychosozialen und beruflichen Funktionsniveaus,
- Förderung des Wohlbefindens von Familie und Pflegenden sowie die
- Unterstützung des jungen Menschen bei Recovery (Orygen 2016).

Neben einer vollstationären Einheit mit ca. zwanzig Betten sind die Bestandteile des Versorgungsmodells ein Outpatient Centre (Zentrum für ambulant behandelte Patientinnen und Patienten) mit stärkenorientiertem und aufsuchendem Casemanagement, spezialisierte therapeutische Unterstützungsangebote mit Berücksichtigung der altersgerechten Bedarfe (kognitiv-behaviorale Therapie, sexuelle Orientierung, Familientherapie etc.) sowie ein Crisis Resolution Team mit einer 24-Stunden-Erreichbarkeit (auch »Youth Access Team« genannt), das in Krisenfällen zu Hause oder in den Familien der jungen Patientinnen und Patienten aufsuchend interveniert. Zudem werden die Patientinnen und Patienten mit schweren psychischen Erkrankungen oder mit Doppeldiagnosen langfristig über »Assertive Community Treatment Teams« (multiprofessionelle aufsuchende Behandlungsteams) versorgt.

Die Besonderheiten in der Behandlung liegen bei diesem Versorgungsmodell in der Einbeziehung der Familie, der Recovery- und Stärkenorientierung in einem umfangreichen Assessment bei allen Behandlungsphasen (unter Berücksichtigung von Suizidalität, komorbiden Störungen, Symptomschwere etc.), im Zugang zu Psychotherapie, in der schnellen Reaktion des Unterstützungssystems innerhalb von 48 Stunden bei einer akuten Krise, in regelmäßigen ärztlichen Visiten und in der regelmäßigen Begleitung durch ein Casemanagement sowie in der zurückhaltenden und aufklärenden psychopharmakologischen Behandlung (ebd.). Auch wenn die Versorgungsdichte und die häusliche Anbindung der psychiatrischen Angebote im australischen Raum bemängelt werden, ist das Versorgungsangebot in der Regel als ein Teil der psychiatrischen Regelversorgung implementiert und mit wichtigen kommunalen Akteuren und Institutionen vernetzt (Behörden, bestehende Präventionsprogramme, Jugendhilfe, Beratungsstellen, Kinderärzte, Hausärzte, Schule, berufliche Ausbildung).

Mehrere Studien konnten in vielen Bereichen positive Effekte durch spezialisierte Frühinterventionen und Frühbehandlungen in diesem Lebensalter gegenüber Angeboten der Regelversorgung nachweisen, z. B. symptombezogene Verbesserungen, Vermeidung von Behandlungsabbrüchen, Integration in Beruf und Bildung, Lebensqualität (Correl et al. 2018). Während sich die aktuellen Erfahrungen vordergründig auf Patientinnen und Patienten mit psychotischer Ersterkrankung beziehen, wird die Implementierung derartiger Versorgungsangebote in Deutschland auch in modifizierter Form bei anderen schweren Störungsbildern im Adoleszenzalter diskutiert und bereits erprobt (Bohus 2021; Grabe und Giertz 2020).

Aktuelle Herausforderungen und Perspektiven: Plädoyer für eine lebensweltorientierte Gesundheitsförderung

In Deutschland lassen sich verschiedene Ansätze der Gesundheitsförderung und Prävention zur Förderung der psychischen Gesundheit von Kindern und Jugendlichen sowie der Frühintervention ausmachen. Aufgrund der gesetzlich bedingten Fragmentierung der Angebotsstruktur fehlt es jedoch an einer zentralen Steuerung und Koordination, wodurch die gesundheitsfördernden Maßnahmen oftmals in verschiedenen Settings stattfinden und bedarfsgerechte Übergänge zwischen den einzelnen Maßnahmen häufig nicht möglich sind. Dadurch haben die Maßnahmen nur eine geringe Wirkung und Qualität (Habermann-Horstmeier und Lippke 2021 b). Ebenso sind die in Deutschland implementierten Angebote der Frühintervention und Frühbehandlung, anders als bei den angloamerikanischen Vorbildern, in der Regel nicht in ein regionales und kommunales Gesamtkonzept zur Förderung der psychischen Gesundheit und psychiatrischen Versorgung integriert. Das hat eine Vielzahl von unterschiedlichen Maßnahmen zur Folge, welche, oftmals nicht aufeinander bezogen, nur eine niedrige Reichweite erzielen, und es schließt wichtige Akteurinnen und Akteure der impliziten Gesundheitsförderung und Prävention aus, die im regelmäßigen Kontakt zu den jungen Menschen stehen (z. B. Lehrkräfte, Sportvereine, Jugendklubs). Zudem fehlt es grundsätzlich noch an entsprechenden Angeboten, welche sowohl Maßnahmen auf der Verhältnis- als auch auf der Verhaltensebene umsetzen (Beelmann et al. 2014).

Darüber hinaus werden auch die milieuspezifischen Besonderheiten in der Lebensführung sowie in der Einstellung zur psychischen Gesundheit und Krankheit mit dem damit in Verbindung stehenden Gesundheitsverhalten (Aufsuchen oder Nichtaufsuchen von bestimmten Behandlungs- und Unterstützungsmöglichkeiten, Präferenz von bestimmten Behandlungsverfahren, Umgang mit Stigmatisierung und psychischen Belastungen) bisher nur unzureichend berücksichtigt (Vester 2009). Dies ist jedoch von Bedeutung, weil die Strategien von jungen Menschen im Umgang mit psychischen Belastungen oder zur Förderung der psychischen Gesundheit oftmals über die Erfahrungen der Eltern bzw. über transgenerationales Wissen entwickelt, erprobt, verinnerlicht und in milieuspezifischen Praktiken habitualisiert werden (Bourdieu 1979). Im Zusammenhang mit den gesellschaftlichen Modernisierungsprozessen haben sich die Milieustrukturen in der deutschen Gesellschaft grundlegend verändert (Vester et al. 2001). So ist das gesellschaftliche Leben auf vielen Ebenen (politische Werte, Lebenspraxis, Bildung, Geschmack) heterogener geworden (Werner et al. in diesem Band). Die gesellschaftliche Diversität wird jedoch häufig bei der Entwicklung von Maßnahmen der Prävention und Gesundheitsförderung nicht mitgedacht, sodass bestimmte Zielgruppen (z. B. durch fehlendes Wissen, wenig gesundheitsfördernde Lebensführung, Abwehr von Angeboten aufgrund milieuspezifischer Werte) nicht von den entsprechenden Angeboten profitieren. Gleichzeitig werden auch die milieubezogenen Ressourcen nicht einbezogen (z. B. sozialer Zusammenhalt, Selbsthilfepotenzial, alternative Formen der Unterstützung).

Um nachhaltige Maßnahmen der Gesundheitsförderung und Prävention zu gestalten, wird im Folgenden für eine lebensweltorientierte Gesundheitsförderung plädiert. Das Konzept der lebensweltorientierten Gesundheitsförderung wurde ausgehend von dem Lebensweltkonzept von Hans Thiersch (2020) im Rahmen einer Studie zur Gesundheitsförderung bei Kindern und Jugendlichen von Anna Lena Rademaker (2018) weiter ausgearbeitet. Dabei handelt es sich um einen integrativen Ansatz, der verhaltens- und verhältnisorientierte Maßnahmen gleichermaßen berücksichtigt.

Um insbesondere Jugendliche und junge Erwachsene zu einer Stärkung ihrer psychischen Gesundheit zu befähigen und ihnen dabei ein hohes Maß an Selbstbestimmung zu ermöglichen, geht es in erster Linie nach Rademaker (2020, S. 194 ff.) darum:

1. »die diversen Lebenswelten junger Menschen als Ausgangspunkt anzuerkennen, um Möglichkeiten, Grenzen und Barrieren für eine Adressat_innen orientierte Gesundheitsförderung abzuleiten.«

2. »Gesundheitsressourcen sowie -risiken [...] ausgehend von der Lebenswelt junger Menschen zu identifizieren und als zentrale Bezugspunkte für die Gesundheitsförderung hervorzuheben.«
3. dass »Gesundheitsförderung [...] eine einerseits zielgerichtete Praxis dar[stellt], die anderseits unbegrenzt bzw. offen in der Ausformulierung konkreter Angebote auszugestalten ist. Diese Offenheit zeichnet sich durch eine konsequente Beteiligung junger Menschen sowie weiterer relevanter Akteur_innen aus, um dem Ziel, bestehende und Gesundheit begrenzende Lebenswelten sukzessive, emanzipatorisch und mit dem Blick auf gesellschaftspolitische Strukturen aufzudecken, zu dekonstruieren und so den lokalen Sozialraum partizipativ gesundheitsförderlicher zu re-organisieren.«
4. dass »Gesundheitsförderung [...] nicht als endlich verstanden werden [darf]. Für eine qualitativ hochwertige, andauernde Weiterentwicklung ist sie auf angemessene Methoden der Evaluation angewiesen [...].«

ABBILDUNG 1 Konzept lebensweltorientierter Gesundheitsförderung in vereinfachter Form (nach Rademaker 2020, S. 194)

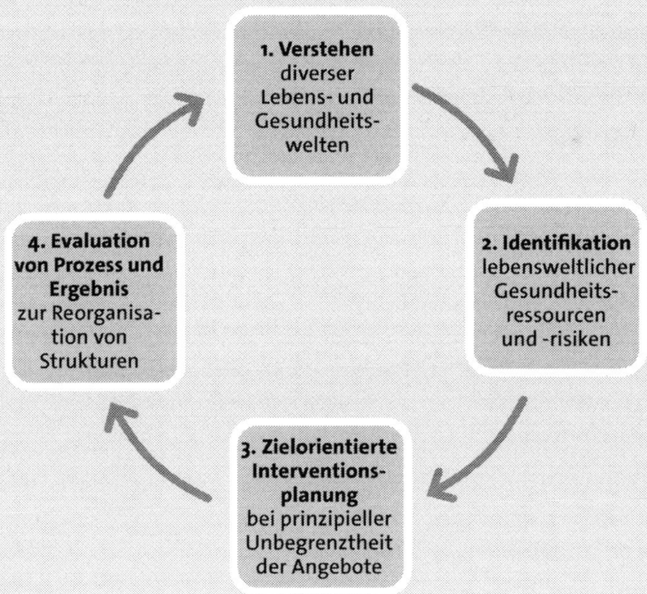

Nach dem Konzept der lebensweltorientierten Gesundheitsförderung sollte sich die Entwicklung von Maßnahmen zur Förderung der psychischen Gesundheit in der Praxis nicht an einer normativen Vorstellung von psychischer Gesundheit, sondern an der Lebens- und Gesundheitswelt von jungen Menschen orientieren und konkret Bezug auf bestimmte Alltagssituationen nehmen. Das heißt: Welche Belastungssituationen liegen vor? Wie wird das Thema der psychischen Gesundheit thematisiert? Welche Umgangsformen im Zusammenhang mit psychischen Krisen gibt es? Es wird also danach gefragt, wie die jungen Menschen ihre psychische Gesundheit subjektiv deuten und in ihrem Alltag tatsächlich herstellen bzw. herstellen können (Rademaker und Altenhöner 2019, S. 158). In diesem Sinn wird Gesundheitsförderung und die Entwicklung von präventiven und gesundheitsbezogenen Maßnahmen aus der Perspektive des »Subjekts in seiner Lebensphase, -welt und -lage« gedacht und nicht aus der Perspektive von bestehenden Institutionen oder Settings. Auch eine partizipative Beteiligung der Zielgruppe nimmt eine wichtige Rolle ein, damit wirksame Maßnahmen, ausgehend von der subjektiven Deutung der Lebenswelt, überhaupt gestaltet werden können.

Zur Herstellung und Förderung von psychischer Gesundheit fokussiert die lebensweltorientierte Gesundheitsförderung im Sinne der Ottawa-Charta die gegebenen sozialen und individuellen Ressourcen sowie die Möglichkeiten der Befähigung und Beteiligung von Menschen (Rademaker 2016). Die Einbeziehung von vorhandenen Ressourcen (z. B. digitale Kompetenzen, soziale Netzwerke, Peers, Möglichkeiten der impliziten Gesundheitsförderung durch wichtige Ansprechpartnerinnen und -partner oder Vorbilder) fördert das selbstbestimmte Handeln der jungen Menschen. Davon ausgehend werden wichtige Bedarfe identifiziert und konkrete Interventionen entwickelt. Daneben spielt die Einbeziehung und kooperative Vernetzung von versorgungsrelevanten regionalen Akteuren (z. B. in der Kinder- und Jugendhilfe, in Vereinen, Sozialämtern, Schulen, Beratungsstellen und in der Kinder- und Jugendpsychiatrie oder Erwachsenenpsychiatrie) eine bedeutende Rolle, um vor allem auf der Verhältnisebene wichtige Rahmenbedingungen für die Entwicklung von entsprechenden Angeboten oder die Verbesserung des Zugangs zu bestehenden Angeboten zu schaffen.

Insgesamt bietet das Konzept der lebensweltorientierten Gesundheitsförderung hilfreiche Ansatzpunkte für die Prävention von psychischen Belastungen und die Unterstützung von jungen Erwachsenen in ihrer individuellen Umgebung. Anhand von Umsetzungserfahrungen mit Maßnahmen der lebensweltorientierten Gesundheitsförderung könnten darüber hinaus Zusammenhänge von sozialen Bedingungen und gesundheitlichen Benachteiligungen oder auch allgemeine Bedarfe von jungen Menschen sichtbar gemacht werden, die ebenfalls von hoher sozialpolitischer Relevanz sind.

***Karsten Giertz**, M. A. Social Work, promoviert an der Universitätsmedizin Greifswald zur psychosozialen Versorgung von Borderline-Patientinnen und -Patienten, ist Geschäftsführer des Landesverbands Sozialpsychiatrie Mecklenburg-Vorpommern e. V. und hat mehrere Lehraufträge an verschiedenen Hochschulen.*
***Sarah Jenderny**, M. A. Bildungswissenschaft, ist seit 2018 im Landesverband Sozialpsychiatrie Mecklenburg-Vorpommern e. V. und im Institut für Sozialpsychiatrie Mecklenburg-Vorpommern e. V., An-Institut der Universität Greifswald, als wissenschaftliche Mitarbeiterin tätig.*
***Kristin Pomowski**, Dr. rer. hum., Dipl. Sozialarbeiterin/Sozialpädagogin, ist seit 2016 im Landesverband Sozialpsychiatrie Mecklenburg-Vorpommern e. V. tätig und übt eine Vorstandstätigkeit im Verein EX-IN Mecklenburg-Vorpommern e. V. aus.*
***Michael Kölch**, Prof. Dr. med., seit 2019 Lehrstuhlinhaber für Kinder- und Jugendpsychiatrie und -psychotherapie an der Universität Rostock und Direktor der Klinik für Psychiatrie, Neurologie, Psychosomatik und Psychotherapie im Kindes- und Jugendalter der Universitätsmedizin Rostock.*
***Franziska Berthold**, Sozialpädagogin, ist Bereichsleiterin der Gesellschaft für Gesundheit und Pädagogik in Rostock für die psychosoziale und psychiatrische Versorgung von Kindern, Jugendlichen und Familien und tätig im Rahmen der Landeskoordination: Kinder aus psychisch und/oder suchtbelasteten Familien in Mecklenburg-Vorpommern.*

Literatur

Bechdolf, A.; Leopold, K.; Lehmann, A.; Burkhardt, E. (2022): Junge Menschen mit Psychosen begleiten: Das Praxisbuch zum FRITZ. Köln: Psychiatrie Verlag.

Beelmann, A.; Pforst, M.; Schmitt, C. (2014): Prävention und Gesundheitsförderung bei Kindern und Jugendlichen. Eine Meta-Analyse der deutschsprachigen Wirksamkeitsforschung. Zeitschrift für Gesundheitspsychologie, 22 (1), S. 1–14.

BGBl – Bundesgesetzblatt (2015). Gesetz zur Stärkung der Gesundheitsförderung und der Prävention (Präventionsgesetz, PrävG) Nr. 31 vom 24.07.2015.

https://www.bgbl.de/xaver/bgbl/start.xav?startbk=Bundesanzeiger_BGBl&start=//*%255B@attr_id=%27bgbl115s1368.pdf%27%255D#__bgbl__%2F%2F*%5B%40attr_id%3D%27bgbl115s1368.pdf%27%5D__1649334973645 (07.04.2022).

BMFSFJ – Bundesministerium für Familie, Senioren, Frauen und Jugend (2009): 13. Kinder- und Jugendbericht – Bericht über die Lebenssituation junger Menschen und die Leistungen der Kinder- und Jugendhilfe in Deutschland. Deutscher Bundestag, Berlin, 16. Wahlperiode, Drucksache 16/12860.

Bohus, M. (2021): Update Borderline-Störungen – aktueller Stand und Herausforderungen. Der Nervenarzt, 92, S. 641–642.

Bourdieu, P. (1979): Die feinen Unterschiede: Kritik der gesellschaftlichen Urteilskraft. Frankfurt am Main: Suhrkamp, 1982.

Correll, C.; Galling, B.; Pawar, A.; Krivko, A.; Bonetto, C.; Ruggeri, M.; Craig, T. J.; Nordentoft, M.; Srihari, V. H.; Guloksuz, S.; Hui, C. L. M.; Chen, E. Y. H.; Valencia, M.; Juarez, F.; Robinson, D. G.; Schooler, N. R.; Brunette, M. F.; Mueser, K. T.; Rosenheck, R. A.; Marcy, P.; Addington, J.; Estroff, S. E.; Robinson, J.; Penn, D.; Severe, J. B.; Kane, J. M. (2018): Comparison of early intervention services vs treatment as usual for early-phase psychosis: A systematic review, meta-analysis, and meta-regression. JAMA Psychiatry, 75 (6), S. 555–565.

Egger, J. W. (2020): Die Einheit von Körper und Seele. Die bio-psycho-soziale Perspektive auf Krankheit und Gesundheit. Baden-Baden: Deutscher Wissenschafts-Verlag.

Engel, G. L. (1977): The need for a new model: A challenge for biomedicine. Science, 196 (4286), S. 120–135.

Giertz, K.; Große, L.; Gahleitner, S. B. (2022): Das biopsychosoziale Modell und die qualifizierte Assistenz. In: Giertz, K.; Große, L.; Gahleitner, S. B. (Hg.): Soziale Teilhabe professionell fördern. Grundlagen und Methoden der qualifizierten Assistenz (S. 58–76). Köln: Psychiatrie Verlag.

Grabe, H. & Giertz, K. (2020): Die Borderline-Persönlichkeitsstörung in den psychosozialen, psychotherapeutischen und psychiatrischen Versorgungssystemen von Deutschland. Psychotherapie Forum, 24, S. 100–107.

Habermann-Horstmeier, L. & Lippke, S. (2021a): Grundlagen, Strategien und Ansätze der Gesundheitsförderung. In: Tiemann, M. & Mohokum, M. (Hg.): Prävention und Gesundheitsförderung (S. 65–75). Berlin: Springer.

Habermann-Horstmeier, L. & Lippke, S. (2021b): Grundlagen, Strategien und Ansätze der Primär-, Sekundär- und Tertiärprävention. In: Tiemann, M. &

Mohokum, M. (Hg.): Prävention und Gesundheitsförderung (S. 47–63). Berlin: Springer.

Karow, A.; Bock, T.; Naber, D.; Löwe, B.; Schulte-Markwort, M.; Schäfer, I.; Gumz, A.; Degkwitz, P.; Schulte, B.; König, H.; Konnopka, A.; Bauer, M.; Bechdolf, A.; Correll, C.; Juckel, G.; Klosterkötter, J.; Leopold, K.; Pfennig, A.; Lambert, M. (2013): Die psychische Gesundheit von Kindern, Jugendlichen und jungen Erwachsenen – Teil 2: Krankheitslast, Defizite des deutschen Versorgungssystems, Effektivität und Effizienz von »Early Intervention Services«. Fortschritte der Neurologie und Psychiatrie, 81, S. 628–638.

Lambert, M.; Kraft, V.; Rohenkohl, A.; Ruppelt, F.; Schröter, R.; Lüdecke, D.; Linschmann, B.; Eich, S.; Tlach, L.; Lion, D.; Bargel, S.; Hoff, M.; Ohm, G.; Schulte-Markwort, M.; Schöttle, D.; König, H.-H.; Schulz, H.; Peth, J.; Gallinat, J.; Karow, A. (2017): Innovative Versorgungsmodelle für Menschen mit schizophrenen Erkrankungen. Bundesgesundheitsblatt, 62, S. 163–172.

Liel, K. & Rademaker, A. L. (2020): Gesundheitsförderung und Prävention in Deutschland – eine Standortbestimmung zehn Jahre nach dem 13. Kinder- und Jugendbericht. In: Liel, K. & Rademaker, A. L. (Hg.): Gesundheitsförderung und Prävention – Quo vadis Kinder- und Jugendhilfe? (S. 10–20). Weinheim & Basel: Beltz Juventa.

Lippke, S.; Hessel, A. (2018): Verhaltens- und Verhältnisintervention in der Prävention: Metaanalytische Befunde und Implikationen. Prävention und Rehabilitation, 30 (4), S. 121–132.

McGorry, P. & Franzcp, F. (2015): Early intervention in psychosis: Obvious, effective, overdue. Journal of Nervous Mental Disease, 203, S. 310–318.

Odgen, T. & Hagen, K. A. (2019): Adolescent mental health: Prevention and intervention. London & New York, Routledge, 2. Aufl.

Orygen (2016): Australian clinical guidelines for early psychosis, 2nd edition update. Melbourne: Orygen, The National Centre of Excellence in Youth Mental Health.

Pauls, H. (2013): Das biopsychosoziale Modell: Herkunft und Aktualität. Resonanzen, 1 (1), S. 15–31.

Rademaker, A. L. (2016): Soziale Arbeit mit Gesundheitsbezug – Auf dem Weg zur Profilierung einer Fachdisziplin? FORUM Sozialarbeit + Gesundheit, 4, S. 35–38.

Rademaker, A. L. (2018): Agency und Gesundheit in jugendlichen Lebenswelten – Herausforderungen für die Kinder- und Jugendhilfe. Weinheim & Basel: Beltz Juventa.

Rademaker, A. L. (2020): Gesundheitsförderung: ein fachlicher Standard in der Kinder- und Jugendhilfe. In: Liel, K. & Rademaker, A. L. (Hg.): Gesundheitsförderung und Prävention – Quo vadis Kinder- und Jugendhilfe? (S. 184 – 197). Weinheim & Basel: Beltz Juventa.

Rademaker, A. L. & Altenhöner, T. (2019): Gesundheitsförderung und Prävention in der Sozialen Arbeit. In: Dettmers, S. & Bischkopf, J. (Hg.): Handbuch gesundheitsbezogene Soziale Arbeit (S. 147 – 162). München: Reinhardt.

Thiersch, H. (2020): Lebensweltorientierte Soziale Arbeit revisited – Grundlagen und Perspektiven. Weinheim & Basel: Beltz Juventa.

Ujeyl, M. & Rössler, W. (2019): Entwicklungslinien und gegenwärtiger Stand von Public Mental Health in Deutschland. In: Bramesfeld, A.; Koller, M.; Salize, H.-J. (Hg.): Public Mental Health – Steuerung der Versorgung für psychisch kranke Menschen (S. 61 – 75). Bern: Hogrefe.

Vester, M. (2009): Milieuspezifische Lebensführung und Gesundheit. In: Jahrbuch für kritische Medizin und Gesundheitswissenschaften, Bd. 45 (S. 36 – 56). Hamburg: Argument.

Vester, M.; von Oertzen, P.; Geiling, H.; Hermann, T.; Müller, D. (Hg.) (2001): Soziale Milieus im gesellschaftlichen Strukturwandel. Frankfurt am Main: Suhrkamp, 2015, 4. Aufl.

WHO – Weltgesundheitsorganisation (1986): Ottawa-Charta zur Gesundheitsförderung, 1986. WHO-Regionalbüro für Europa. https://www.euro.who.int/de/publications/policy-documents/ottawa-charter-for-health-promotion,-1986 (07.04.2022).

Förderung der psychischen Gesundheit in Schule und Ausbildung am Beispiel des Präventionsprogramms »Verrückt? Na und!«

Anke Wagner, Julia Möller, Antje Werner, Manuela Richter-Werling und Andreas Speck

Erwachsenwerden ist eine der spannendsten und zugleich schwierigsten Etappen in unserem Leben. Es ist die Zeit des Lernens, der Rebellion und der Selbstfindung. Kein Wunder, dass gerade die Jugendzeit so anfällig für Probleme ist, die die eigenen Lösungsmöglichkeiten übersteigen. Psychische Krisen, Abhängigkeitsstörungen, selbstschädigendes Verhalten oder Kriminalität beginnen in keiner Lebensphase so häufig wie in der Pubertät.
Orte, an denen die Kinder und Jugendlichen in dieser Lebensphase einen Großteil ihrer Zeit verbringen, sind Bildungsinstitutionen wie Schule, berufliche Ausbildungsstätten, Hochschulen und Universitäten. Ausgehend von aktuellen epidemiologischen Daten zur psychischen Gesundheit von Kindern, Jugendlichen und jungen Erwachsenen wird die Bedeutung des Settings Schule und anderer Bildungsinstitutionen für präventive Maßnahmen in diesem Beitrag beleuchtet.
Exemplarisch wird das Präventionsprogramm »Verrückt? Na und! Seelisch fit in der Schule« als ein Best-Practice-Beispiel vorgestellt. Abschließend wird der derzeitige Stand der Prävention von psychischen Erkrankungen im Bereich der Schule und anderen Bildungsinstitutionen in Deutschland diskutiert und ein Ausblick auf notwendige Weiterentwicklungen skizziert.

Schule und berufliche Ausbildung als wichtige Orte der Prävention und Gesundheitsförderung

Aktuellen bevölkerungsbasierten Studien zufolge sind 16,9 % der drei- bis 17-jährigen Kinder und Jugendlichen in Deutschland von psychischen Auffälligkeiten betroffen (Giertz et al. in diesem Band; Klipker et al. 2018). Etwa 10 % weisen behandlungsbedürftige psychische Erkrankungen auf (Ravens-Sieberer et al. 2015). Mit Beginn der COVID-19-Pandemie im Jahr 2020 hat sich die Gesundheitssituation bei vielen Kindern und Jugendlichen verschlechtert. So zeigt die COPSY-Längsschnittstudie (COPSY: Abkürzung für Corona und Psyche) des Universitätsklinikums Hamburg-Eppendorf, dass infolge der Pandemie inzwischen fast 33 % der Kinder und Jugendlichen psychische Auffälligkeiten aufweisen (Ravens-Sieberer et al. 2021). Zu den Risikofaktoren für die Entwicklung von psychischen Störungen gehören u. a. ein niedriger sozioökonomischer Status, ein alleinerziehender Elternteil, psychische oder körperliche Erkrankungen eines Elternteils sowie ein niedriger Bildungsabschluss der Eltern (Giertz et al. in diesem Band). Zudem zählen fremduntergebrachte Kinder zu einer Hochrisikogruppe für die Entwicklung von psychischen Störungen (Seker et al. 2022).

Eine Vielzahl an Studien belegt, dass sich ca. 50 % aller psychischen Erkrankungen vor dem 14. Lebensjahr und ca. 75 % vor dem 24. Lebensjahr manifestieren (Steinhart et al. 2017; Kessler et al. 2012; Kim-Cohen et al. 2003). Im Rahmen einer systematischen Übersichtsarbeit konnten Hale und Mitarbeitende (2017) zeigen, dass allgemein gesundheitliche Probleme im Alter der Adoleszenz im weiteren Verlauf mit einem deutlich schlechteren schulischen und ausbildungsbezogenen Status einhergehen. Verglichen mit den körperlichen Erkrankungen stellen die psychischen Erkrankungen das größte Risiko für Leistungsbeeinträchtigungen in der Schule, für Ausbildungs- und Schulabbrüche sowie Beschäftigungslosigkeit im späteren Erwachsenenalter dar. Trotz der negativen Langzeitfolgen für das zukünftige Leben bekommen nur wenige junge Menschen und ihre Familien rechtzeitig die passende Unterstützung (Giertz et al. in diesem Band). Die Folgen sind neben dem großen persönlichen Leiden u. a. eine anhaltende Abhängigkeit von den Sozialsystemen, ein höheres Risiko für Straffälligkeit, ein höheres Suizidrisiko, Frühberentungen und immense gesellschaftliche Gesundheitskosten, die sich bei psychischen Erkrankungen jährlich auf 44,4 Milliarden Euro belaufen (StBA 2017).

Da viele psychische Erkrankungen bereits im Jugendalter beginnen, werden Bildungsinstitutionen wie Schulen, Berufsschulen und Hochschulen vermehrt als Setting für Aktivitäten der Gesundheitsförderung und Prävention im Zusammenhang mit der psychischen Gesundheit von Jugendlichen und jungen Erwachsenen diskutiert (Adelman und Taylor 2006; Cavioni et al. 2020; Schulte-Körne 2016). Sie stellen Orte dar, an denen Kinder, Jugendliche und junge Erwachsene den Großteil ihrer Zeit verbringen. Darüber hinaus finden hier wichtige Schritte der Sozialisation statt (Steiner 2022). In der Schule wird die Möglichkeit geboten, sich Wissen anzueignen, sich mit anderen zu messen und soziale Erfolge zu erzielen. Dies ist eine wichtige Voraussetzung für die Entwicklung eines positiven Selbstbildes. Andererseits birgt Schule auch die Gefahr, kritische Ereignisse wie Ausgrenzung, Mobbing und Frustration durch Leistungsversagen zu erleben. Gerade für vorbelastete und vulnerable junge Menschen stellt dies eine Bedrohung des Selbstwertes dar (Kornwachs und Hautzinger 2019; Taube in diesem Band). Ausgehend von den epidemiologischen Daten zur Häufigkeit von psychischen Erkrankungen bei Kindern und Jugendlichen lässt sich schätzen, dass gemessen an der Gesamtzahl von acht Millionen Schülerinnen und Schülern in Deutschland etwa eine Million behandlungsbedürftige psychische Auffälligkeiten aufweisen (StBA 2022).

Lehrkräfte sind oft die ersten Personen, die Veränderungen oder psychische Krisen bei Schülerinnen und Schülern sowie Auszubildenden bemerken. Darüber hinaus haben Lehrkräfte einen großen Einfluss auf die Schülerschaft. Sie übernehmen Vorbildfunktionen und fungieren oftmals auch als wichtige Bezugspersonen bei psychosozialen Problemlagen. Allerdings fehlen ihnen häufig wichtige Kompetenzen im Umgang mit psychischen Krisen und im Erkennen von Warnsignalen. So hat beispielsweise ein Forschungsteam um Steffi Riedel-Heller im Auftrag des Leipziger Vereins »Irrsinnig Menschlich e.V.« und im Zusammenhang mit der COVID-19-Pandemie 2021 im Rahmen einer schriftlichen Befragung erhoben, wie Lehrkräfte und Schulsozialarbeitende die Bedürfnisse von Kindern und Jugendlichen im Bereich der psychischen Gesundheit einschätzen (Müller et al. 2021). Dabei wurden bundesweit 111 Teilnehmerinnen und Teilnehmer aus 55 Schulen befragt. 92 % der Befragten machten sich Sorgen um die psychische Gesundheit der Schülerschaft, fühlten sich nicht sicher im Umgang mit Jugendlichen in psychischen Krisen oder mit Jugendlichen aus sucht- und psychisch belasteten Familien und äußerten, dass der Bedarf nach externer Unterstützung bei den jungen Menschen ansteige. 84 % der Interviewten wünschten sich Aktivitäten zur Förderung der psychischen Gesundheit für die Schülerinnen und Schüler.

Dabei ging es ihnen vor allem um Informationen zu Bewältigungsstrategien, Warnsignalen bei psychischen Krisen und zum Umgang mit Betroffenen, also mit Kindern und Jugendlichen aus sucht- und psychisch belasteten Familien und mit sogenannten »Young Carers« (Kinder und Jugendliche, die erkrankte Familienmitglieder pflegen). Hinzu kommt, dass sich 72 % der Lehrkräfte durch die COVID-19-Pandemie selbst erschöpft fühlen und 44 % von diesen auch für sich selbst Präventionsmaßnahmen wünschen (ebd.).

Präventionsangebote im Bereich von Schule und beruflicher Ausbildung

Bereits seit den frühen 1900er Jahren werden Aktivitäten zur Förderung der psychischen Gesundheit im Setting von Schule und anderen Ausbildungsinstitutionen diskutiert (Cavioni et al. 2020). Besonders im US-amerikanischen Raum kann mittlerweile auf eine umfangreiche Forschungstradition in diesem Bereich zurückgeblickt werden (Weare und Nind 2011; Wells et al. 2003). In der Regel richten sich die Aktivitäten direkt an die Schüler und Schülerinnen oder an Lehrkräfte.

Neuere Ansätze beziehen auch die Eltern, Familien und andere kooperative Institutionen mit ein. Die Inhalte der Maßnahmen sind inhaltlich und konzeptionell sehr unterschiedlich ausgerichtet. Einige Maßnahmen haben das Ziel, die emotionalen und sozialen Kompetenzen der Schülerinnen und Schüler, beispielsweise zur Bewältigung von psychischem Stress, von interpersonellen Konflikten oder zur Verbesserung des Selbstwertgefühls, zu erhöhen. Andere Maßnahmen versuchen im Sinne der Resilienzförderung, die protektiven personen- und umweltbezogenen Schutzfaktoren der Schülerinnen und Schüler zu stärken. Eine weitere Kategorie versucht, die gesundheitsbeeinträchtigenden Verhaltensweisen und Einstellungen der Schülerinnen und Schüler wie Substanzkonsum, Mobbing, riskantes Sexualverhalten oder Aggression zu reduzieren (Cavioni et al. 2020).

In Deutschland sind die bestehenden Präventionsangebote allgemein vielfältig, unübersichtlich und regional unterschiedlich ausgeprägt (Gapski und Elgeti 2020). Im Kontext der psychischen Gesundheit von Kindern und Jugendlichen lassen sich präventive Maßnahmen als »Initiativen zur Abwendung des Auftretens oder der Entstehung von psychischen Krankheiten, Symptomen, Problemen oder Fehleinstellungen« (Odgen und Hagen 2019, S. 15; Giertz et al. in diesem Band) definieren. Nach Petermann und Petermann (2011, S. 197) zeichnen sich qualitativ gute präventive Ansätze zur psychischen Gesundheit von Kindern und Jugendlichen durch folgende Merkmale aus:

- Das Angebot muss an einem Ort erfolgen, der von allen Betroffenen gut erreichbar ist (z. B. Kindergarten, Schule);
- die Durchführung sollte alltagsintegriert erfolgen, um die Inhalte leicht auf den Alltag der Kinder und der Familien übertragen zu können;
- Wahl eines Förderzeitraums in der Entwicklung eines Kindes/Jugendlichen, der eine ideale Lernfreude und Lernbereitschaft nahelegt;
- Wahl eines Förderzeitraums, der entwicklungsbedingt optimale Effekte erwarten lässt, wobei im Kindergarten- und Grundschulalter der Elterneinbezug realisiert werden sollte;
- frühzeitiger Start der Förderung, sodass sich noch nicht zu viele Risiken summiert haben;
- Wahl eines empirisch abgesicherten, zielgruppengerechten und attraktiven Angebots für alle Betroffenen (ggf. auch für Lehrkräfte und Eltern);
- ein entwicklungsbegleitendes, in verschiedenen Altersstufen aufeinander aufbauendes Förderangebot (im Sinne einer abgestimmten Präventions-Förderkette).

In der vom Landespräventionsrat Niedersachsen ins Leben gerufenen kostenlosen bundesweiten Datenbank »Grüne Liste Prävention« sind erste Informationen über wissenschaftlich fundierte und evidenzbasierte Präventionsangebote in Deutschland zu finden (www.gruene-liste-praevention.de/nano.cms/datenbank/information). Bei der Recherche über die etablierten Internetsuchmaschinen mit Stichworteingaben wie etwa »Förderung seelischer Gesundheit in Schule und Ausbildung«, »Präventionsprogramm seelische Gesundheit« oder »Präventionsprogramm seelische Krisen Schule« lassen sich in Deutschland jedoch nur einige Lebenskompetenzprogramme und etliche Programme zur Suchtprävention finden. Präventionsprogramme für Jugendliche und junge Erwachsene, die speziell die Themen »Umgang mit psychischen Krisen«, »Abbau von Vorurteilen« und »Unterstützungsmöglichkeiten« bearbeiten, sind noch unzureichend vorhanden. Eine Übersicht mit bestehenden Angeboten sind in Abbildung 1, S. 96 aufgeführt. Das Präventionsprogramm »Verrückt? Na und!« wird, als ein Beispiel gelungener Praxis zur Förderung der psychischen Gesundheit speziell im Bereich der Schule und Ausbildung, anschließend näher vorgestellt.

ABBILDUNG 1 Übersicht von Präventionsangeboten im Bereich von Schule und beruflicher Ausbildung

Programmbezeichnung	Beschreibung	Quellen
Mind Matters	mehrmoduliges Programm für Lehrkräfte aller Klassenstufen, entwickelt in Australien	mindmatters-schule.de/home.html
Lebenslust mit Lars und Lisa	zehn Doppelstunden mit dem Schwerpunkt Depressionen	P. Pössel, M. Hautzinger (2022): Trainingsprogramm zur Prävention von Depressionen bei Jugendlichen: LARS & LISA: Lust an realistischer Sicht und Leichtigkeit im sozialen Alltag. Göttingen: Hogrefe
GO!	acht Doppelstunden mit dem Schwerpunkt Angst und Depressionen	J. Junge, S. Neumer, R. Manz, J. Margraf (2002): Gesundheit und Optimismus (GO). Ein Trainingsprogramm für Jugendliche. Weinheim: PVU/Beltz
Verrückt? Na und! Seelisch fit in der Schule	Schultag ab Klasse 8, in Berufsschule, Hochschule oder im Betrieb; Fortbildung für Lehrkräfte und Elternabende; viele Anbieter über das Bundesgebiet verteilt	www.irrsinnig-menschlich.de/psychisch-fit-lernen/
Präventionsangebote von »Irre menschlich Hamburg e.V.«	für Schulklassen, Hochschule, Betriebe, Verwaltung, Kirche etc. im Raum Hamburg	www.irremenschlich.de
Seele trifft auf Schule	im Raum Bonn/Rhein-Sieg	Hilfe für psychisch Kranke e.V. www.hfpk.de
Lesereise »Papas Seele hat Schnupfen"	für Klasse 3 bis 6	www.monterosa-verlag.de/papas-seele/

»Verrückt? Na und! Seelisch fit in der Schule« – ein Praxisbeispiel

Viele der psychischen Beeinträchtigungen und Erkrankungen, die im Kindes-, Jugend- und jungen Erwachsenenalter auftreten, können durch geeignete Maßnahmen auf diese Lebensspanne begrenzt werden. Eine dieser Maßnahmen ist das Präventionsprogramm »Verrückt? Na und!«, das durch den Verein »Irrsinnig Menschlich e. V. Leipzig« entwickelt und inzwischen seit

über zwanzig Jahren in Deutschland, Österreich, Tschechien und der Slowakei verbreitet wird. In Deutschland setzen verschiedene Akteurinnen und Akteure das Präventionsprogramm »Verrückt? Na und!« an nahezu 100 Standorten um, im Rahmen von sogenannten Regionalgruppen. Dabei handelt es sich um ein Präventionsprogramm, das in Grundschule, weiterführender Schule, Berufsschule, Ausbildung, Hochschule und im Betrieb Anwendung finden kann. Die Umsetzung des Präventionsprogramms erstreckt sich über einen Schultag, der gemeinsam im Tandem aus einem Experten bzw. einer Expertin der gemeindenahen und sozialpsychiatrischen Versorgung oder der Jugendhilfe und einem Erfahrungsexperten bzw. einer Erfahrungsexpertin (also Menschen mit eigenen psychischen Erkrankungen und Psychiatrieerfahrungen) gestaltet wird. Der Schultag dauert in der Regel fünf bis sechs Zeitstunden. Mithilfe von ansprechenden Materialien bearbeiten die beiden Experten gemeinsam mit den Schülerinnen und Schülern Themen zur psychischen Gesundheit. Die Lehrkraft ist die ganze Zeit anwesend, um später als Ansprechperson für die Klasse und als Sprachrohr für die Schule zu fungieren.
Vor allem die Kombination aus Information, Aufklärung und Kontakt mit sogenannten Erfahrungsexpertinnen und Erfahrungsexperten hat sich in den letzten Jahren als vielversprechende Anti-Stigma-Strategie erwiesen, insbesondere in der Zielgruppe junger Menschen (Rüsch 2021). Durch den besonderen Ansatz im schulischen Bereich können durch das Präventionsprogramm »Verrückt? Na und!« neben den Schülerinnen und Schülern auch die Lehrkräfte über Fortbildungen und die Eltern über Elternabende erreicht und für das Thema psychische Gesundheit sensibilisiert werden. Darüber hinaus bietet sich über »Verrückt? Na und!« die Möglichkeit, junge Menschen, »Young Carers« und Kinder aus sucht- und psychisch belasteten Familien (IRR 2021) frühzeitig mit folgender Zielsetzung zu erreichen:

- über psychische Krisen zu informieren und aufzuklären;
- über den Kontakt mit Menschen, die von psychischen Erkrankungen betroffenen sind, Vorurteile und Ängste abzubauen;
- Wege ins Hilfesystem aufzuzeigen und
- zu ermutigen, Unterstützung anzunehmen.

»Verrückt? Na und!« wurde in den vergangenen Jahren bereits mehrfach evaluiert und steht auf der »Grünen Liste Prävention« (siehe oben). Zudem hat das Präventionsprogramm das Wirkt-Siegel des Gemeinnützigen Analyse- und Beratungshauses PHINEO im Themenfeld Depression erhalten und wurde in mehreren Bundesländern mit Gesundheits- und Präventionspreisen ausgezeichnet. Auf der Länderebene wird das Programm in einzelnen Regionen von Krankenkassen, der Deutschen Rentenversicherung und den Unfallkassen anerkannt und unterstützt.

Was braucht es für eine nachhaltige wirksame Förderung der psychischen Gesundheit junger Menschen?

Um die psychische Gesundheit von Kindern, Jugendlichen und jungen Erwachsenen zu fördern, wird seit einigen Jahren eine Vielzahl von präventiven Ansätzen diskutiert (Petermann 2019). Im Zuge der psychosozialen Belastungen durch die COVID-19-Pandemie gehört die psychische Gesundheitsprävention auch zu einem Thema, das in vielen Bevölkerungsgruppen an Bedeutung gewonnen hat. Beelmann und Mitarbeitende (2014) konnten in einer umfangreichen Metaanalyse für den deutschsprachigen Raum zeigen, dass viele der Präventionsansätze zur Förderung der psychischen Gesundheit bei Kindern und Jugendlichen wirksam sind und zumindest niedrige bis mittlere Effektstärken aufweisen. Auch internationale Übersichtsarbeiten legen für präventive Ansätze zur Förderung der psychischen Gesundheit sowie für Ansätze zur Reduktion der Stigmatisierung psychischer Erkrankungen im Schulsetting positive Effekte nahe (Flanigan und Climie 2020; Hugh-Jones et al. 2021; King und Fazel 2021; Weare und Nind 2011).

Allerdings weisen viele dieser Studien zahlreiche methodische Limitationen auf (z. B. fehlende Kontrollgruppen, ungenaue Beschreibung der Intervention, Unterschiede in den Zielgruppen) und machen die Bestimmung genauer Wirkfaktoren aufgrund der Heterogenität der Ansätze unmöglich (Weare und Nind 2011). Darüber hinaus werden in den Studien auch Einschränkungen der Wirksamkeit deutlich. So weisen mehrere systematische Übersichtsarbeiten in diesem Bereich nach, dass sich vorrangig Präventionsansätze, die in der gesamten Schule langfristig und kontinuierlich umgesetzt werden, positiv auf das Schulklima und auf die psychische Gesundheit der Schülerinnen und Schüler auswirken (Weare und Nind 2011; Wells et al. 2003). Kurze klassenbasierte Ansätze scheinen dagegen weniger effektiv zu sein.

Darüber hinaus fokussieren viele der Präventionsansätze ausschließlich auf Veränderungen des gesundheitsbezogenen Verhaltens oder der gesundheitsbezogenen Kompetenzen der Kinder und Jugendlichen. Um jedoch langfristige Effekte zu erzielen, müssen diese verhaltensbezogenen Präventionsansätze in eine übergreifende Gesundheitspolitik und in nachhaltige verhältnispräventive Maßnahmen eingebettet sein, die einen Einfluss auf die gesundheitsfördernde Gestaltung der sozialen und ökonomischen Lebens- und Umweltbedingungen nehmen (Giertz et al. in diesem Band).

Im Zuge des Europäischen Aktionsplans für psychische Gesundheit wird dieser gesamtgesellschaftliche Ansatz unter dem Konzept der »Mental Health Governance« diskutiert. Dabei meint Mental Health Governance »ein integriertes Zusammenwirken aller relevanten Akteur*innen und Strukturen auf politischer sowie Praxisebene, das evidenzbasiert ist, strategisch auf die Verzahnung von Prävention, Gesundheitsförderung und Versorgung ausgerichtet ist, spezifische Ziele formuliert, Maßnahmen auf ihre Wirksamkeit hin überprüft und diese Ergebnisse transparent macht« (Altgeld 2020, S. 6). Im schulischen Setting würde Mental Health Governance u. a. bedeuten:

- bestehende Lernstrukturen gesundheitsfördernd zu verändern,
- eine gesundheitsförderliche soziale und räumliche Umgebung in Schulen zu schaffen,
- Ganztagsschulen mit multiprofessionellen Expertinnen und Experten auszustatten und
- infrastrukturelle Anbindungen an die schulische Umgebung zu schaffen,
- um die Bereiche Gesundheit, Soziales und Bildung stärker miteinander zu verbinden und aufeinander abzustimmen.

Die derzeitig vorherrschenden Präventionsprogramme in Deutschland schärfen zwar den Blick für das Thema Prävention im Kontext der psychischen Gesundheit, schaffen Begegnung mit Erfahrungsexpertinnen und -experten und vermitteln in das Unterstützungs- und Behandlungssystem, aber es sind weitere, kontinuierliche Bemühungen auf allen gesellschaftlichen Ebenen notwendig, damit Prävention von psychischen Erkrankungen auch langfristige Effekte erzielen kann (vgl. die hohe Wirksamkeit politischer Maßnahmen zum Nichtraucherschutz).

Im Jahr 2012 veröffentlichte die Kultusministerkonferenz die »Empfehlung zur Gesundheitsförderung und Prävention in der Schule«, die Gesundheitsförderung und Prävention als grundlegende Aufgaben der Schulen und als integrale Bestandteile von Schulentwicklung versteht. In den Rahmenplänen vieler Schulen ist die Prävention psychischer Gesundheit jedoch nur unzureichend berücksichtigt und bedarf noch einer festen Verankerung. Dies gilt

auch für die Ausbildung der Lehrkräfte, bei der in den kommenden Jahren durch Stärkung des Themas nachgebessert werden muss.
Auch gesamtgesellschaftliche Ereignisse und Entwicklungsprozesse wie Pandemien, Segregation, Digitalisierung, Globalisierung und Klimawandel nehmen erheblichen Einfluss auf das psychische Wohlbefinden und sollten bei der Gestaltung präventiver Maßnahmen in Zukunft mitgedacht werden. Zudem gehört zu einer verlässlichen Präventionsstrategie auch eine ausreichende und dauerhafte Finanzierung. Viele der Präventionsprogramme unterliegen einer zeitlich befristeten Projektfinanzierung, wodurch langfristige und nachhaltige Effekte kaum erreicht werden können. Abschließend soll auf die Notwendigkeit hingewiesen werden, auch digitale Formen von Maßnahmen – in ihren Grenzen – im Kontext der Prävention psychischer Erkrankungen zukünftig eingehender zu untersuchen.

***Anke Wagner**, Dipl. Sozialpädagogin, ist wissenschaftliche Mitarbeiterin im Institut für Sozialpsychiatrie Mecklenburg-Vorpommern e. V., Landeskoordination von »Verrückt? Na und!« und systemisch-transaktionsanalytische Beraterin. Ihre Arbeitsschwerpunkte sind Prävention, Anti-Stigma-Arbeit, Sucht- und Eingliederungshilfe.*
***Julia Möller**, Dipl. Sozialpädagogin, ist wissenschaftliche Mitarbeiterin im Institut für Sozialpsychiatrie Mecklenburg-Vorpommern e. V., Systemische Therapeutin und Fachpädagogin für Psychotraumatologie. Ihre Arbeitsschwerpunkte sind u. a. die Unterstützung von Kindern aus sucht- und psychisch belasteten Familien und die Jugendhilfe.*
***Antje Werner**, Dipl. Sozialarbeiterin/Sozialpädagogin, ist stellvertretende Geschäftsführerin und Projektleiterin im Landesverband Sozialpsychiatrie Mecklenburg-Vorpommern e. V. Ihre Arbeitsschwerpunkte sind u. a. Adoleszentenpsychiatrie, Supported Employment und psychiatrische Versorgung.*
***Manuela Richter-Werling**, Dr., ist Gründerin und, seit über zwanzig Jahren, Geschäftsführerin von Irrsinnig Menschlich e. V. in Leipzig.*
***Andreas Speck**, Prof. Dr., ist Professor für Sozialpsychologie, Sozialpsychiatrie und Gender/ Diversity an der Hochschule Neubrandenburg.*

Literatur

Adelman, H. S. & Taylor, L. (2006): Mental health in schools and public health. Public Health Reports, 121, S. 294 – 298.

Altgeld, T. (2020): Psychische Gesundheit – ein Boomthema, befeuert durch das Präventionsgesetz und die Digitalisierung. Sozialpsychiatrische Informationen, 50 (2), S. 5 – 9.

Beelmann, A.; Pforst, M.; Schmitt, C. (2014): Prävention und Gesundheitsförderung bei Kindern und Jugendlichen. Eine Meta-Analyse der deutschsprachigen Wirksamkeitsforschung. Zeitschrift für Gesundheitspsychologie, 22 (1), S. 1 – 14.

Flanigan, L. K. & Climie, E. A. (2020): A review of school-based interventions to reduce stigma towards schizophrenia. Psychiatric Quarterly, 91, S. 983 – 1002.

Gapski, J. & Elgeti, H. (2020): Wie lässt sich Gesundheitsförderung und Prävention psychischer Erkrankungen zu einem Bestandteil kommunaler Daseinsvorsorge machen? Sozialpsychiatrische Informationen, 50 (2), S. 49 – 53.

Cavioni, V.; Grazzani, I.; Ornaghi, V. (2020): Mental health promotion in schools: A comprehensive theoretical framework. International Journal of Emotional Education, 12 (1), S. 65 – 82.

Hale, D. R.; Bevialacqua, L.; Viner, R. M. (2017). Adolescent health and adult education and employment: A systematic review. Pediatrics, 136 (1), S. 128 – 140.

Harsch, D. & Hoffmann, U. (2018): Psychisch kranke Kinder und Jugendliche. Vielfältige Versorgungsangebote. Deutsches Ärzteblatt, 18 (6), S. 267 – 269.

Hugh-Joes, S.; Beckett, S.; Tumelty, E.; Mallikarjun, P. (2021): Indicated prevention interventions for anxiety in children and adolescents: A review and metaanalysis of schoolbased programs. European Child & Adolecent Psychiatry, 30, S. 849 – 860.

IRR – Irrsinnig Menschlich e. V. (2021): Mit psychischer Gesundheit gute Schule machen. Wissen, Tipps und gute Praxis. Kinder psychisch kranker Eltern in der Schule. Leipzig.

Kessler, R. C.; Avenevoli, S.; Costello, E. J.; Georgiades, K.; Green, J. G.; Gruber, M. J.; He, J.; Koretz, D.; McLaughlin, K. A.; Petukhova, M.; Sampson, N. A.; Zaslavsky, A. M.; Merikangas, K. R. (2012): Prevalence, persistence and sociodemographic correlates of DSM-IV disorders in the national comorbidity survey replication adolescent supplement. Archives of General Psychiatry, 69 (4), S. 372 – 380.

Kim-Cohen, J.; Caspi, A.; Moffitt, T.; Harrington, H.; Milne, B. J.; Poulton, R. (2003): Prior juvenile diagnoses in adults with mental disorder. Developmental follow-back of a prospective-longitudinal cohort. Archives of General Psychiatry, 60 (7), S. 709 – 717.

King, T. & Fazel, M. (2021): Examining the mental health outcomes of school-based peer-led interventions on young people: A scoping review of range and a systematic review of effectiveness. PLoS ONE, 16 (4), e0249553, https://doi.org/10.1371/journal.pone.0249553.

Klipker, K.; Baumgarten, F.; Göbel, K. (2018): Psychische Auffälligkeiten bei Kindern und Jugendlichen in Deutschland – Querschnittergebnisse aus KiGGS Welle 2 und Trends. Journal of Health Monitoring, 3 (3), S. 37 – 45.

Kornwachs, G. & Hautzinger, M. (2019): Depression im Kindes- und Jugendalter. Möglichkeiten der Prävention und der Früherkennung. Sozialpsychiatrische Informationen, 49 (3), S. 42 – 45.

Kultusministerkonferenz (2012): Empfehlung zur Gesundheitsförderung und Prävention in der Schule. Beschluss. www.kmk.org/fileadmin/veroeffentlichungen_beschluesse/2012/2012_11_15-Gesundheitsempfehlung.pdf. (10.01.2022).

Müller, M.; Koschig, M.; Conrad, I.; Riedel-Heller, S. (2021): Abschlussbericht ReStart nach der Coronapandemie. Bedarfsermittlung für das Programm »Verrückt? Na und!« im Setting Schule. Universität Leipzig, Medizinische Fakultät, Institut für Sozialmedizin, Arbeitsmedizin und Public Health (ISAP). www.irrsinnig-menschlich.de/app/uploads/2021/09/VNU_Abschlussbericht_ReStart_Wiederholer.pdf. (06.01.2022).

Odgen, T. & Hagen, K. A. (2019): Adolescent mental health: Prevention and intervention. London & New York, Routledge, 2. Aufl.

Petermann, F. (2019): Prävention im Kindes- und Jugendalter. Zeitschrift für Psychiatrie, Psychologie und Psychotherapie, 67 (4), S. 199 – 202.

Petermann, F. & Petermann, U. (2011): Prävention. Kindheit und Entwicklung, 20, S. 197 – 200.

Ravens-Sieberer, U.; Otto, C.; Kriston, L.; Rothenberger, A.; Döpfner, M.; Herpertz-Dahlmann, B.; Barkmann, C.; Schön, G.; Hölling, H.; Schulte-Markwort, M.; Klasen, F.; BELLA study group (2015): The longitudinal BELLA study. Design, methods and first results on the course of mental health problems. European Child & Adolescent Psychiatry, 24 (6), S. 651 – 663.

Ravens-Sieberer, U.; Kaman, A.; Otto, C.; Adedeji, A.; Napp, A.-K.; Becker, M.; Blanck-Stellmacher, U.; Löffler, C.; Schlack, R.; Hölling, H.; Devine, J.;

Erhart, M.; Hurrelmann, K. (2021): Seelische Gesundheit und psychische Belastungen von Kindern und Jugendlichen in der ersten Welle der COVID-19-Pandemie. Ergebnisse der COPSY-Studie. Bundesgesundheitsblatt – Gesundheitsforschung – Gesundheitsschutz, 64, S. 1512 – 1521.

Rüsch, N. (2021): Das Stigma psychischer Erkrankung. Strategien gegen Ausgrenzung und Diskriminierung. Hamburg: Elsevier.

Schulte-Körne, G. (2016): Psychische Störungen bei Kindern und Jugendlichen im schulischen Umfeld. Deutsches Ärzteblatt, 113 (11), S. 183 – 189.

Seker, S.; Bürgin, D.; d'Huart, D.; Schmid, M.; Schmeck, K.; Jenkel, N.; Fegert, J. M.; Steppan, M.; Boonmann, C. (2022): Der Verlauf von psychischen Problemen bei fremdplatzierten Kindern und Jugendlichen bis in deren Erwachsenenalter: Eine prospektive Langzeitstudie. Kindheit und Entwicklung, 31 (1), S. 9 – 21.

StBA – Statistisches Bundesamt (2017): Pressemitteilung Nr. 347 vom 29. September 2017. www.destatis.de/DE/Presse/Pressemitteilungen/2017/09/PD17_347_236.html (19.01.2022).

StBA – Statistisches Bundesamt (2022): Anzahl der Schülerinnen und Schüler in Deutschland. https://www-genesis.destatis.de/genesis/online?language=de&sequenz=tabelleErgebnis&selectionname=21111-0001#abreadcrumb (21.02.2022).

Steiner, C. (2002): Bildungsbezogene Aspekte des Erwachsenenwerdens. In: Berngruber, A. & Gaupp, N. (Hg.): Erwachsenwerden heute – Lebenslagen und Lebensführung junger Menschen (S. 156 – 193). Stuttgart: Kohlhammer.

Steinhart, I.; Daum, M.; Höptner, A.; Speck, A. (2017): Teilhabe-Chancen schwer psychisch kranker Menschen in Deutschland. In: Aktion Psychisch Kranke (Hg.): Verantwortung übernehmen: Verlässliche Hilfen bei psychischen Erkrankungen (S. 243 – 267). Bonn: Aktion Psychisch Kranke.

Weare, K. & Nind, M. (2011): Mental health promotion and problem prevention in schools: What does the evidence say? Health Promotion International, 26 (S1), S. 29 – 55.

Wells, J.; Barlow, J.; Steward-Brown, S. (2003): A systematic review of universal approaches to mental health promotion in schools. Health Education, 103 (4), S. 197 – 220.

WHO-Regionalbüro für Europa (2015): Europäischer Aktionsplan für psychische Gesundheit (2013 – 2020). Kopenhagen: Weltgesundheitsorganisation. www.euro.who.int/de/publications/abstracts/european-mental-health-action-plan-20132020-the (30.01.2022).

Adoleszenzpsychiatrie in der regionalen Versorgungsklinik

Sylke Ilg, Mareike Heydenreich und Silke Korich

Eine Behandlung in der psychiatrischen Klinik – Endstation, Sackgasse, peinliches Gefühl, Glücksfall, richtige Hilfe zur rechten Zeit oder von allem etwas?

Endlose Zeit

Endlosigkeit des Schmerzes
Zerstörung des Menschen
Unendlich langes Leiden
Das will man vermeiden

Ich renne und renne
Ich brenne
Komme nicht voran
Weil ich nicht mehr kann

Aufgefressen
Zerrissen
Zerfetzt
Aufgehetzt

Vernebelter Blick
Nichts in Sicht
Außer Mord und Totschlag
Da geht es nicht darum, ob man es mag

Allein und verlassen
Die Lichter verblassen
Schreie der Ungeduld
Die Krankheit ist schuld

Lisanne Z., 2013

Noch immer ist die Behandlung in einer psychiatrischen oder jugendpsychiatrischen Klinik für junge Menschen und ihre Familien eine große Belastung. Bin ich jetzt verrückt? Was haben wir bloß falsch gemacht? Muss es wirklich die Psychiatrie sein? Wer darf darüber Bescheid wissen? Wer ist schuld an diesem Debakel? Werde ich ein anderer Mensch sein, wenn ich hier herauskomme? Kann das wirklich helfen? Macht die Behandlung nicht alles noch schlimmer?

Diese Fragen und viele Zweifel mehr beschäftigen Betroffene und ihre Familien im Zusammenhang mit einer stationären psychiatrischen Behandlung. In der vulnerablen Entwicklungsphase der Adoleszenz ist die Verunsicherung oft besonders groß. Psychische Erkrankungen können in diesem Lebensabschnitt kurz und krisenhaft sein. Die Behandlung bleibt dann eine Episode im Leben. Häufiger kommt es aber zu längeren Krankheitsverläufen mit stationärem Behandlungsbedarf und komplexen Beeinträchtigungen im Alltag.

Eine stationäre Behandlung ist intensiv und manchmal alternativlos, aber wirksam. Patientinnen und Patienten nehmen sie nicht aus Bequemlichkeit und nicht leichtfertig in Anspruch. Die Ressourcen für die Alltagsbewältigung sind zum Zeitpunkt der Aufnahme in die Klinik so eingeschränkt, die Belastung durch die Symptome so groß, dass weniger intensive Behandlungsmethoden nicht länger ausreichend erfolgversprechend sind. Eine erfolgreiche Behandlung muss dem individuellen Bedarf gerecht werden und dabei immer auf die Bewältigung der Lebenswelt außerhalb der Klinik ausgerichtet sein, um Rückfälle zu verhindern.

Für adoleszente psychisch Erkrankte bedeutet das, dass sowohl die passenden therapeutischen Methoden im Umgang mit der Erkrankung als auch die altersgerechten milieu- und sozialtherapeutischen Rahmenbedingungen vorgehalten werden müssen. Die Vernetzung mit den außerklinischen Hilfen muss mit der Klinikaufnahme beginnen. Nachdem sich in Deutschland schon in der zweiten Hälfte des vorigen Jahrhunderts (in Österreich erst ab 2007) die Kinder- und Jugendpsychiatrie als eigenständiges Fachgebiet etabliert hat, ist mittlerweile die Erkenntnis gereift, dass die strikte Trennung von Kinder- und Jugendpsychiatrie und Erwachsenenpsychiatrie mit der Vollendung des 18. Lebensjahrs den Bedürfnissen der betroffenen Jugendlichen und jungen Erwachsenen in der Versorgung nicht gerecht wird. In der medizinischen Fachliteratur finden sich inzwischen zahlreiche Publikationen zu den Besonderheiten von psychischen Erkrankungen in der Adoleszenz und zu den daraus resultierenden Schwierigkeiten in der adäquaten Versorgung.

In diesem Beitrag möchten wir darauf fokussieren, welche Schlussfolgerungen wir aus diesen Erkenntnissen für unsere praktische Arbeit mit adoleszenten

Patientinnen und Patienten gezogen haben. Unser therapeutisches Handeln wird dabei von dem Anspruch geleitet, dass die Betroffenen und ihre Angehörigen die Behandlung in der psychiatrischen Klinik als richtige Hilfe zur rechten Zeit erleben.

Regionale Versorgung und spezialisierte Angebote

Die Klinik für Kinder- und Jugendpsychiatrie, -psychotherapie und -psychosomatik (KJPP) des MEDICLIN Müritz-Klinikums versorgt im flächenmäßig größten Landkreis der Bundesrepublik Deutschland, dem Landkreis Mecklenburgische Seenplatte, und in einem Teil des Landkreises Ludwigslust-Parchim mit insgesamt ca. 330.000 Einwohnerinnen und Einwohnern psychisch erkrankte Kinder und Jugendliche. Die Nord-Süd-Ausdehnung des Versorgungsgebiets beträgt ungefähr 80 km, die West-Ost-Ausdehnung annähernd 130 km. Die größte Stadt der Region ist Neubrandenburg mit ca. 64.000 Einwohnerinnen und Einwohnern.
Die Versorgungsregion für psychisch erkrankte Erwachsene der MEDILCLIN Klinik für Psychiatrie und Psychotherapie (PP) beschränkt sich auf die westliche Hälfte des Gebiets. In der östlichen Hälfte werden psychisch erkrankte Erwachsene von einer Klinik in anderer Trägerschaft versorgt.
Psychisch erkrankte Menschen aus der so definierten Versorgungsregion haben neben dem Recht auf freie Arztwahl auch das Recht auf einen Behandlungsplatz in unserer Klinik, und die Klinik hat ganz explizit die Pflicht, schwer Erkrankte, die im geschützten Rahmen einer geschlossenen Unterbringung behandelt werden müssen, aufzunehmen. Um in dieser großen Region für Patientinnen und Patienten und deren Familien regional erreichbar zu sein, sind aktuell die Angebote des auf vier Standorte verteilt (siehe Abbildung 1).
In der Kinder- und Jugendpsychiatrie (KJPP) lassen die dort bestehenden Fürsorgestrukturen es häufig nicht zu, die nötigen Anreize zur Entwicklung von mehr Eigenverantwortung und Selbstfürsorge bei adoleszenten Patienten zu setzen. In der Psychiatrie und Psychotherapie für Erwachsene (PP) müssen sich die adoleszenten Patienten in Behandlungsprogramme für alle Altersgruppen integrieren. Mit den hohen Anforderungen an Selbstständigkeit, Selbstfürsorge und Persönlichkeitsreife sind sie hier oft überfordert. Behandlungsabbrüche und disziplinarische Entlassungen sind nicht selten die Folge.

ABBILDUNG 1 Klinikstruktur für psychisch kranke Adoleszente am MEDICLIN Müritz-Klinikum

Standort	Fachgebiet	Angebot stationär	Angebot tagesklinisch	Angebot ambulant
Röbel	KJPP	2 Stationen 21 Betten	9 Plätze	Kinder- und jugendpsychiatrische Institutsambulanz
	PP	5 Stationen 72 Betten	16 Plätze	Psychiatrische Institutsambulanz
Waren	KJPP			Kinder- und jugendpsychiatrische Institutsambulanz
Neubrandenburg	KJPP		19 Plätze	Kinder- und jugendpsychiatrische Institutsambulanz
Parchim	PP		18 Plätze	Psychiatrische Institutsambulanz

Die Klinikschule ist strukturell der KJPP zugeordnet. Über 18-jährige Schülerinnen und Schüler, die in der PP aufgenommen werden, erhalten keine therapiebegleitende Beschulung. Im »Plan zur Weiterentwicklung eines integrativen Hilfesystems für psychisch kranke Menschen in Mecklenburg-Vorpommern« von 2011 findet sich folgende Feststellung: »Da das Versorgungssystem durch die beschriebenen Strukturen sehr gute und flexible Voraussetzungen für patientenbezogene regionale Lösungen bietet, erübrigen sich in Mecklenburg-Vorpommern spezielle Behandlungseinheiten für Adoleszente zwischen 17 und 20, wenn die wichtige Frage gelungener Übergänge insbesondere durch abgestimmte Prozessabläufe zwischen den Behandlern beziehungsweise Kliniken verbessert gelöst werden« (Ministerium für Arbeit, Gleichstellung und Soziales Mecklenburg-Vorpommern 2011, S. 33).

Unsere Erfahrung in der Klinik widerspricht dieser Aussage und deckt sich mit den Forschungsergebnissen der letzten Jahre (Giertz et al. in diesem Band). Bei den Adoleszenten handelt ich um eine Gruppe von Patientinnen und Patienten, die ein spezialisiertes Angebot benötigt – aber möglichst regional und vernetzt, also in der regionalen Versorgungsklinik. Mit dieser Erkenntnis gründeten wir für die Versorgungsregion unserer Klinik 2011 das »Netzwerk Adoleszentenpsychiatrie« mit dem Ziel, den Jugendlichen, jungen Erwachsenen und ihren Familien die Wege durch die Hilfesysteme, Gesetzgebung und Institutionen zu erleichtern und altersspezifische Versorgungsstrukturen zu entwickeln.

Das Anliegen fand breites Interesse in der Region. Es beteiligten sich die regionalen klinischen und außerklinischen Institutionen. Das daraus resultierende Modellprojekt wird im vorliegenden Sammelband ebenfalls dargestellt.
Folgende spezialisierte Bedarfe für diese Gruppe von Patientinnen und Patienten wurden identifiziert:

- spezialisierte Wohnformen für 16- bis 23-Jährige,
- standardisierte Übergänge aus der Jugendhilfe in die Sozialhilfe,
- individualisierte berufliche Integrationsangebote,
- standardisierte Vernetzung von KJPP und PP in der ambulanten Behandlung,
- spezialisierte Station für 16- bis 23-Jährige in der Versorgungsklinik.

Wir als Klinikerinnen und Kliniker haben uns die Aufgabe gestellt, die spezialisierten medizinischen Angebote innerhalb der Versorgungsklinik so zu entwickeln, dass Vernetzungsstandards schon in den Behandlungsleitlinien verankert sind. Die Angebote sollen dem Kontinuitätsbedürfnis der jungen Patientinnen und Patienten Rechnung tragen, Behandlungsabbrüche vermeiden helfen und psychosoziale Entwicklungsschritte mit und trotz der Krankheit ermöglichen und so der Chronifizierung und einem lebenslangen Eingliederungshilfebedarf entgegenwirken. Dafür haben wir uns an allen Arbeitsgruppen des Modellprojekts beteiligt.

Möglichkeiten und Grenzen der Adoleszenzpsychiatrie in der Versorgungsklinik

Die Adoleszenzpsychiatrie in unseren Versorgungskliniken richtet sich an 16- bis 23-jährige Patientinnen und Patienten mit schweren psychischen Erkrankungen wie:

- schizophrene, affektive und drogeninduzierte Psychosen,
- Angst- und Zwangsstörungen,
- Essstörungen,
- posttraumatische Belastungsstörungen,
- Persönlichkeitsentwicklungsstörungen,
- schwere Identitätsentwicklungsstörungen.

Folgende Therapieziele für das medizinische Behandlungskonzept (SGB-V-Leistungen) innerhalb des Netzwerks wurden festgelegt:

- Abbau psychopathologischer Symptome, die eine akute medizinische Behandlung erforderlich machen;
- Aufbau eines Vertrauensverhältnisses zur Erlangung einer angemessenen Krankheitseinsicht und Mitarbeitsbereitschaft für die weitere Behandlung und Betreuung;
- Aufklärung der Patientinnen und Patienten und ihrer Angehörigen über den Umgang mit der Erkrankung;
- Vermittlung eines realistischen Selbstbilds und Anforderungsverhaltens;
- Erlernen alternativer Bewältigungsstrategien für krankheitsabhängige Alltagsschwierigkeiten;
- Erarbeiten einer realistischen Lebensperspektive und medizinische Begleitung der rehabilitativen Betreuungsmaßnahmen;
- Erarbeiten eines tragfähigen Krisenmanagements mit den Bezugspersonen.

Die jährlichen Zahlen der schon jetzt in unseren beiden Kliniken stationär und teilstationär behandelten Patientinnen und Patienten in dieser Altersgruppe sind Abbildung 2 zu entnehmen. Interessant ist hier auch die Verteilung der Diagnosen, die in Abbildung 3, S. 110 nachzuvollziehen ist.

ABBILDUNG 2 Ambulante und stationäre Fallzahlen für die Altersgruppe 16–23 Jahre

	16–17 Jahre KJPP	18–23 Jahre KJPP	18–23 Jahre PP	Ambulant gesamt	KJPP stationär	PP stationär	Stationär gesamt
019	288	35	157	480	64	103	167
020	241	38	200	479	51	97	148
021	303	50	204	557	57	126	183

Es zeigt sich eine Zunahme der Fälle bei jungen Erwachsenen vor allem in der ambulanten Versorgung, aber auch in der stationären Versorgung der Erwachsenen, wo die Kapazität nicht schon durch die Anzahl der Betten für diese Altersgruppe limitiert ist. Trotz der allgemeinen coronabedingten Versorgungseinschränkungen gab es 2020 in der Altersgruppe keine Reduktion der Fallzahlen und sogar eine deutliche Erhöhung in 2021. Besonders deutlich

ABBILDUNG 3 Hauptdiagnosen stationär für die Altersgruppe 16–23 Jahre

ICD-10-Diagnosegruppen	KJPP 2019	PP 2019	KJPP 2021	PP 2021
F1x.x	5	30	3	29
F2x.x	5	6	1	4
F3x.x	15	24	18	45
F4x.x	25	21	25	25
F6x.x	3	14	0	23
F7x.x	0	1	3	0
F9x.x	11	1	7	0
gesamt	64	97	57	126

zeigt sich das bei den affektiven Störungen und Persönlichkeitsstörungen. Selbstverständlich bedarf es qualifizierter Forschung, bevor Aussagen dazu getroffen werden können, ob sich hier psychische Folgen der Coronapandemie für die junge Generation abbilden. Aber unabhängig davon bestärken uns diese Zahlen darin, weiterhin spezielle Angebote für diese Altersgruppe zu entwickeln.

Zur intensiveren und spezialisierten Behandlung haben wir das »Behandlungsmodul Adoleszente« in die Planung des Neubaus der Klinik für Kinder- und Jugendpsychiatrie und -psychotherapie am Standort Röbel aufgenommen. Als zentralen Anlaufpunkt für die Betroffenen haben wir die »Spezialsprechstunde für Adoleszente« entwickelt.

Die Spezialsprechstunde für Adoleszente in der psychiatrischen Institutsambulanz (PIA)

In der Diskussion um die Rolle der Klinik hinsichtlich des Behandlungs- und Betreuungsangebots des Netzwerks Adoleszentenpsychiatrie hat sich sehr schnell herauskristallisiert, dass es für die betroffenen Jugendlichen und jungen Erwachsenen und ihre Angehörigen ein Setting geben muss, das vor und nach dem 18. Geburtstag Kontinuität gewährleistet und den Spezifika dieser

Patientengruppe gerecht wird. Dieses Setting muss ein ambulantes sein, weil es, anders als stationäre und teilstationäre Settings, die immer nur in mehr oder weniger kurzen Phasen die Entwicklung begleiten können, eine langfristige Unterstützung ermöglicht. Und es muss ein Setting sein, das die aufwendige sozialpsychiatrische Arbeit mit den – abhängig von den Lebens- und Krankheitsphasen – wechselnden Hilfesystemen leisten kann.

Schnell ist deutlich geworden, dass unsere psychiatrischen Institutsambulanzen (PIAs) dafür die besten Voraussetzungen bieten, zumal sie per se den Auftrag haben, die Patientinnen und Patienten zu versorgen, die aufgrund der Art, Schwere und Dauer ihrer Erkrankung einer komplexen Behandlung bedürfen. PIAs arbeiten multimodal und multiprofessionell und können individuelle, passgenaue Hilfen vorhalten. Allerdings endet die Behandlung in der kinder- und jugendpsychiatrischen Institutsambulanz bisher regelhaft mit dem 18. Geburtstag. Soll das nicht so sein, müssen quartalsweise individuell bei der Krankenkasse Ausnahmeanträge gestellt werden. Ihre Genehmigung ist weitestgehend von der Haltung der Bearbeitenden der Krankenkassen abhängig.

Am Standort Röbel befinden sich beide Institutsambulanzen – für Kinder und Jugendliche wie für Erwachsene – in einem Gebäude; die ärztlichen Mitarbeitenden kooperieren schon regelhaft im Rahmen der Rotation zur Facharztweiterbildung und im ärztlichen Bereitschaftsdienst. In der Klinik für Kinder- und Jugendpsychiatrie sind Fachärztinnen und Fachärzte tätig, die die Anerkennung für beide Fachgebiete haben. Beide Klinikleitungen sind an der Einrichtung der Spezialsprechstunde interessiert gewesen. Der Träger ist bereit gewesen, eine Sozialpädagogin bzw. einen Sozialpädagogen mit einem Stellenanteil für die Betreuung explizit dieser Gruppe von Patientinnen und Patienten für die Institutsambulanzen einzustellen.

Es hat sich eine Projektgruppe gebildet, die Zugangskriterien und die Behandlungsstandards definiert:

- Indikationsstellung und gegebenenfalls Überweisung durch einen Facharzt für Psychiatrie und Psychotherapie (> 18 Jahre) oder für Kinder- und Jugendpsychiatrie und -psychotherapie (< 18 Jahre);
- drohende Chronifizierung der Erkrankung;
- Bedarf für ein multiprofessionelles Therapieangebot;
- komplexer psychosozialer Hilfebedarf bezüglich Schule, Ausbildung, Wohnen, Selbstversorgung, Beziehungsgestaltung.

In den PIAs wird aus den vorhandenen Vorbefunden und den aktuellen Befunden eine Diagnose nach dem multiaxialen Klassifikationsschema der

Kinder- und Jugendpsychiatrie mit allen sechs Achsen erstellt, weil dieses Klassifikationssystem den Entwicklungsstand (Achse II), die psychosozialen Umstände (Achse V) und die psychosoziale Leistungsfähigkeit (Achse VI) besser abbildet als die einfache Diagnose nach ICD-10, Kapitel F.

Nach erfolgter Diagnostik wird im Rahmen einer multiprofessionellen Fallbesprechung, der sogenannten Ambulanzvisite, der fallführende Therapeut bzw. die fallführende Therapeutin benannt und gemeinsam erarbeitet, welche psychiatrisch-psychotherapeutische Behandlung in der PIA und welche über die PIA-Behandlung hinausgehenden Hilfen für den Patienten zu diesem Zeitpunkt erforderlich sind. Je nach Schwerpunktsetzung (psychiatrisch, psychotherapeutisch, psychosozial) können die fallführenden Therapeutinnen und Therapeuten Ärzte, Psychologinnen, Psychotherapeuten oder Sozialpädagoginnen sein.

Die fallführenden Therapeutinnen und Therapeuten besprechen das Ergebnis mit dem Patienten oder der Patientin und gegebenenfalls den Sorgeberechtigten und organisieren mit deren Einverständnis eine Helferkonferenz, um medizinische und soziale Hilfen zu vernetzen, Prioritäten zu setzen und Verantwortlichkeiten festzulegen. Die fallführenden Therapeutinnen und Therapeuten bleiben über den gesamten Behandlungsprozess, unabhängig vom Behandlungssetting, Erstansprechpartner für die Patienten sowie für die weiteren am Prozess beteiligten Personen und übernehmen die Koordinierungsfunktion.

Wesentliche und auf die Altersgruppe spezifisch zugeschnittene Behandlungsbausteine sind ein Gruppentherapieangebot zu den entwicklungsphasentypischen Themen (offene Gruppe, fachtherapeutisch geleitet, mit Pausenzeit für informellen Austausch der Patientinnen und Patienten untereinander, 14-täglich) sowie ein Gruppenangebot zur Psychoedukation und Entlastung für Angehörige (ärztlich und sozialpädagogisch geleitet, eine Sitzung pro Monat).

Hier hat sich als wesentliches Bedürfnis der jungen Patientinnen und Patienten herauskristallisiert, neben den therapeutischen Angeboten ausreichend Zeit zur Begegnung und zum offenen Austausch über Erfahrungen im Alltag zu haben. Die Gleichaltrigengruppe spielt in dieser Entwicklungsphase eine entscheidende Rolle für die Selbstreflexion und die Verankerung in der Welt. Zu erleben, wie gleichaltrige psychisch kranke Menschen die Hürden der Verselbstständigung und des Übergangs von der Schule in die berufliche Bildung gemeinsam nehmen, ist ermutigend.

Die Hilfeangebote für die Angehörigen stoßen auf große Akzeptanz und werden von den betroffenen Familien als sehr unterstützend wahrgenommen.

Solche Angebote sind in der kassenärztlichen Versorgung für Erwachsene nicht vorgesehen.
Mindestens einmal im Quartal erfolgt eine Überprüfung der Wirksamkeit und Effektivität der Behandlungsmaßnahmen in der Ambulanzvisite, die gegebenenfalls eine Nachjustierung des Behandlungsplans zur Folge hat.
Zudem wird einmal jährlich überprüft, ob der Patient oder die Patientin weiterhin die Kriterien der Behandlungsbedürftigkeit in der PIA erfüllt, und entsprechend fallweise der Ablösungsprozess eingeleitet.
Im letzten Quartal der Behandlung kann der Patient oder die Patientin schon von den weiterbehandelnden Ärztinnen oder Therapeuten im kassenärztlichen System übernommen werden. So kann der Patient oder die Patientin beispielsweise noch von der fallführenden Therapeutin der PIA sozialpädagogisch begleitet werden und bereits den niedergelassenen Arzt für Psychiatrie und Psychotherapie zur psychopharmakologischen Behandlung aufsuchen oder noch die ärztliche Behandlung der PIA in Anspruch nehmen und schon probatorische Sitzungen für eine ambulante Richtlinienpsychotherapie wahrnehmen.
Die Abrechnung der PIA-Leistungen erfolgt je nach Alter der Patienten und Patientinnen nach dem Leistungskatalog der Kinder- und Jugendpsychiatrie oder der Erwachsenenpsychiatrie.
Folgende Berufsgruppen sind an der Leistungserbringung beteiligt:

- Fachärztinnen und Fachärzte für Kinder- und Jugendpsychiatrie und -psychotherapie,
- Fachärztinnen und Fachärzte für Psychiatrie und Psychotherapie,
- Psychotherapeutinnen und Psychotherapeuten und Kinder- und Jugendlichenpsychotherapeutinnen bzw. -psychotherapeuten,
- Sozialpädagoginnen und Sozialpädagogen,
- Krankenschwestern und Krankenpfleger,
- Spezialtherapeuten bzw. Sozialtherapeutinnen, z. B. für Kunsttherapie oder Sport.

Die Sozialpädagogin oder der Sozialpädagoge ist mit Stellenanteilen in beiden Kliniken – Kinder- und Jugendpsychiatrie wie auch Erwachsenenpsychiatrie – und in der PIA explizit für diese Altersgruppe (Adoleszenz) tätig, nimmt auf den Stationen an Visiten oder Teambesprechungen teil und kann aktiv Übergänge von einem Setting ins andere gestalten, die jeweils Behandelnden für die altersphasentypischen Themen sensibilisieren und so die Kooperation in alle Richtungen verbessern. Über die Jahre hat sich diese Scharnierfunktion zuverlässig etabliert und wird in der täglichen Arbeit auf allen Stationen mitgedacht.

Die Pädagoginnen und Pädagogen nutzen Fortbildungen, z. B. zur Transitionspsychiatrie, und arbeiten kontinuierlich am Ausbau unseres Angebots für adoleszente Patienten und Patientinnen mit.
Fortwährend werden einige Daten zu den Diagnosen, Behandlungsformen, Lebensumständen und zum Thema Ausbildung und Beruf anonymisiert erfasst. Die 2019 erfassten Daten haben die im Folgenden dokumentierten Ergebnisse gezeigt:
45 Patientinnen und Patienten wurden in der Spezialsprechstunde betreut, davon waren 13 männlich und 32 weiblich.

ABBILDUNG 4 Altersstruktur bei Aufnahme ins Programm

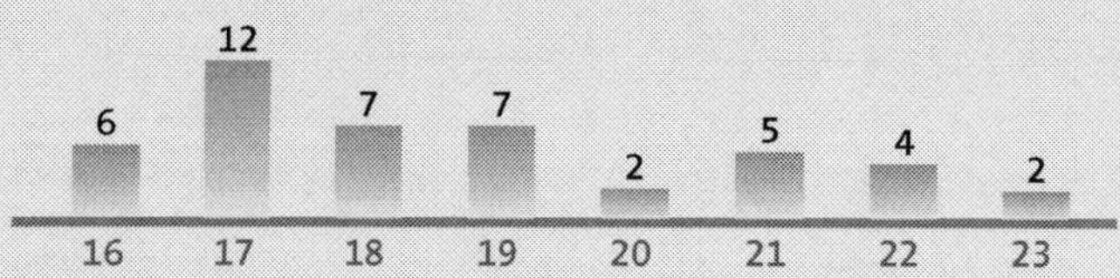

Der Hauptbedarf lag bei den 17- bis 19-Jährigen, also ziemlich genau an der Schnittstelle zwischen KJPP und PP.

ABBILDUNG 5 Diagnosenzahl bei Aufnahme ins Programm

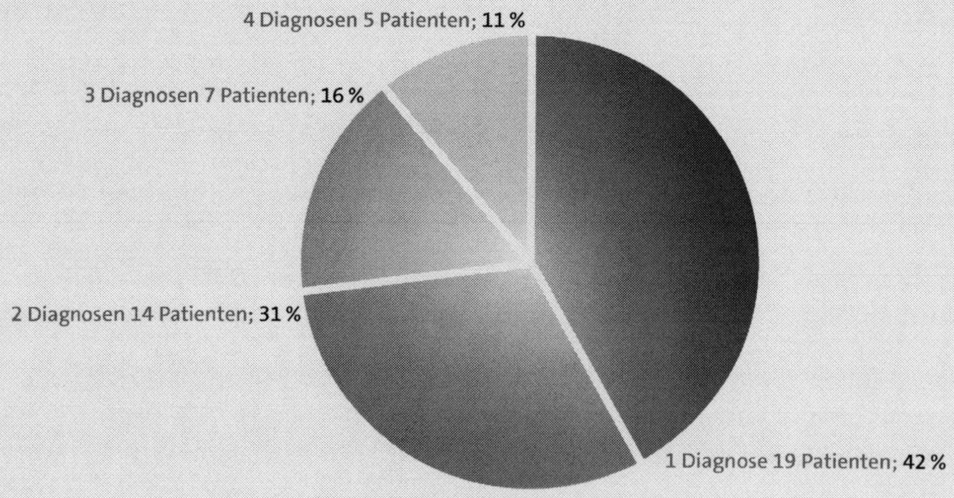

ABBILDUNG 6 **Diagnoseverteilung bei Aufnahme ins Programm**

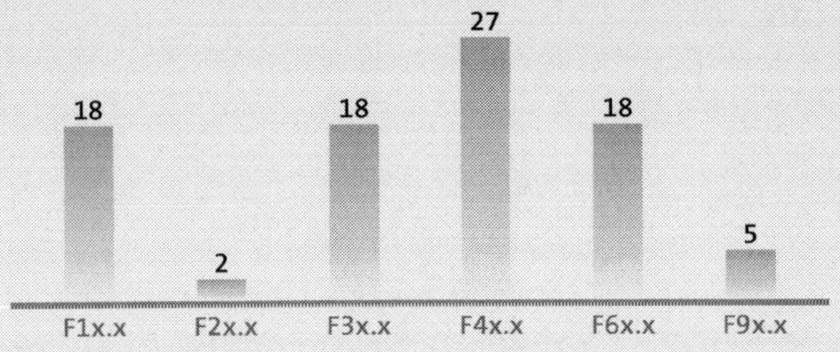

F1x.x Psychische Verhaltensstörungen durch psychotrope Substanzen
F2x.x Schizophrenie, schizotype und wahnhafte Störungen
F3x.x Affektive Störungen
F4x.x Nerotische Belastungs- und somatofone Störungen
F6x.x Persönlichkeits-und Verhaltensstörungen
F9x.x Verhaltens- und emotionale Störungen mit Beginn in der Kindheit und Jugend

Erhoben wurde auch, wie die Patientinnen und Patienten sich wünschen, in ca. zwei bis drei Jahren zu wohnen. Hier präferieren zwei Drittel der Befragten die Selbstständigkeit in der eigenen Wohnung. Mit anderen psychisch Erkrankten zusammen in einer betreuten WG oder einem Heim zu leben, wurde nicht in Betracht gezogen.

Zum Erhebungszeitpunkt befanden sich sieben Patientinnen und Patienten noch in der Ausbildung, neun Patientinnen und Patienten hatten die Ausbildung abgebrochen, acht Patientinnen und Patienten hatten eine Ausbildung erfolgreich abgeschlossen und 21 machten dazu keine Angaben (s. Abbildung 7, S. 116).

23 Patientinnen und Patienten gingen keiner geregelten Tätigkeit nach, sieben befanden sich in einem geregelten, versicherungspflichtigen Beschäftigungsverhältnis, acht waren in Ausbildung oder in Trainingsmaßnahmen und sieben machten keine Angaben zum aktuellen Beschäftigungsstatus. Immerhin zwanzig Patientinnen und Patienten, also fast die Hälfte aller Befragten, erwarteten nicht, dass sie nach Abschluss der Behandlung einer geregelten Arbeit nachgehen würden. In zwei bis drei Jahren wollten allerdings 25 Patientinnen und Patienten in Ausbildung sein und sieben einer sozialversicherungspflichtigen Beschäftigung mit mehr als zwanzig Wochenstunden nachgehen.

Diese letzten Daten machen deutlich, dass der Wunsch nach einem selbstbestimmten Leben im Bereich Wohnen und Arbeit, auch und gerade mit

ABBILDUNG 7 Daten zur Schulbildung

Zuletzt besuchte Schule	Regionale Schule	25
	Gesamtschule	6
	Gymnasium	9
	Förderschule	5
	Angaben fehlen	0
Schule erfolgreich abgeschlossen	ja	28
	nein	10
	noch in Schule	5
	Angaben fehlen	2
Erreichter Schulabschluss	Berufsreife	12
	Mittlere Reife	20
	Allgemeine Hochschulreife	3
	ohne Berufsreife	5
	Angaben fehlen	5

der Erfahrung der schweren psychischen Erkrankung, bei einer Vielzahl der Beteiligten groß ist. In dieser wichtigen Lebensphase der Adoleszenz muss die Behandlung und Betreuung daher ganz besonders aufmerksam und kreativ die Potenziale der Patientinnen und Patienten beachten und fördern, um die Weichen für die persönliche Entwicklung trotz der Erkrankung gut zu stellen. Weder die Betroffenen und ihre Familien noch die beteiligten Ämter und Institutionen dürfen hier resignieren und zu früh aufgeben.

Die Adoleszentenstation im Neubau der Klinik für Kinder- und Jugendpsychiatrie in Röbel

Im Januar 2022 erfolgte nach langjähriger Planung der Spatenstich für den Neubau der Klinik für KJPP am Standort Röbel. Hier wird sich endlich auch das umfassende Behandlungskonzept für die stationäre und teilstationäre Therapie der Adoleszenten verwirklichen lassen.

Die Station soll für eine Behandlungsgruppe von zehn Patientinnen und Patienten zur Verfügung stehen, wobei bedarfsgerechte flexible Übergänge zwischen vollstationärem, teilstationärem und ambulantem Setting möglich sein werden – unter Erhalt der Beziehungskontinuität zum Behandlungsteam. Der Schwerpunkt wird auf der sozialpsychiatrisch-psychotherapeutischen Arbeit unter Berücksichtigung der altersphasentypischen Entwicklungsaufgaben liegen.

Der Pflege- und Erziehungsdienst wird sich aus Mitarbeitenden zusammensetzen, die Erfahrungen aus der Kinder- und Jugendpsychiatrie (Erzieher und Erzieherinnen) und Erfahrungen aus der Erwachsenenpsychiatrie (Pflegepersonal) mitbringen. Der Pflege- und Erziehungsdienst soll vor allem für die Milieutherapie auf der Station verantwortlich sein und störungsspezifische Pflegeaufgaben übernehmen. Das Bezugspflegesystem soll einen besonderen Fokus darauf legen, die einzelnen Patientinnen und Patienten darin zu fördern, gruppendynamische Prozesse konstruktiv für die eigene Entwicklung zu nutzen.

Die handlungs- und interaktionsbezogenen Fachtherapien werden den Schwerpunkt auf das Thema Identitätsentwicklung, Verselbstständigung und Berufsvorbereitung/-findung legen. Folgende professionelle Kompetenzen sollen im Besonderen abgedeckt werden:

- Arbeitstherapie, Hauswirtschaft;
- Sport- und Bewegungstherapie / körperorientierte Verfahren;
- Kunst- und Musiktherapie / ausdruckszentrierte Verfahren.

Die schulpflichtigen Patientinnen und Patienten erhalten Unterricht über die Schule für Kranke, gegebenenfalls mit Reintegration ins Regelschulsystem.

Im Bereich der Sozialpädagogik wird es vor allem um die Erhöhung der sozialen Kompetenzen und die Perspektivplanung gehen. Eine Sozialsprechstunde soll die Patientinnen und Patienten befördern, sich eigenständig um ihre

Belange zu kümmern. Außerdem wird es täglich ein soziales Kompetenztraining auf der Station geben. Die Sozialpädagogik wird die Schnittstelle zur Reintegration im Bereich Wohnen/Schule/Ausbildung / sonstige Rehabilitationsmaßnahmen sein.
Die psychiatrische und psychotherapeutische Arbeit mit den einzelnen Patientinnen und Patienten sowie ihren Familien fokussiert auf Krankheitseinsicht, Behandlungsmotivation, Symptomreduktion und Wiederherstellung der ambulanten Behandlungsfähigkeit.
Die patientenbezogene multiprofessionelle Integration der Behandlungsbausteine zu einem individualisierten Gesamtbehandlungskonzept findet in Fallbesprechungen, Supervisionen und Visiten unter gemeinsamer Leitung der Fachärztinnen und Fachärzte der Kinder- und Jugendpsychiatrie und der Erwachsenenpsychiatrie und Psychotherapie statt.
Gruppentherapieangebote wie Psychoedukationsgruppen, Selbsthilfegruppen, Erlebnispädagogik und Multifamilientherapie sowie indikationsspezifische geschlossene Gruppen können je nach Belastungsfähigkeit von den Patientinnen und Patienten der Adoleszentenstation sowohl in der Klinik für Erwachsenenpsychiatrie als auch in der Psychiatrischen Institutsambulanz mit genutzt werden, um begonnene therapeutische Prozesse nicht unterbrechen zu müssen.
Das Adoleszententeam der Klinik wird mit den Patientinnen und Patienten settingübergreifend individuelle Strategien zur Bewältigung von Krisen entwickeln. Geplant ist die Eröffnung der Station im Frühjahr 2024.

Zwischen Vision und Wirklichkeit – die Mühen der Ebene

Mit Enthusiasmus arbeiten wir an der Verwirklichung unserer Idealvorstellung einer vernetzten regionalen Versorgungsstruktur für Adoleszente. Alle im Netzwerk Tätigen, egal welcher Profession und Institution, sollten für die besonderen Bedürfnisse der adoleszenten psychisch Kranken sensibilisiert werden. Die Entwicklung von Standards für die Beratung, Behandlung, Kommunikation mit den Betroffenen und untereinander sollten zu größerer Passgenauigkeit und Effektivität der Hilfen führen.
Die Umsetzung dieser großen Idee ist im Laufe der Zeit auf viele kleine und wenige große Hürden gestoßen. Auf dem langen Weg zum Ziel haben wir den

Landkreis Ludwigslust-Parchim und die Neubrandenburger Versorgungsklinik für Erwachsene, die jetzt einen anderen Träger hat, als Mitstreiter verloren.

Noch nicht gelungen ist es bisher, eine mit der Klinik eng vernetzte therapeutische Wohngemeinschaft für Adoleszente zwischen 16 und 23 Jahren aufzubauen. Die Mauern zwischen den Hilfesystemen für Jugendliche und für Erwachsene erscheinen hier kaum überwindbar.

Gelernt haben wir in diesem Entwicklungs- und Umsetzungsprozess sehr viel. Manche Brücken über Schnittstellen hinweg sind aufgrund der guten Kooperation der handelnden Personen tragfähiger geworden. Noch nicht gelungen ist es, gemeinsame Standards für Hilfsangebote über Professionen, Rechtskreise und Institutionen hinweg zu etablieren. Für Patientinnen und Patienten mit komplexem Hilfebedarf, insbesondere bei schizophrenen Psychosen, schizoaffektiven Psychosen, chronischen Depressionen und sozialen Ängsten, die von einem wohnortnahen, spezialisierten und multiprofessionellen Angebot hätten profitieren können, sind wichtige Entwicklungsjahre mit suboptimaler Begleitung ins Land gegangen.

Doch wir sind weiter motiviert, an einem effektiv vernetzten Hilfesystem zu arbeiten. Dazu spornt uns auch das Jugendwort des Jahres 2020 »lost« an, dem wir etwas entgegensetzen möchten. Denn die psychischen Belastungen werden in der zunehmend komplexen Welt nicht kleiner. »Mehr als jeder dritte Mensch unter 45 Jahren gab an, im Januar 2021 an einer psychischen Störung zu leiden, wobei die höchste Inzidenz (40 %) bei den 18 – 21-Jährigen zu verzeichnen war« (Spitzer 2022). Der Autor zitiert außerdem die vorab publizierten Ergebnisse einer Umfrage unter 10.000 Personen im Alter von 16 bis 25 Jahren aus zehn Ländern. »Volle 75 % der befragten jungen Menschen haben Angst vor der Zukunft, 59 % davon sind ›sehr‹ oder ›äußerst‹ besorgt. Über 50 % fühlen sich traurig, ängstlich, wütend, machtlos, hilflos oder gar schuldig, und 45 % geben an, dass sich die Sorge um das Klima negativ auf ihren Alltag auswirkt« (ebd.).

Die regionale Versorgungsklinik kann mit dem spezialisierten Angebot settingübergreifend innerhalb der medizinischen Angebote Wege aus der Chronifizierungsfalle aufzeigen – doch altersgerechte Teilhabe am Leben gelingt nur, wenn die Verknüpfung mit der Lebensrealität an den Übergängen leichter ist. Wirkliche strukturelle Fortschritte konnten wir bisher da erzielen, wo wir uns jeweils innerhalb unserer eigenen Profession, Institution und unseres Rechtskreises bewegen. Aber wir bemühen uns weiterhin um einen Zusammenschluss aller Hilfesysteme in trägerübergreifenden Netzwerken, weil durch die persönliche

Kenntnis der Möglichkeiten und Grenzen der anderen Mitwirkenden mit den jungen Menschen und ihren Familien passendere, kreative, individuelle und damit effektivere Hilfsangebote erarbeitet werden können.
Weitere Informationen zum beschriebenen Behandlungsangebot finden Sie hier: https://www.mueritz-klinikum.de/fachbereiche-krankheitsbilder/kinder-und-jugendpsychiatrie-psychotherapie-und-psychosomatik/ambulante-behandlung/#was-wir-behandeln

***Mareike Heydenreich**, Dipl. Sozialpädagogin, geboren 1982, hat ihren Schwerpunkt in der Beratung und Begleitung adoleszenter Patienten in der Kinder- und Jugendpsychiatrie wie auch Erwachsenenpsychiatrie und ist an beiden Standorten des MEDICLIN Müritz-Klinikums in Röbel und Waren tätig.*
***Silke Korich**, Dr. med., geboren 1969, ist Fachärztin für Kinder- und Jugendpsychiatrie und -psychotherapie. Als Oberärztin leitet sie die Institutsambulanzen des MEDICLIN Müritz-Klinikums für Kinder und Jugendliche an den Standorten Waren, Neubrandenburg und Röbel.*
***Sylke Ilg**, Dr. med., geboren 1961, ist Fachärztin für Kinder- und Jugendpsychiatrie und Psychotherapie, Fachärztin für Neurologie und Psychiatrie und seit 2000 Chefärztin der Klinik für Kinder- und Jugendpsychiatrie, -psychotherapie und -psychosomatik des MEDICLIN Müritz-Klinikums.*

Literatur

Ministerium für Arbeit, Gleichstellung und Soziales Mecklenburg-Vorpommern (2011): Plan zur Weiterentwicklung eines integrativen Hilfesystems für psychisch kranke Menschen in Mecklenburg-Vorpommern. Schwerin. https://www.regierung-mv.de/Landesregierung/sm/gesundheit/Gesundheitsversorgung/Psychiatrische-Hilfen/ (20.04.2022).
Spitzer, M. (2022): Corona-Depression, Eco-Angst, Stress, Resignation und Resilienz. Nervenheilkunde, 41, S. 8 – 18.

Die Tagesklinik für Adoleszenzpsychiatrie in Stralsund mit angeschlossener Institutsambulanz: ein Erfahrungsbericht

Christine Armbruster und Jan Armbruster

»Die Jugend wäre eine schönere Zeit, wenn sie erst später im Leben käme.«
Charlie Chaplin

Die Initiative zur Gründung einer Tagesklinik für Adoleszenzpsychiatrie in Stralsund mit angeschlossener Institutsambulanz geht auf den damaligen Direktor der Klinik für Psychiatrie und Psychotherapie der Universität Greifswald am Helios Hanseklinikum Stralsund, Prof. Harald J. Freyberger († 2018), zurück. Ausschlaggebend war u. a. die langjährige klinische Erfahrung, dass der aufgrund der formaljuristischen Rahmenbedingungen mit dem 18. Lebensjahr notwendige institutionelle Wechsel aus dem supportiv-gewährenden, auf Entwicklung ausgerichteten kinder- und jugendpsychiatrischen Behandlungssystem in die eher kustodiale Welt der Erwachsenenmedizin die jungen Erwachsenen nicht selten überforderte und in der Folge misslang.
Die ab 2012 konkreter werdende Planung führte konzeptuell verschiedene Aspekte aus der Versorgungsforschung und der bisherigen Entwicklung der Klinik zusammen. Hinsichtlich der Bedarfe waren dies mehrjährige Erfahrungen eines Greifswalder Forschungsprojekts zu den Entwicklungsbedingungen von Kindern psychisch kranker Eltern wie auch zu adoleszenten Müttern im Rahmen sogenannter Früher Hilfen, verbunden mit umfassenderen Veröffentlichungen zu den Grundlagen der Adoleszenzpsychiatrie, insbesondere von Fegert und anderen (Fegert et al. 2009).
Da sich das anfangs angestrebte interdisziplinäre Behandlungskonzept mit der hiesigen Klinik für Kinder- und Jugendpsychiatrie, Psychotherapie und Psychosomatik zur Einbindung auch von Patientinnen und Patienten unter 18 Jahren aus Gründen der Abrechnung mit den Krankenkassen nicht umsetzen ließ, wurde die Behandlungseinheit ausschließlich in der Erwachsenenpsychiatrie angesiedelt, Aufbau und Leitung aber, in Person der Erstautorin, einer Fachärztin mit Expertise im Kinder- und Jugendlichenbereich übertragen.

Dass im Gegensatz zu den bis dahin in Deutschland vornehmlich etablierten stationären Einheiten, wie etwa in Stuttgart (Salge 2013), ein tagesklinisches Konzept gewählt wurde, ist maßgeblich darauf zurückzuführen, dass an der Stralsunder Klinik bereits über zehn Jahre erfolgreich Tageskliniken im Erwachsenenbereich etabliert waren. Diese hatten, im Vergleich zu stationären Therapien, ein weniger regressives Behandlungsangebot im aktuellen Lebensumfeld. Dieser progressive Ansatz versprach auch für den Adoleszenzbereich eine bessere Übertragbarkeit der Behandlungseffekte in den persönlichen Alltag. Gleichzeitig sollte über eine räumlich verbundene Ambulanz die Zugangsschwelle reduziert und eine Nachbetreuung ermöglicht werden, um ein gewisses Maß an Kontinuität im Anschluss an die Behandlung zu sichern. Für den speziellen Bereich der Adoleszenzpsychiatrie bedeutete das, Neuland zu betreten.

Konzept und Vorbereitung

Bezüglich der formalen Rahmenbedingungen wurde als Zielgruppe die Altersgruppe der 18- bis 23-Jährigen mit adoleszenzpsychiatrischer Behandlungsindikation definiert, sowohl aus der eigenen Klinik (interne Transition) als auch aus dem kinder- und jugendpsychiatrischen Behandlungssystem, aus dem Hilfesystem der Jugendhilfe sowie aus dem schulischen System (externe Transition). Das Behandlungsspektrum wurde aufgrund der klinischen Erfahrungen im genuinen Erwachsenenbereich auf Angst-, Zwangs-, Somatisierungs-, dissoziative und depressive Störungen sowie Störungen der Persönlichkeitsentwicklung eingegrenzt.

Die geplante personelle Ausstattung von Ambulanz und Tagesklinik zur Behandlung von zwölf Patientinnen und Patienten umfasste eine Fachärztin für Kinder- und Jugendpsychiatrie und Psychotherapie, eine Psychotherapeutin und einen Psychotherapeuten, drei Mitarbeitende im Pflegedienst, darüber hinaus anteilig Mitarbeitende aus dem Ergo- und Physiotherapiebereich sowie dem Sozialdienst.

Im Hinblick auf die inhaltliche Ausgestaltung hieß es zunächst, Orientierungspunkte in der zum damaligen Zeitpunkt vorliegenden Literatur zu finden. Besonders hilfreich waren hier Arbeiten von Blos, Uhlhaas und Konrad, Ziegler und Bartak, Grimmer und Mitarbeitenden, Salge sowie King, die in das therapeutische Konzept einflossen, das auf einem psychodynamischen

Grundverständnis für die Entstehung von psychischen Problemen basiert (Blos 2011; Uhlhaas und Konrad 2011; Ziegler und Bartak 2011; Grimmer et al. 2012; Salge 2013; King 2013). In die therapeutisch-pflegerische Arbeit sollten im Weiteren sowohl tiefenpsychologische als auch verhaltenstherapeutische Elemente integriert werden.
Das angestrebte teilstationäre Therapieangebot umfasste dabei folgende Inhalte: individuelle Psychodiagnostik, Einzelpsychotherapie und Gruppenpsychotherapie, pharmakologische Behandlung, Familien- und Angehörigenberatung, Ergotherapie, Bewegungstherapie, Entspannungstherapie sowie sozialpädagogische Begleitung mit aufsuchender Hilfe. Als zeitlicher Rahmen wurde mit einer durchschnittlichen Behandlungsdauer von zwölf bis 16 Wochen geplant.
Die klinische Arbeit begann im Mai 2013 mit der Eröffnung der Institutsambulanz für junge Erwachsene, um Vorlauf für den Start der Tagesklinik zu haben und entsprechend dem Konzept auch eine spezifische Indikationsstellung einschließlich der Prüfung der Grundvoraussetzungen für eine tagesklinische Behandlung (basale Kompetenzen zur Alltagsbewältigung, Ausschluss akuter Suizidalität und aktiver primärer Suchterkrankungen) zu gewährleisten. Relativ schnell zeichnete sich der hohe Bedarf für das neu geschaffene ambulante wie auch das zukünftige teilstationäre Angebot ab, sodass zur Inbetriebnahme der Tagesklinik bereits eine Warteliste bestand.

Die Vorschaltambulanz zur Vorbereitung einer erfolgreichen tagesklinischen Therapie

Bewährt hat sich auch, den Zugang zur Tagesklinik an ein ambulantes Vorgespräch zu binden. Neben der passgenauen Indikationsstellung ermöglicht dies, das therapeutische Konzept umfassend zu erörtern, einschließlich des zeitlichen Rahmens und Umgangs mit kritischen Aspekten, wie therapieschädigendem Verhalten, fehlender intrinsischer Motivation oder Paarbildung. Die Besichtigung der Räumlichkeiten ermöglicht es zum Teil, zusätzlich Schwellenängste zu reduzieren.
Zum Vorgespräch erscheinen die jungen Erwachsenen häufig in Begleitung von engen Bezugspersonen. Auch wenn die meisten Betroffenen aufgrund von persönlichem Leidensdruck, bei oft zunehmender Desintegration in verschiedenen Lebensbereichen, intrinsisch motiviert die Therapie beginnen,

kommt es dennoch nicht selten vor, dass sie vordergründig fremdmotiviert sind, und dies nicht nur durch Eltern, sondern auch durch Betreuende – oft von Bildungsträgern –, die eine klinische Behandlung zur Auflage für die Fortsetzung der entsprechenden Maßnahmen machen. Dies kann bereits im Vorgespräch kritisch thematisiert werden, wobei die Selbstbestimmung der jungen Erwachsenen als oberste Priorität für eine erfolgreiche Therapie gestärkt wird. Oft zeigt sich hier, dass bei den Betroffenen noch nicht die Bereitschaft besteht, sich den vermeintlichen Bewertungen durch andere, den eigenen Ängsten vor Versagen sowie Beschämungs- oder Schuldgefühlen zu stellen und dafür die notwendige Anstrengungsbereitschaft und Verantwortungsübernahme aufzubringen, was dann in der Regel zunächst nur zu einem ambulanten Angebot führt.
Auch können Patientinnen und Patienten, bei denen wegen der Schwere der Symptomatik oder des allgemeinen psychosozialen Funktionsniveaus keine Indikation für eine tagesklinische Behandlung zu stellen ist, so direkt in das für sie passende Setting vermittelt werden. Dies kann eine stationäre Therapie sein, oder es erfolgt auch hier vorab eine ambulante Behandlung.
Über die ambulante Vorbehandlung gelingt es nicht selten, über den Beziehungsaufbau eine verbesserte Therapiemotivation zu erreichen oder Ängste abzubauen bzw. über die Installation zusätzlicher Hilfen (z. B. ambulante Betreuung) die Bewältigung des Alltags zu unterstützen, um nachfolgend eine tagesklinische Aufnahme zu ermöglichen.
So war es von Anfang an gut möglich, allen über die oben genannten Zugangswege vorstelligen jungen Erwachsenen ein therapeutisches Angebot zu unterbreiten. Durch veränderte Abrechnungsmodalitäten können mittlerweile unbehandelte Betroffene bereits mit 17,6 Jahren integriert werden.

Beginn des tagesklinischen Betriebs und notwendige Anpassungen

Der tagesklinische Auftakt gestaltete sich in Ausweichräumen mit zunächst sieben Patientinnen und Patienten sehr provisorisch, da sich das geplante Gebäude zur Einrichtung der zwölf vom Sozialministerium Mecklenburg-Vorpommern genehmigten Behandlungsplätze noch im Sanierungsprozess befand.
Eine der wichtigsten Erkenntnisse der Arbeit in den ersten Monaten war, dass sich der Stellenwert und auch der Umfang von sozialpädagogischer Arbeit als

sehr hoch erwiesen. Auch die Bedeutung einer intensiven Kooperation mit psychosozialen Leistungserbringern – wobei die Intensität der Arbeit eher an den kinder- und jugend- als an den erwachsenenpsychiatrischen Bedarfen zu orientieren war – übertraf die Erwartungen, sodass die vorhandenen Ressourcen nicht ausreichten und eine baldige Erweiterung des entsprechenden Stellenanteils notwendig wurde. Gleichzeitig wurde frühzeitig deutlich, dass ein größerer als von uns angenommener Bedarf an erlebnisorientierten und aktivierenden Angeboten bestand, weshalb insbesondere die Sporttherapie zeitnah ausgebaut wurde. Als ungeahnte besondere Ressource erwies sich hierbei die gute persönliche Vernetzung eines Pflegedienstmitarbeiters im Sportbund der Hansestadt Stralsund, was u. a. die Nutzung der örtlichen Schwimmhalle mit den Patientinnen und Patienten der Tagesklinik ermöglichte.

Mit Einzug in den sanierten Gebäudeteil im Mai 2014 konnten die geplanten zwölf Behandlungsplätze in Betrieb genommen werden. Die Räume der Ambulanz und der Tagesklinik einschließlich der komplementären Therapien befinden sich nun, bis auf die Sporträume, auf einer Ebene.

Der Umzug und die folgende sukzessive Erweiterung der Behandlungskapazität auf aktuell 16 Behandlungsplätze erforderten eine personelle Vergrößerung des therapeutischen Teams. Dies wiederum ermöglichte im Gegenzug eine Erweiterung des Behandlungsspektrums – z. B. durch therapeutisches Boxen, Bogenschießen oder Körperbildtherapie – und damit ein stärker individualisiertes Angebot.

Im Jahr 2016 erfolgte eine erste Bilanzierung (Armbruster & Freyberger 2017), über die sich eine gute therapeutische Wirksamkeit des teilstationären Konzepts konstatieren ließ und erste Erfahrungen zusammengefasst werden konnten. Gleichzeitig offenbarten sich neben spezifischen Aspekten bei der Behandlung vor allem nachhaltige, überwiegend strukturell bedingte Entwicklungsbarrieren, die den anhaltenden Transfer der Behandlungsergebnisse in die Lebensrealität behinderten.

Als eine besondere Schwierigkeit bei der Umsetzung der Therapie zeigte sich, dass es für jeden Einzelnen, trotz der oben genannten Vorbereitung, zu Beginn eine sehr große Herausforderung bedeutete, sich der Situation in der Tagesklinik zu stellen. Dies führte in Einzelfällen zum Nichtantreten der Therapie (bisher in drei Fällen) bzw. zum Therapieabbruch noch in der ersten Behandlungswoche (ebenfalls drei Fälle). Wenn ein hohes Maß an besonders ängstlich-vermeidendem Verhalten bestand, wurden deshalb zunächst eine individuelle Begleitung durch das Pflegepersonal, verkürzte Therapietage sowie eine selektive Teilnahme an den Therapien angeboten. Mitunter erklärten

ABBILDUNG 1 Wochenplan der Tagesklinik

Montag	Dienstag	Mittwoch
Große Morgenrunde 07:30 – 09:00 ◦ Ankommen ◦ Alltagstraining 08:30 Frühstück 09:00 Achtsamkeit Gr. 1 09:15 Besprechung	Große Morgenrunde ◦ Ankommen ◦ Alltagstraining 08:30 Frühstück 09:00 Achtsamkeit Gr. 2 09:15 Besprechung	Große Morgenrunde 07:30 – 09:00 ◦ Ankommen ◦ Alltagstraining 08:30 Frühstück 09:00 Achtsamkeit Gr. 1 09:15 Besprechung
09:30 – 10:30 Gruppentherapie Gr. 1/2	09:30 – 10:10 Gruppentherapie Gr. 1/2	09:15 – 10:05 Gruppentherapie, »nur Patienten«
10:45 – 12:00 Sport 10:45 – 12:00 Team	10:15 – 11:15 Entspannung Gr. 1 10:45 – 12:00 Bogenschießen (max. 4. Pers)	10:15 – 12:00 gemeinsames Kochen
12:15 – 12:40 Gr. 1 Mittagessen	10:15 – 11:15 SKT Gr.2	11:00 – 11:55 Körperbildtherapie
12:45 – 13:35 Ergo Gr. 1 12:15 – 13:00 Entspannung Gr . 2	11:30 – 12:00 Besprechung Einkauf	12:00 – 13:00 Sport/Boxen
13:00 – 13:30 Gr. 2 Mittagessen	12:00 – 12:30 Mittagessen	13:15 – 14:00 gemeinsames Mittagessen
13:45 – 14:35 offene Ergo 13:45 – 14:30 Haushaltstraining	12:45 – 13:45 Einkauf 12:45 – 14:30 Bogenschießen (max. 4 Pers)	14:15 – 15:15 Körperbildthera
14:35 – 14:45 Tagesresümee/Kaffee	13:45 – 14:30 Tagesresümee/Kaffee	15:30 – 15:50 Tagesresümee/Kaffee

sich Mitpatientinnen oder -patienten als Paten bereit – meist jene, denen der Anfang selbst schwergefallen war –, die Neuzugänge an die Hand zu nehmen. In der Regel gelang die Integration in die Tagesklinik so spätestens innerhalb von zwei Wochen.

Das größte Problem stellte aus Sicht des therapeutischen Teams ein Substanzkonsum während der Therapie dar. Dieser führte mehrfach zu Entlassungen aus therapeutischen Gründen. Während ein initial bestehender Spaß- bzw.

	Donnerstag		Freitag	
	Große Morgenrunde 07:30 – 09:00 ◦ Ankommen ◦ Alltagstraining 08:30 Frühstück 09:00 Achtsamkeit Gr. 2 09:15 Besprechung		Große Morgenrunde 07:30 – 09:00 ◦ Ankommen ◦ Alltagstraining 08:30 Frühstück 09:00 Besprechung	
09:15 – 13:15 Fallkonferenz bzw. Visite	09:30 – 10:10 Gruppentherapie Gr. 1/2		09:15 – 10:30 Ergo Gr. 1	Arzt-Sprechstunde
	10:45 – 11:30 Ergo Gr. 2	10:45 – 11:30 SKT Gr. 1		
	11:30 – 12:00 Mittagessen	11:45 – 13:15 Ambulanz-Team	10:45 – 12:00 Ergo Gr. 2	
	12:00 – 13:00 Sport			
	13:45 – 14:45 Yoga (max. 5 Pers.)	13:45 – 14:35 offene Ergo		
14:15 – 15:15 »Hürden des Lebens«	14:00 – 15:00 Schwimmhalle		12:00 – 12:30 Mittagessen	
	14:45 – 15:00 Tagesresümee/Kaffee		13:30 – 15:00 Außenaktivität	
			15:00 – 15:30 Tagesresümee	

Gelegenheitskonsum, der in dieser Altersgruppe weit verbreitet ist, akzeptiert wurde, um den zu Behandelnden den Zugang zur Therapie zu gewähren, führte ein anhaltend hoher Konsum, durch den die therapeutisch notwendige Verantwortungsübernahme und Auseinandersetzung mit den Entwicklungsaufgaben beeinträchtigt wird, zum Ausschluss.

Eine Paarbildung unter den jungen Erwachsenen war währenddessen sehr selten zu verzeichnen. Eine weitere Herausforderung betrifft den Umgang mit

den Patientinnen und Patienten, bei denen sich über die erste Stabilisierung in der Tagesklinik der subjektive Leidensdruck so weit reduziert hatte, dass sie nicht bereit waren, die notwendigen weiteren Schritte in Richtung einer nachhaltigen Veränderung zu gehen, sondern einen sekundären Krankheitsgewinn auslebten. Beide Problemlagen bestehen punktuell fort.
Die außerordentlichen strukturellen Schwierigkeiten offenbarten sich insbesondere in den ersten Jahren bei der Suche nach Möglichkeiten für eine zeitnahe gesellschaftliche Reintegration nach der tagesklinischen Therapie bzw. während der ambulanten Behandlung, um die Behandlungserfolge zu stabilisieren und auszubauen. Wie sich zeigte, waren kurzfristig kaum alters- und entwicklungsangepasste Reintegrationsmöglichkeiten zu finden, wie bedarfsgerechte, niedrigschwellige tagesstrukturierende Angebote, Berufseinstiegsmaßnahmen und auch spezifische Wohnformen für junge Erwachsene. Dies führte oft dazu, dass die Symptomatik nach Entlassung wieder zunahm, da eine wöchentliche ambulante Therapie – soweit vorhanden – oft nicht ausreichte, um genügend Halt, Orientierung und Entwicklungschancen zu bieten.
Durch die Sensibilisierung der zuständigen Ämter und Anlaufstellen (Jugend- und Sozialamt, psychosoziale und Bildungsträger, Jobcenter, Agentur für Arbeit einschließlich der dortigen Rehabilitationsabteilung) für diese Altersgruppe, auch durch spezifische Nachfragen und nicht zuletzt durch die konstante Netzwerkarbeit, konnte sich inzwischen ein gutes Angebotsgerüst entwickeln. Wichtige Schritte hierbei waren die Entstehung von drei ambulant betreuten Wohngemeinschaften für je zwei bis vier junge Erwachsene in Zusammenarbeit mit dem Kreisdiakonischen Werk, die Gründung des Netzwerks für Adoleszenz (2018) mit den Bereichen Wohnung und Arbeit auf Initiative des Landesverbands Sozialpsychiatrie Mecklenburg-Vorpommern e. V. sowie die verbesserte Zusammenarbeit mit der Maritimen Lernwerkstatt, dem Haus der Wirtschaft und dem Berufsbildungswerk als Bildungszentren, den psychosozialen Vereinen und den niedergelassenen Ärzten bzw. Therapeutinnen. Trotz dieser Erfolge besteht weiterhin Spielraum für Entwicklung in diesem Bereich.

Nachsorge

Die ambulante Nachsorge wurde entsprechend zur besseren Verankerung der teilstationären Therapieeffekte deutlich intensiviert. Durch die räumliche Nähe ist für eine schrittweise Ablösung nach der Entlassung inzwischen individuell auch die Einbindung in einzelne Therapiemodule (z. B. gemeinsames Kochen und Essen, Außenaktivität, Sport, Yoga, Entspannungstherapie) für etwa drei bis sechs Monate unter Aufrechterhaltung eines partiellen Kontakts zur tagesklinischen Patientengruppe möglich. Längerfristige ambulante Therapieangebote bestehen in Form von Ergo- und Sporttherapie, therapeutischem Bogenschießen sowie psychiatrisch-psychotherapeutischer Therapie. Gleichzeitig wird mit ambulanter Unterstützung über die Mitarbeiterin des Sozialdienstes versucht, die Reintegration in alle Lebensbezüge (Beschäftigung/Ausbildung/Arbeit, Wohnen, Freizeit) zu begleiten und zu unterstützen.

Fallbeispiele

W. – 18 Jahre alt

Erstkontakt Der gerade 18-jährige W. stellte sich ambulant in Begleitung mit seinen getrenntlebenden Eltern vor. Das Eingangsgespräch fand auf ausdrücklichen Wunsch der Mutter im Beisein der Eltern statt. Als Anlass für die Vorstellung wurde eine Symptomatik mit Konzentrationsmangel, Erschöpfungszuständen, Motivationslosigkeit und Schwierigkeiten mit der Alltagsroutine seit der nach der 10. Klasse ohne Abschluss beendeten Schulzeit beschrieben. Bis vor Kurzem hatte W. eine Lehre zum Landwirt absolviert, die ihm insgesamt auch Freude bereitete. Jedoch war ihm nach mehrfachem Verschlafen, wiederholter Unkonzentriertheit und zeitweise fehlender Motivation vom Arbeitgeber gekündigt worden. Infolgedessen nahm die Problematik zu. Er habe keine Tagesstruktur mehr und liege häufig nur noch im Bett in seiner Wohnung, die ihm die Mutter, bei der W. bis zum Umzug lebte, wegen Auseinandersetzungen aufgrund gelegentlichen Cannabiskonsums und ausgedehnter Partygänge in ihrer direkten Nachbarschaft gemietet hatte.
Als Anliegen äußerte W., dass er Hilfe bezüglich seiner Motivationslosigkeit und bei der Verbesserung der Tagesstruktur suche. Hierfür wurde ihm zunächst eine tagesklinische Therapie angeboten, der er, anders als seine Eltern, nur zögerlich zustimmte. Bei den Erörterungen des Behandlungskonzepts übernahm die Mutter wiederum eine auffällig aktiv-dominante, auch skeptische Rolle.

Behandlungsverlauf W. wurde wegen einer depressiven Symptomatik zur tagesklinischen Behandlung aufgenommen. Im Behandlungsverlauf kristallisierten sich folgende Themen heraus: 1. starke Autonomie- und Ablösebestrebungen bezüglich der Eltern, weshalb W. u. a. jegliche Kontaktaufnahme zum Elternhaus unsererseits bzw. gemeinsame Gespräche ablehnte, 2. eine Bagatellisierung des im letzten Jahr zunehmenden, in der Aufnahme lediglich als gelegentlich angegebenen Cannabiskonsums, dessen therapieschädigendes Ausmaß, im Sinne eines sich intensivierenden Vermeidungsverhaltens gegenüber jeglicher Behandlungsanforderung, deutlich wurde und sich durch wiederholt positive Drogenscreenings bestätigte, 3. Größenfantasien, insbesondere hinsichtlich der Zukunftspläne für die Zeit nach der Entlassung aus der Tagesklinik (Erntehelfer in Kanada, Großmaschinenfahrer), bei gleichzeitig fehlender Verantwortungsübernahme.

Zwar gelang es, diese Themen mit W. zu beleuchten, jedoch stimmte er, wenig nachhaltig, allem zu und hatte stets Handlungs- bzw. Veränderungsvorschläge, ohne die Themen wirklich zu reflektieren. Im Gegenteil versuchte er, alles schnell abzuarbeiten, um möglichst in Ruhe gelassen zu werden. Im Hinblick auf den Ablösungsprozess vom Elternhaus konnte W. jedoch die räumliche Distanzierung von der Mutter durch Umzug in eine passende betreute Wohnform als ein eigenes Ziel formulieren.

Bei der Umsetzung bauten sich jedoch erhebliche Hürden auf, da W. aufgrund seiner sozioemotionalen Entwicklungsverzögerung eine noch intensivere Betreuung und ein passendes Regelwerk mit altersangemessenen Rechten und Freiheiten benötigte. Bei der Umsetzung zeigte sich jedoch das Dilemma. Die durch das Jugendamt finanzierten betreuten Wohnformen, in denen W. sich vorstellte, passten zwar von der Betreuungsintensität, waren aber hinsichtlich der zugestandenen Freiheitsgrade nicht mehr altersadäquat. Zudem wies man vom Jugendamt die Zuständigkeit zurück, da bei W. vor dem 18. Lebensjahr keine Hilfebedarfe bestanden hatten. In den über das Sozialamt finanzierten Wohnformen wurden hingegen in der Regel deutlich ältere und chronisch psychisch Erkrankte betreut, sodass W. sich darauf – weitestgehend nachvollziehbar – nicht einlassen konnte. Gleichzeitig war bezüglich niedrigschwelliger tagesstrukturierender oder auch berufsvorbereitender Maßnahmen keine Antragstellung möglich, da W. aufgrund des Verdienstes der Eltern nicht dem Jobcenter zugehörig war, worüber diese Maßnahmen angeboten werden. Eine Antragstellung für eine ambulante Betreuung konnte ebenfalls nicht erfolgen, da damals, 2014, noch vor der konsequenten Umsetzung des Bundesteilhabegesetzes (BTHG), für die Ermittlung des Eigenanteils noch eine elterliche Zuarbeit nötig gewesen wäre, die W. mit dem Argument ablehnte, den Eltern nicht »auf der Tasche liegen« zu wollen. Gleiches hätte letztlich auch für eine entsprechende Tagesstätte für junge Erwachsene gegolten, hätte eine solche zu diesem Zeitpunkt schon bestanden.

Ergebnisse Am Ende der tagesklinischen Behandlung ging W. in die vorhergehende Lebenssituation zurück, ohne weitere Betreuung, lediglich mit dem Angebot, sich bedarfsweise niedrigschwellig wieder vorstellen zu können. Wir haben W. seitdem nie wieder gesehen.

Diskussion Hinsichtlich des Behandlungszugangs würde bei einer so verstrickten Familiendynamik, wie sie sich im Vorgespräch abgebildet hat, sowie bei dem Eindruck motivationaler Ambivalenz des jungen Mannes gegenüber der Therapie vor Aufnahme in die Tagesklinik wenigstens ein weiteres Vorgespräch, auch allein mit dem Patienten, zur Klärung des Behandlungsanliegens vorgeschaltet. Gleichzeitig würden zur Abschätzung des Substanzkonsums vorab ein oder mehrere Drogenscreenings erfolgen.

Inzwischen gilt die Bereitschaft zur bedarfsweisen Einbeziehung enger Bezugspersonen in Form von Kontaktaufnahme oder auch Einladung zum gemeinsamen Gespräch als Bedingung für die Aufnahme in die Tagesklinik. Bei allen natürlicherweise bestehenden Autonomiebestrebungen hat sich dies als unerlässlich erwiesen. Gleichzeitig wird auf diesem Wege signalisiert, dass die individuellen Probleme Teil des individuellen Lebensumfelds und der Entwicklung sind, was letztlich auch Entlastung schafft. Bei Einbeziehung der Eltern wäre in diesem Fall zumindest die Beantragung einer ambulanten Betreuung möglich gewesen, mit dem Ziel, die Familie für ihre Dynamiken zu sensibilisieren und Veränderungen anzustoßen.

T. – 21 Jahre alt

Erstkontakt Der 21-jährige, unter Betreuung stehende T. wurde beim Erstkontakt noch stationär behandelt, wobei das Ziel eine tagesklinische Weiterbehandlung war. T. hatte bereits zahlreiche depressive Phasen durchlaufen, litt unter Suizidgedanken, Panikattacken und selbstverletzenden Verhaltensweisen. Seine Ausbildung beim Berufsbildungswerk hatte er aufgrund zunehmender Suizidgedanken vier Monate zuvor abbrechen müssen, nachdem er sich in dem Ausbildungssetting, vor dem Hintergrund von Verwahrlosungserfahrungen und ausgeprägtem Mobbingerleben in der Kindheit und Jugend, sowohl sozial als auch kognitiv überfordert gezeigt hatte. Im Kontakt verhielt sich T. beschämt, nahm kaum Blickkontakt auf und drängte sich auf dem Weg zum Gesprächszimmer dicht an der Wand entlang. Angesichts seiner Skepsis, die Anforderungen der Tagesklinik aufgrund seiner Schwierigkeiten im Sozialkontakt zu bewältigen, vereinbarten wir eine sehr individuelle Eingewöhnungsphase.

Behandlungsverlauf T. erschien zum vereinbarten Termin in der Tagesklinik und versuchte, sich in die Gruppe zu integrieren, was ihm sehr schwerfiel und zu unregelmäßigem bzw. zum Teil verspätetem Erscheinen führte. Die Gruppe reagierte mit sehr positiven Peergroup-Effekten, kümmerte sich um T., sodass es ihm nach etwa vier Wochen gelang, das vollständige Therapieangebot regelmäßig und pünktlich zu absolvieren. Er konnte sich während der zwölfwöchigen Behandlung gut stabilisieren, erlangte einen Zuwachs an sozialen Kompetenzen und lernte, seine Gefühle besser wahrzunehmen und zu artikulieren.

Gleichzeitig wurde deutlich, dass T. auch nach Entlassung ein entsprechendes Betreuungs- und Therapieangebot benötigen würde, damit die Fortschritte weiter gefestigt bzw. erweitert werden könnten. Neben der Aufnahme zur Psychotherapie in unserer Ambulanz wurde für ihn eine ambulant betreute Wohnform für junge Erwachsene beantragt und relativ schnell genehmigt. Hier konnten seine positiven Peergroup-Erfahrungen von der Tagesklinik verstärkt werden. Mit Unterstützung seiner ambulanten Betreuerin, zu der er ein enges Vertrauensverhältnis aufbauen konnte, wurde er schrittweise in die Tagesstätte für junge Erwachsene integriert, die er jetzt dreimal wöchentlich besucht und wo er sogar engere Freundschaften schließen konnte. Seit Kurzem hat er zusätzlich einen Minijob.

In der Ambulanz bewegt er sich nach nunmehr zwei Jahren ambulanter Therapie, bei deutlichem Zuwachs seines Selbstwertgefühls und der allgemeinen sozialen Kompetenzen, zunehmend selbstbewusster. Es ist ihm möglich, seine Gefühlszustände differenzierter zu kommunizieren. Selbstverletzende Verhaltensweisen oder Suizidgedanken sind seit der Behandlung in der Tagesklinik nicht mehr aufgetreten. Es gelang ihm, eine eigene Wohnung in einer von ihm bevorzugten Wohngegend zu beziehen und sich in einem Theaterklub mit regelmäßigen Vorstellungen zu engagieren. Trotz dieser Erfolge beschäftigt ihn weiter die Sorge vor erneuter kognitiver Überforderung durch eine (zu anspruchsvolle) Ausbildung, verbunden mit der Angst vor erneutem Scheitern.

Diskussion Der bisherige Behandlungserfolg basiert wesentlich auf der gelungenen Integration des Patienten in die Tagesklinik. Dazu hat die gleichaltrige Patientengruppe durch die empathische Aufnahme und Unterstützung einen wesentlichen Beitrag geleistet. Maßgeblich war dann im Weiteren, dass nach der Entlassung – vor allem im Ergebnis der Netzwerkarbeit – sowohl eine

während der Tagesklinik beantragte passende Wohngruppe als auch die Tagesstätte für junge Erwachsene zur Verfügung standen. Zusätzlich erwies sich die in der Arbeit mit jungen Erwachsenen erfahrene ambulante Betreuerin als passgenau für die Bedürfnisse von T., wodurch er seine Ressourcen gut entfalten konnte, ohne sich zu überfordern.
Ein besonderes Zeugnis einer gelungenen Therapie, das gleichzeitig noch einmal nachdrücklich die Dauer von Veränderungsprozessen unterstreicht, erreichte uns kurz vor Weihnachten 2021 in Form eines Briefes von einer Patientin, die wir von 2014 bis 2016 begleitet haben, und es spricht für sich selbst:

Liebes Personal der Tagesklinik,
ich möchte mich auf diesem Weg bei Ihnen bedanken. Sie haben mich von der ersten Wohnung fast bis zum Ende meiner Ausbildung begleitet und eine wichtige stützende Rolle in meinem Leben gespielt. In jeder Krise und durch jeden Zweifel standen Sie wohlwollend an meiner Seite. Ich bin gleichzeitig etwas sentimental, wenn ich mir bewusst mache, wie sehr Sie in jedem Moment an mich geglaubt haben und mir Mut zugesprochen haben. Und ich bin sogar wirklich dankbar, dass Sie mir zu der Kraft verholfen haben, mich von Menschen zu trennen, die mir nicht gutgetan haben. Jedes Teammitglied hat auf seine ganz besondere Weise dafür gesorgt, dass ich mehr in mich vertraue und mein »Handwerkszeug« sich erweitert. Ich habe mich bei Ihnen stets wohl und angenommen gefühlt und ebenso das erste Mal in meinem Leben wahnsinnig kompetent. Mit Fachwissen, Humor, Empathie, dem richtigen Gespür dafür, wann Sie mir mehr zutrauen müssen, als ich es mir jemals selbst zugetraut hätte, und gleichzeitig einem Gefühl von familiärer Wärme. Das Konzept der Tagesklinik Adoleszenz sowie die Zusammensetzung des Teams haben mich jedes Mal aufs Neue aus einer Krise herausgezogen. Manche Hinweise habe ich nicht direkt umgesetzt, doch dafür finde ich jetzt umso mehr davon in meinem Alltag wieder. Ich mache täglich Yoga von Mady Morrison, PMR oder autogenes Training (an Sie kommt niemand heran, Frau Schmidt!). Ich behalte eine Tagesstruktur auch im Urlaub bei und integriere Sport, Achtsamkeit und verschiedenste Aktivitäten aus der Ergotherapie in meinen Tagesablauf. Spannend auch, wie sich der Kreis schließt und ich jetzt selbst mit meinen Klienten Entspannungs- und Atemübungen mache, Skilltaschen erstelle und sie durch Panikattacken begleite. Das ist vielleicht auch der Zeitpunkt, um zu sagen, dass ich meine Ausbildung mit Auszeichnung bestanden habe und in einer Grundschule [...] arbeite. Dieses Jahr endete auch meine ambulante Therapie.

Ich habe noch lange nicht alles aufgearbeitet und die schlechten Phasen sind nach wie vor Teil meines Lebens, aber die Täler werden kleiner und kürzer und ich weiß, mir zu helfen. Worte und Schokolade können nicht das aufwiegen, was Sie für mich getan haben. Während ich diesen Brief schreibe, sitze ich in meiner Wohnung vor dem Tannenbaum, neben mir liegt mein (zukünftiger Therapie-)Hund und auch, wenn ich Weihnachten gerne mit Ihnen gefeiert habe, so bin ich doch froh, mir jetzt mein eigenes schönes Weihnachtsfest zu gestalten. Mit allem, was mir guttut, oder vielmehr ohne all die Negativität aus den vergangenen Jahren. Ich möchte zum Abschluss noch stolz berichten, wie viel Angst ich seit Beginn der Pandemie abgelegt habe, ja sogar die Angst vor der Angst! Ich habe meine Strategien für das Alleinsein, Bahnfahren und andere Situationen, die mich verunsichern.
Die erwachsene K. [Name geändert] sowie die kleine K. sagen von ganzem Herzen Danke!

Resümee

Die tagesklinische Behandlung hält für junge Erwachsene mit bis zu mittelschwerer Beeinträchtigung des psychosozialen Funktionsniveaus – unter Berücksichtigung von Ausschlusskriterien – ein umfassendes Angebot an Unterstützungsmöglichkeiten bereit. Der Vorteil der Tagesklinik für diese spezielle Altersgruppe liegt eindeutig in der gemeinsamen Behandlung von Gleichaltrigen mit entsprechend vergleichbaren Entwicklungsaufgaben in einer Situation, die nicht losgelöst vom aktuellen Lebensumfeld der Betroffenen ist. Dabei hat sich inzwischen im Anschluss an die tagesklinische Therapie ein deutlich bedarfsgerechteres Nachbehandlungsangebot in Bezug auf Wohnen und Tagesstrukturierung entwickeln lassen.

***Christine Armbruster**, Dr. med., Jg. 1969, ist Leiterin der Tagesklinik und Institutsambulanz für Adoleszenzpsychiatrie, Klinik und Poliklinik für Psychiatrie und Psychotherapie am Helios Hanseklinikum in Stralsund.*
***Jan Armbruster**, Dr. med., Jg. 1970, arbeitet in der Klinik für Forensische Psychiatrie und Psychotherapie am Helios Hanseklinikum in Stralsund.*

Literatur

Armbruster, C. & Freyberger, H. J. (2017): Interne und externe Transition in die Erwachsenenpsychiatrie. Erste Arbeitserfahrungen mit einer Tages- und Poliklinik für Adoleszenzpsychiatrie in Stralsund. Psychotherapeut, 62, S. 25 – 29.

Blos, P. (2011): Adoleszenz. Eine psychoanalytische Interpretation. Stuttgart: Klett-Cotta, 8. Aufl.

Fegert, J.; Streeck-Fischer, A.; Freyberger, H. J. (Hg.) (2009): Adoleszenzpsychiatrie. Psychiatrie und Psychotherapie der Adoleszenz und des jungen Erwachsenenalters. Stuttgart: Schattauer.

Grimmer, B.; Sammet, I.; Damman, G. (Hg.) (2012): Psychotherapie in der Spätadoleszenz. Entwicklungsaufgaben, Störungen, Behandlungsformen. Stuttgart: Kohlhammer.

King, V. (2013): Die Entstehung des Neuen in der Adoleszenz. Wiesbaden: Springer VS, 2. Aufl.

Salge, H. (2013): Analytische Psychotherapie zwischen 18 und 25. Besonderheiten in der Behandlung von Spätadoleszenten. Berlin & Heidelberg: Springer.

Uhlhaas, P. J. & Konrad, K. (Hg.) (2011): Das adoleszente Gehirn. Stuttgart: Kohlhammer.

Ziegler, U. & Bartak, A. (2011): Zwischen Erfahrungswerten und Wissenschaft: Tagesklinische Behandlung von Jugendlichen mit Persönlichkeitsstörungen in den Niederlanden. In: Schultz-Venrath, U. (Hg.): Psychotherapie in Tageskliniken. Methoden, Konzepte, Strukturen (S. 51 – 69). Berlin: MWV.

Hometreatment für psychisch belastete Kinder, Jugendliche und junge Erwachsene in Baden-Württemberg

Isabel Böge

Auffälligkeiten und Störungen im Kindes- und Jugendalter sind häufig und gehen mit erheblichen Beeinträchtigungen, nicht nur für die Betroffenen, sondern auch für die Familie sowie die Schule und das soziale Umfeld einher. Dabei wird die Prävalenz psychischer Störungen im Kindes- und Jugendalter auf ca. 10 bis 20 % geschätzt (Ihle und Esser 2002), die Persistenzrate von kinder- und jugendpsychiatrischen Störungen innerhalb von zwei bis fünf Jahren auf über 50 %.

Die KiGGS-Studie zur Gesundheit von Kindern und Jugendlichen in Deutschland stellt in diesem Kontext dar, dass in den bisherigen ambulanten und stationären Strukturen immer noch 50 % der psychiatrisch zu evaluierenden Kinder nicht oder erst sehr spät erreicht werden (Ravens-Sieberer et al. 2008). Die KiGGS-Folgebefragung zeigt dabei eine zeitliche Stabilität für eine symptombasierte Häufigkeit von etwa 20 % für psychische Auffälligkeiten bei Kindern und Jugendlichen im Alter von drei bis 17 Jahren in Deutschland nach einem Zeitraum von sechs Jahren. Von diesen behandlungsbedürftigen Kindern und Jugendlichen befanden sich aber nur 18,6 % in psychiatrischer oder psychotherapeutischer Behandlung (Hölling et al. 2014). Neben Angst vor Stigmatisierung, Unkenntnis von möglichen Hilfen sowie Furcht vor Entzug der elterlichen Sorge bestanden oftmals ganz reale Hindernisse wie Transportprobleme, Strukturdefizite oder das Vergessen von Terminen.

Die Adoleszenz stellt dabei nochmals eine besondere Lebensphase mit spezifischen Entwicklungsaufgaben dar, wie Individuation, Ablösung vom Elternhaus, Perspektiventwicklung für das eigene Leben, damit auch Übernahme von Verantwortung für die eigenen Entscheidungen und Handlungen, bei gleichzeitiger Orientierung an der Peergroup. Kommt eine psychische Erkrankung in dieser Phase hinzu, wird es komplex. Das Setting der Kinder- und Jugendpsychiatrie ist dabei oftmals zu beschützend, gegebenenfalls auch ungewollt Regression fördernd im Verhältnis zu den regelhaften Anforderungen, die an einen jungen Erwachsenen gestellt werden. Gleichzeitig sind Patientinnen und Patienten im jungen Erwachsenenalter schnell mit den progressiven Anforderungen einer erwachsenenpsychiatrischen Station überfordert, da sie emotional ihr tatsächliches Lebensalter noch nicht erreicht haben. Schnittstellenproblematiken kommen so in der Versorgung der psychisch erkrankten Patientinnen und Patienten im Alter der Adoleszenz hinzu. Deutschlandweit gibt es inzwischen einige Adoleszenzstationen und -projekte, wobei allerdings zwei Drittel der Projekte nur von einer Fachdisziplin und nicht interdisziplinär (was wünschenswert wäre) geleitet werden. Aufsuchende Behandlungsformen gibt es kaum.

Zum Hintergrund von Hometreatment in der Psychiatrie

In den letzten Jahrzehnten gab es, vor allem in der Erwachsenenpsychiatrie, ein großes Interesse daran, psychiatrische Patientinnen und Patienten nicht mehr primär stationär, sondern ambulant in der Gemeinde zu behandeln. Auch in der Kinder- und Jugendpsychiatrie gab es erste Studien dazu.

So evaluierte Lamb (2009) ein breites Spektrum an ambulant durchgeführten Behandlungsangeboten, die anstelle von stationären kinder-/jugendpsychiatrischen Behandlungen angeboten wurden. Sie stellte fest, dass sich in den vorhandenen Ergebnissen eine vergleichbare Effizienz von stationärer und aufsuchender Behandlung abzeichnet. In einer deutschen Studie wiesen Mattejat und Mitarbeitende an 92 Patientinnen und Patienten nach, dass Hometreatment-Patientinnen und -Patienten im Long-Term-Outcome ein gleich gutes Behandlungsergebnis erreichten wie Patientinnen und Patienten, die eine stationäre Behandlung erhielten (Mattejat et al. 2001). Ergänzt wurde diese Aussage in einer anderen Studie von Schmidt und Mitarbeitenden, die berichteten, dass zwar zum Zeitpunkt der Entlassung der Behandlungserfolg von Patientinnen und Patienten, die länger stationär behandelt worden waren (n = 35), besser war als der von Hometreatment-Patientinnen und -Patienten (n = 70), die Ein-Jahres-Stabilität des Behandlungserfolgs aber in der Gruppe der Hometreatment-Patientinnen und -Patienten deutlich höher lag (Schmidt et al. 2006).

Dennoch gab es bis 2018 in Deutschland kaum aufsuchende Behandlungsangebote in der Kinder- und Jugendpsychiatrie. Das Projekt »Behandelt zu

Hause gesund werden« (BeZuGH) entstand 2011 am ZfP Südwürttemberg und beinhaltete ein aufsuchendes Behandlungsangebot ein- bis dreimal pro Woche über drei Monate, das nach einem (verkürzten) stationären Aufenthalt einsetzen konnte. Die Leistungen wurden von einem multiprofessionellen Team unter der Leitung einer Fachärztin für Kinder- und Jugendpsychiatrie erbracht und zielten darauf ab, stationäre Behandlungserfolge im häuslichen Umfeld zu stabilisieren und zu verstetigen. Böge und Mitarbeitende zeigten, dass alle Diagnosen im aufsuchenden Hometreatment-Modell BeZuHG behandelt werden konnten. Ebenfalls konnte eine Kosteneffizienz für BeZuHG aufgezeigt werden (Böge et al. 2014). Corpus und Mitarbeitende (2014) berichteten ergänzend, dass sowohl initial als auch im Follow-up eine Patientenzufriedenheit gegeben war. Seit 2018 ist Hometreatment nun in Deutschland, in Form einer stationsäquivalenten Behandlung (StäB), in der Regelversorgung möglich.

Mit dem »Gesetz zur Weiterentwicklung der Versorgung und Vergütung für psychiatrische und psychosomatische Leistungen« (Psych VVG), das am 01.01.2017 in Kraft getreten ist, wurde die Grundlage geschaffen, alternativ zur stationären Behandlung intensives Hometreatment als Krankenhausbehandlung für psychisch kranke Kinder und Jugendliche regelhaft anzubieten. So wurde der §39 des SGB V um den Zusatz ergänzt: »Versicherte haben Anspruch auf stationsäquivalente Behandlung durch ein nach § 108 zugelassenes Krankenhaus, wenn die Aufnahme oder die Behandlung im häuslichen Umfeld nach Prüfung durch das Krankenhaus erforderlich ist, weil das Behandlungsziel nicht durch teilstationäre, vor- und nachstationäre oder ambulante Behandlung einschließlich häuslicher Krankenpflege erreicht werden kann.« Dieses wurde dann im § 115d SGB V konkretisiert: »Psychiatrische Krankenhäuser mit regionaler Versorgungsverpflichtung sowie Allgemeinkrankenhäuser mit selbständigen, fachärztlich geleiteten psychiatrischen Abteilungen mit regionaler Versorgungsverpflichtung können in medizinisch geeigneten Fällen, wenn eine Indikation für eine stationäre psychiatrische Behandlung vorliegt, anstelle einer vollstationären Behandlung eine stationsäquivalente psychiatrische Behandlung im häuslichen Umfeld erbringen. Der Krankenhausträger stellt sicher, dass die erforderlichen Ärzte und nichtärztlichen Fachkräfte und die notwendigen Einrichtungen für eine stationsäquivalente Behandlung bei Bedarf zur Verfügung stehen.«

Hiermit war die Grundlage geschaffen, eine intensive Behandlung in Form einer stationsäquivalenten Behandlung (StäB) für Patientinnen und Patienten mit einer stationären Behandlungsindikation dort stattfinden zu lassen, wo die Probleme bei Kindern, Jugendlichen und jungen Erwachsenen meistens entstehen: in der Familie, in der Schule, am Arbeitsplatz, in der Peergruppe.

Hometreatment in der Praxis

Eine stationsäquivalente Behandlung (StäB) beinhaltet dabei eine therapieziel-orientierte Behandlung durch ein mobiles multiprofessionelles Team unter der Leitung eines Facharztes bzw. einer Fachärztin für Kinder- und Jugendpsychiatrie und Psychotherapie (KJPP). Ein StäB-Team der Adoleszenz wird dabei gleichberechtigt geleitet von einer Fachärztin bzw. einem Facharzt für KJPP und einem Facharzt bzw. einer Fachärztin für Erwachsenenpsychiatrie.
Das StäB-Team ist multiprofessionell zusammengesetzt. Neben dem Facharzt oder der Fachärztin besteht das Team aus Psychologinnen und Psychologen, Mitarbeitenden aus dem Pflege- und Erziehungsdienst, einem/r Sozialdienstmitarbeiter/in sowie eigenen Fachtherapeutinnen oder Fachtherapeuten. Für eine strukturelle Erleichterung ist es wünschenswert, auch eine Organisationsfachkraft im Team zu haben, die Wochenpläne für die Patienten und Dienstpläne für die Mitarbeitenden erstellt, Materialien und Fahrzeuge organisiert und koordiniert. Einen Schwerpunkt legen die Teams am ZfP Südwürttemberg zudem auf erlebnispädagogische Inhalte.
Die Fallführung bei einem Kind, Jugendlichen oder Adoleszenten und deren Familie liegt dabei in der Regel bei einem Mitarbeiter des Pflege- und Erziehungsdienstes (PED) als »fallführendem Therapeuten bzw. fallführender Therapeutin«. Dieser oder diese hat die Funktion eines Casemanagers mit den folgenden Funktionen: Zu Beginn der Behandlung wird eine Behandlungsplanung mit Problemen, Ressourcen, Zielen und Maßnahmen erstellt. Jeweils eine Woche im Voraus erfolgt die Planung der Folgewoche für die Familie, das Kind, den Jugendlichen oder Adoleszenten, aus der ersichtlich ist, welches Mitglied des Teams wann und mit welchem Ziel den Patienten oder die Patientin in der Familie, in der Schule oder an einem anderen Ort (Klinik, Sportverein etc.) aufsucht. Ein Casemanager oder eine Casemanagerin koordiniert die Termine des Kindes, Jugendlichen oder Adoleszenten mit dem Umfeld (z. B. mit der Schule, dem Jugendamt), ist die erste Ansprechperson für die Familie und behält den Überblick über die Behandlung. Fachärztlich wird jeder Fall supervidiert. Es besteht zudem jederzeit eine fachärztliche Erreichbarkeit für StäB-Mitarbeitende. Eine ärztliche Erreichbarkeit für die Patientinnen und

Patienten wird rund um die Uhr vonseiten des Krankenhauses abgedeckt. Einmal pro Woche findet in der Familie eine fachärztliche Visite statt, ebenso erfolgt einmal pro Woche eine Fallbesprechung im multiprofessionellen Team, bei der Mitarbeitende aus mindestens drei verschiedenen Berufsgruppen anwesend sind.

Behandlungselemente von Hometreatment bei psychisch belasteten Kindern, Jugendlichen und jungen Erwachsenen

Konkret können folgende Behandlungselemente während einer StäB-Behandlung eingesetzt werden:

Im Einzelsetting Einzelpsychotherapie, Fachtherapie (Ergotherapie, Kunsttherapie, Bewegungstherapie, Heilpädagogik), Erlebnispädagogik, Skillstraining, Psychoedukation, Leistungsdiagnostik (oder auch weiterführende Diagnostik je nach Krankheitsbild), Traumatherapie, soziales Kompetenztraining, verhaltenstherapeutische Trainings, Psychopharmakotherapie, Entspannungsverfahren.

Im Familiensetting Bei Kindern und Jugendlichen werden die Eltern eng eingebunden, im Sinne von Elternberatung, Paarberatung, Elterntrainings, Familientherapie. Auch bei Adoleszenten findet noch eine Einbindung der (vorhandenen) Bezugspersonen – wo erforderlich – statt, allerdings in den meisten Fällen niederfrequent.

Im Gruppensetting Im Alter der Adoleszenz tritt die interaktionelle Gruppentherapie, die zweimal wöchentlich stattfindet, in den Vordergrund, da hier eine Orientierung in der Peergruppe an und mit Gleichaltrigen ein zentrales Element für die Identitätsfindung während der Behandlung ist.

Im Schul- oder Ausbildungssetting Für alle Patientinnen und Patienten, bei denen Schulproblematiken eine Rolle spielen, die nicht an der Heimatschule gelöst werden können, besteht die Möglichkeit der Teilnahme an der Klinikschule. Im Bereich der Adoleszenz tritt die Sozialarbeit dabei stärker in den Vordergrund. Oftmals bestehen Probleme in der (Berufs-)Schule oder am Arbeitsplatz. Hier geht es darum, neue Perspektiven zu eröffnen und Wege zu bahnen.

Aus den verschiedenen Elementen setzt sich somit ein komplexes Behandlungsprogramm an sieben Tagen in der Woche zusammen, also auch an den

Wochenenden. Ein zentrales Element bei der Abstimmung der einzelnen Therapieelemente stellt das Dokumentationssystem dar – und bei akuten Lagen die direkte Kommunikation, sodass jederzeit jeder Mitarbeitende weiß, was an den Vortagen Behandlungsinhalt gewesen ist. Eine entsprechende technische Ausstattung mit Laptops, Smartphones muss vorgehalten werden.
Bei der Aufnahme in eine StäB bedarf es dabei nicht nur der Motivation und Flexibilität der Mitarbeitenden, sondern auch der Familien, Patienten und Patientinnen, da die täglichen Kontakte durchaus eine Belastung darstellen können. Aus dem Grund wird die Behandlungsdauer in StäB in der Regel auf sechs Wochen begrenzt. Eine Nachsorge mit zunächst einem aufsuchenden Kontakt (in abnehmender Frequenz) und einer Teilnahme an der angebotenen Gruppentherapie (in StäB Adoleszenz) pro Woche wird dabei in der Regel für drei Monate nach Beendigung der StäB zur Stabilisierung angeboten und auch in den meisten Fällen angenommen.

Besonderheiten von Hometreatment bei psychisch belasteten Kindern, Jugendlichen und jungen Erwachsenen

Bisherige Evaluationen zeigen, dass im aufsuchenden Setting alle bekannten Störungsbilder der Kinder- und Jugendpsychiatrie behandelbar sind. Allerdings muss hier differenziert werden. Die höchste Effektivität lässt sich für Patientinnen und Patienten mit externalisierenden Störungsbildern nachweisen. Hier ist anzunehmen, dass durch den stärkeren Einbezug der Eltern in die Behandlung im häuslichen Umfeld ein deutlicherer Kompetenzgewinn der Eltern erzielbar ist (im Vergleich zu Eltern von stationären Patientinnen und Patienten), welcher für den Behandlungserfolg eine entscheidende Rolle spielt. Patientinnen und Patienten mit depressiven Störungsbildern benötigen hingegen oftmals mehr Zeit, als in StäB darstellbar ist, während Patientinnen und Patienten mit sozialphobischen Verhaltensweisen oder schulmeidendem Verhalten besser im stationären Setting behandelbar sind. Allerdings ist StäB oftmals die einzige Möglichkeit, diese Patientinnen und Patienten überhaupt zu erreichen, sodass eine Kombination aus beiden Therapieformen nicht selten indiziert ist, um einen nachhaltigen Behandlungseffekt zu erzielen. Zudem spielt das Alter eine Rolle. Während im StäB-Team für Kinder und Jugendliche im Alter von fünf bis 16 Jahren durchschnittlich 54,9 % eine F9-Diagnose (nach ICD-10) haben und nur 17,7 % mit einer F3-Diagnose bzw. 23,6 % mit einer F4-Diagnose diagnostiziert sind, verschiebt sich das Diagnosespektrum im Team der StäB-Adoleszenz bei den 17- bis 21-Jährigen auf 43,8 % F3-Diagnosen und 26,6 % F4-Diagnosen.

Anhand einer in kürzester Zeit entstandenen Warteliste für StäB-Plätze zeigt sich, dass StäB von den Kindern, Jugendlichen und deren Familien ebenso wie von jungen Erwachsenen gut angenommen wird. Dabei werden die meisten Behandlungen regulär beendet; es sind wenige Therapieabbrüche und vorzeitige Beendigungen (5,3 %) zu verzeichnen. Das hat sicher auch damit zu tun, dass man für eine stationsäquivalente Behandlung von vornherein eine deutlich höhere Motivation mitbringen muss – die auch vorab geprüft wird – als für eine stationäre Behandlung, die im Kinder- und Jugendbereich sonst gegebenenfalls auch gegen den Willen nach Elternrecht stattfinden kann.

Da Strukturen im Heimatumfeld oftmals bei der Entstehung der vorhandenen Problematiken eine Rolle spielen, sollten nicht nur die Eltern, sondern auch die Schule oder die Ausbildungsstätte (z. B. bei Leistungsversagen, Mobbing) in die Behandlung einbezogen werden. Dabei muss die Leitung der jeweiligen Schule bzw. des Ausbildungsbetriebs den StäB-Mitarbeitenden erlauben, sich in der Schule oder am Ausbildungsplatz aufzuhalten, um mit dem Kind, Jugendlichen oder Adoleszenten zu arbeiten und die Lehrkräfte oder Ausbildenden einzubeziehen. Eine Schweigepflichtentbindung von dem Adoleszenten bzw. von den Eltern ist ebenfalls erforderlich.

Weitere zu involvierende Außeninstanzen bei einer StäB von Kindern, Jugendlichen oder Adoleszenten sind häufig das Jugendamt, Arbeitsamt oder auch das Gericht, wenn es beispielsweise um das Installieren von Folgemaßnahmen in der Familie, die Integration in Arbeitsmaßnahmen oder das Ableisten von Sozialstunden bzw. die Begleitung zu Gerichtsverhandlungen geht.

Eine StäB sollte dabei den Anspruch haben, bestmöglich integrativ, unter Erhalt der bestehenden Alltagsstrukturen, zu arbeiten. Dies bedeutet aber auch, dass es einer hohen (zeitlichen) Flexibilität der StäB-Mitarbeitenden bedarf, weil es sich in der Terminierung der jeweiligen Angebote nicht nur nach den Stundenplänen der Schule, sondern auch nach den Arbeitszeiten der Eltern, den Freizeitaktivitäten und Verabredungen mit Peers gerichtet werden muss. Gleichzeitig ist es wichtig, feste Arbeitszeiten der StäB-Mitarbeitenden festzulegen (z. B. 8:00 – 18:00 Uhr), innerhalb derer dann Flexibilität möglich ist und die nur in indizierten Einzelfällen (z. B. einer Schulbegleitung morgens um 7:00 Uhr) aufgehoben werden sollte. Solche Ausnahmen sollten fachärztlich indiziert, in der fallorientierten Teambesprechung je nach Kompetenzen und Möglichkeiten der Mitarbeitenden des StäB-Teams im Wochenplan festgelegt werden. Ebenfalls sollte im Wochenplan für jeden Tag festgehalten werden, welcher Mitarbeiter zu welchem Zeitpunkt des Tages, an welchem Thema mit der Familie / dem Patienten oder der Patientin arbeitet, damit in Transparenz eine Orientierung für die Familie und die StäB-Mitarbeitenden vorliegt. Ein möglicher Wochenplan sieht dabei wie folgt aus:

ABBILDUNG 1 Beispielwochenplan

KW	Montag	Dienstag	Mittwoch	Donnerstag	Freitag	Samstag	Sonntag
Vormittag	Schule bis 12:45	Schule bis 15:00	Schule bis 12:45	Schule bis 16:00	Schule bis 12:00		
Nachmittag	14:00 Uhr Einzel: Grundannahmen eruieren Fr. M. (Psychologin)	14:00 Uhr Einzel: Bogentherapie Hr. K. (Erzieher)	14:30–16:00 Interaktionelle Gruppe Fr. M. / Fr. Dr. S. (Psychologin / Fachärztin)	15:00 Uhr Familiengespräch Fr. Dr. S. (Fachärztin)	12 Uhr Schulgespräch, Aktivierung Herr F. (Pflege)	12:00 Uhr Gruppe: Soziale Kompetenz Fr. M. (Psychologin)	14:30 Uhr Angsthierarchie erstellen Fr. M. (Psychologin)

Fazit

Die stationsäquivalente Behandlung (StäB) in der Kinder-, Jugend- und Adoleszenzpsychiatrie ist eine sehr individualisierte, intensive, aufsuchende Behandlungsform für Kinder und Jugendliche bzw. für Adoleszente mit stationärer Behandlungsindikation, unabhängig von der vorliegenden Diagnose. Der Schwerpunkt der Behandlung liegt auf einer multiprofessionellen Arbeit mit dem Patienten oder der Patientin an den von ihm oder ihr benannten Behandlungszielen unter intensivem Einbezug des häuslichen, schulischen bzw. Arbeitsumfelds. Flexibilität von Mitarbeitenden und Familien sowie die Motivation des Patienten oder der Patientin und der Familie spielen eine entscheidende Rolle. Tradierte Zuständigkeiten von Therapeutinnen, Therapeuten, Pflege- und Erziehungsdienstmitarbeitenden, von Fachtherapeuten und -therapeutinnen verändern sich, jeder StäB-Mitarbeitende – unabhängig von der Berufsgruppenzugehörigkeit – hat die Kompetenz zur Fallführung, schreibt Berichte, erstellt Behandlungsplanungen für die Patientinnen und Patienten, für die er oder sie zuständig ist. Im Alter der Adoleszenz gewinnt neben der Einzeltherapie die Gruppentherapie an Bedeutung, dort liegt der Schwerpunkt der Behandlung auf Identitätsentwicklung, Selbstwertstärkung, Perspektivplanung, Stabilisierung und vor allem auf Progression ins Erwachsenenalter.

Isabel Böge, Univ-Prof. Prim. Dr. med., ist Fachärztin für Kinder- und Jugendpsychiatrie und -psychotherapie und Universitätsprofessorin an der Universität Graz im Bereich der Kinder- und Jugendpsychiatrie. Ihr Schwerpunkt liegt auf der Versorgungsforschung.

Literatur

Böge, I.; Copus, N.; Schepker, R. (2014): Behandelt zu Hause gesund werden. Hometreatment in Verzahnung mit Klinikelementen: Chancen und Herausforderungen. Zeitschrift Kinder-Jugendpsychiatrie und Psychotherapie, 42 (I), S. 27–37.

Corpus, N.; Schepker, R.; Fegert, J. M., Boege, I. (2014): Eltern und Patient als Subjekt der Behandlung. Psychotherapeut, 59, S. 378–384.

Hölling, H.; Schlack, R.; Petermann, F.; Ravens-Sieberer, U.; Mauz, E. (2014): Psychische Auffälligkeiten und psychosoziale Beeinträchtigungen bei Kindern und Jugendlichen im Alter von 3 bis 17 Jahren in Deutschland – Prävalenz und zeitliche Trends zu zwei Erhebungszeitpunkten (2003–2006 und 2009–2012). Bundesgesundheitsblatt, 57, S. 807–819.

Ihle, W. & Esser, G. (2002): Epidemiologie psychischer Störungen im Kindes- und Jugendalter: Prävalenz, Verlauf, Komorbidität und Geschlechtsunterschiede. Psychologische Rundschau, 53 (4), S. 159–169.

Lamb, C. E. (2009): Alternatives to admission for children and adolescents: Providing intensive mental healthcare services at home & in communities: What works? Current Opinion in Psychiatry, 22, S. 345–350.

Mattejat, F.; Hirt, B. R.; Wilken, J.; Schmidt, M. H.; Remschmidt, H. (2001): Efficacy of inpatient and home treatment in psychiatrically disturbed children and adolescents. Follow-up assessment of the results of a controlled treatment study. European Child & Adolescent Psychiatry, 10, S. 71–79.

Ravens-Sieberer, U.; Wille, N.; Erhard, M. (2008): Prevalence of mental health problems among children and adolescents in Germany: Results of the BELLA study within the National Health Interview and Examination Survey. European Child & Adolescent Psychiatry, 17, S. 22–33.

Schmidt, M. H.; Lay, B.; Göpel, C.; Naab, S.; Blanz, B. (2006): Hometreatment for children and adolescents with psychiatric disorders. European Child & Adolescent Psychiatry, 15 (5), S. 265–276.

Psychotherapie mit Jugendlichen, jungen Erwachsenen und ihren Familien

Sabine Ahrens-Eipper und Barbara Bräutigam

Der Beginn der Adoleszenz bringt auch psychisch gesunde Teenager durch die extremen Veränderungen auf körperlicher und psychischer Ebene an den Rand ihrer Kapazitäten: Wachstumsschübe, meist unverhältnismäßig auf einen Teil der Extremitäten beschränkt, hormonelle Veränderungen, Stimmungsschwankungen, Verliebtheit, die Entwicklung der Sexualität und ein grundsätzlicher Umbau des Gehirns führen zu außerordentlichen Herausforderungen sowohl für die Jugendlichen selbst als auch für die Menschen in ihrem Umfeld. Der Übergang ins junge Erwachsenenalter hält weitere zentrale Entwicklungsaufgaben bereit: nach Möglichkeit einen Schulabschluss zu erringen sowie Entscheidungen zu Berufs- und Partnerwahl zu treffen, die das Leben nachhaltig beeinflussen werden. Kommen in dieser sensiblen Phase die Symptome einer psychischen Störung hinzu, führt das zu einer Kumulation von entwicklungspsychologisch typischen und störungsspezifischen Belastungen. Die schulische Performance, die Gestaltung von Freundschaften und die erste Partnerschaft sind durch Selbstzweifel, Störungen der Konzentration und der Impulskontrolle sowie den Verlust des Glaubens an sich und eine positive Zukunft deutlich erschwert.

Die Entwicklung und Evaluation altersangepasster Interventionen wurde in der klinischen Forschung zumeist auf das Jugendalter beschränkt, die Herausforderungen des Transitionsalters werden in der ambulanten, teilstationären und stationären Versorgung erst seit wenigen Jahren als dringliche gesundheitspolitische Aufgabe erkannt. Seiffge-Krenke spricht von einer Verschiebung der Identitätskrisen in das junge Erwachsenenalter, die auch damit zu erklären sei, dass junge Menschen im 21. Jahrhundert eher in der Breite explorieren und aufgrund der Fülle an Möglichkeiten oftmals Schwierigkeiten hätten, zu wichtigen Entscheidungen ein verlässliches Commitment zu entwickeln (Seiffge-Krenke 2012). Zudem sei auch bei den Eltern nicht selten das Phänomen der »Separationsangst« (Seiffge-Krenke 2015) zu beobachten, die die Identitätsentwicklung der jungen Erwachsenen mitunter stark beeinträchtige.

Etwa 75 % der Patientinnen und Patienten, die im jungen Erwachsenenalter unter einer psychischen Störung leiden, erkranken erstmals im Alter zwischen zwölf und 18 Jahren (Kim-Cohen et al. 2003). Die Phasen der Adoleszenz bis zum Beginn des jungen Erwachsenenalters gelten als besonders vulnerabel.

Psychotherapeutische Versorgungslage

Alljährlich nehmen ca. 823.000 Kinder und Jugendliche psychotherapeutische Leistungen in Anspruch (Barmer 2021). Dazu zählen sowohl die klassischen Richtlinientherapien (Probatorik, Kurzzeit- und Langzeittherapien) als auch die 2017 eingeführten psychotherapeutischen Sprechstunden und Akuttherapien. Laut dem Barmer Arztreport wurden 2019 insgesamt rund 444 Millionen Therapieminuten im Rahmen der ambulanten Versorgung abgerechnet, darunter rund 313 Millionen Therapieminuten im Rahmen von Richtlinientherapien, was in etwa 16 Millionen Sitzungen pro Jahr entspricht. Untersucht wurden alle ärztlichen und psychotherapeutischen Leistungen für 0- bis 24-jährige Versicherte des benannten Kostenträgers (n = 13.047), die 2019 eine ambulante Psychotherapie begonnen haben. In die Studie gingen im Zeitraum von 2009 bis 2019 Daten zu Kindern und Jugendlichen im Alter von 0 bis 24 Jahren ein, d. h. pro Jahr von 1.604.890 bis 1.884.517 Personen.
Die häufigste Diagnosegruppe (23 %) als Anlass für eine ambulante Richtlinientherapie stellt die F43 dar: »Reaktionen auf schwere Belastungen und Anpassungsstörungen«. Laut der ICD-10-Klassifikation erfordert diese Diagnosegruppe »die Angabe von ein oder zwei ursächlichen Faktoren: ein außergewöhnlich belastendes Lebensereignis, das eine akute Belastungsreaktion hervorruft, oder eine besondere Veränderung im Leben, die zu einer anhaltend unangenehmen Situation geführt hat und eine Anpassungsstörung hervorruft«. Hier ist das Durchschnittsalter von 15,8 Jahren derjenigen, die aufgrund dieser Diagnosegruppe eine psychotherapeutische Behandlung beginnen, aufschlussreich. An zweiter Stelle stehen die affektiven Störungen, insbesondere die Diagnose F32: »depressive Episode« (hochgerechnet auf die Gesamtbevölkerung ca. 23.100 Kinder und Jugendliche), die gemeinsam mit der »rezidivierenden depressiven Störung«, F33 (bundesweit ca. 6.600 Kinder und Jugendliche), und Dysthymia, F34 (ca. 1.555 Kinder und Jugendliche), bei 19,4 % der ambulanten Psychotherapien den Behandlungsanlass darstellt. Hier liegt der Behandlungsbeginn im Durchschnitt bei 18,9 Jahren.

An dritter Stelle stehen bei den Jugendlichen und jungen Erwachsenen die Angststörungen als Behandlungsanlass. Dazu zählen die sozialen Phobien (3,6 %), Angst und Depression, gemischt (3,1 %), Zwangsstörungen (2,7 %), Panikstörungen (2,2 %), spezifische Phobien (1,7 %) und die generalisierte Angststörung (1,4 %). Das Durchschnittsalter bei Behandlungsbeginn variiert zwischen 15 und 18 Jahren.

Die Störung des Sozialverhaltens wird bei 2,3 % der Therapieanlässe als Ausgangsdiagnose angegeben. Dabei ist jedoch zu berücksichtigen, dass diese Diagnose unter dem Verdacht steht, eine der häufigsten Fehldiagnosen zu sein.

Somatoforme Störungen machen 2 % der Therapieanlässe aus. Typisch für somatoforme Störungen (nach ICD-10 F45) sind immer wiederkehrende, häufig chronische körperliche Beschwerden oder Schmerzen, bei denen organische Ursachen weitgehend ausgeschlossen werden können. Störungen der Geschlechtsidentität bilden 0,8 % der Anlässe für eine psychotherapeutische Behandlung. Die Störung der Geschlechtsidentität im Kindesalter ist durch ein anhaltendes und starkes Unbehagen über das zugefallene Geschlecht gekennzeichnet, zusammen mit dem Wunsch, zum anderen Geschlecht zu gehören.

Ambulante Psychotherapien: der formale Rahmen

Seit der Reform der Psychotherapierichtlinie im Jahr 2017 finden erste Kontakte von Patientinnen und Patienten sowie Psychotherapeutinnen und Psychotherapeuten bereits im Rahmen der »psychotherapeutischen Sprechstunde« statt, welche der Abklärung von Beschwerden und der Festlegung des weiteren Vorgehens dient. Die psychotherapeutische Sprechstunde ist seit dem 1. April 2018 vor Beginn der probatorischen Sitzungen oder einer Akutbehandlung verpflichtend.

Durch diese Reform erhielten die niedergelassenen Kinder- und Jugendlichenpsychotherapeutinnen und -psychotherapeuten eine Art Lotsenfunktion. Als Ergebnis der Sprechstunde werden die (Verdachts-)Diagnosen angegeben und verpflichtend Empfehlungen zum weiteren Vorgehen ausgesprochen. Zur Auswahl stehen: keine Maßnahme, eine Präventionsmaßnahme, die ambulante psychotherapeutische Akutbehandlung, eine stationäre Behandlung (Krankenhaus oder Rehabilitation), andere Maßnahmen außerhalb der gesetzlichen Versicherung, die Abklärung bei Hausärztinnen und -ärzten oder Fachärztinnen und -ärzten oder eine ambulante Psychotherapie in den systemisch, analytisch oder tiefenpsychologisch fundierten Verfahren oder in der Verhaltenstherapie. Ambulante Psychotherapien werden zum überwiegenden Anteil in Form von regelmäßigen, in der Regel wöchentlichen Einzelgesprächen im Umfang von 50 Minuten über einen längeren Zeitraum durchgeführt. Dabei umfasst eine Akuttherapie 12 x 50 Minuten, eine Kurzzeittherapie 24 Sitzungen. Die Langzeittherapien umfassen in den verschiedenen Verfahren unterschiedliche Sitzungskontingente (insgesamt 80 bis 300 Sitzungen plus Bezugspersonenstunden).

Eine Langzeittherapie umfasst inklusive einer Verlängerung insgesamt:

- 36 Sitzungen systemische Therapie plus zwölf Sitzungen Fortführung (bisher nur für volljährige Patientinnen und Patienten);
- 60 Sitzungen Verhaltenstherapie plus 20 Sitzungen Fortführung;
- 60 Sitzungen tiefenpsychologisch fundierte Psychotherapie plus 40 Sitzungen Fortführung;
- 160 Sitzungen analytische Psychotherapie plus 140 Sitzungen Fortführung.

Zusätzlich sind im Verhältnis 1:4 Bezugspersonengespräche vorgesehen. Gruppenpsychotherapien mit drei bis zwölf Patientinnen und Patienten werden aktuell vonseiten des Gesundheitssystems deutlich gefördert, dennoch stellen Gruppentherapien nur 3 % der abgerechneten psychotherapeutischen Leistungen dar.

Ambulante Psychotherapie: Besonderheiten bei Jugendlichen und Heranwachsenden

Das Ziel jeglicher psychotherapeutischen Intervention bei Jugendlichen und Heranwachsenden ist neben der Symptombewältigung die Förderung der Emotionsregulation und Beziehungsgestaltung, sowohl innerhalb der Gleichaltrigengruppe als auch mit relevanten Bezugspersonen, sodass die Bewältigung der entwicklungstypischen Herausforderungen gelingen kann. Mittels regelmäßiger Einbeziehung der Bezugspersonen (1:4) kann regulär bis zum 18. Lebensjahr dem Einfluss der zentralen Bezugspersonen auf die Entwicklung des Heranwachsenden Rechnung getragen werden. Bis zum 21. Lebensjahr ist dies noch unter Umständen möglich, danach ausschließlich im Rahmen einer systemischen Psychotherapie.

Psychotherapeutische Behandlungen beginnen mit einer ausführlichen Diagnostikphase zur Problemerfassung und Entwicklung eines individuellen Bedingungs- bzw. Störungsmodells mit den Jugendlichen und Heranwachsenden und deren Bezugspersonen.
Dazu gehört auch eine adäquate Aufklärung über mögliche unerwünschte Nebenwirkungen einer psychotherapeutischen Behandlung (Bleda et al. 2018). Voraussetzung für die psychotherapeutische Behandlung ist die Veränderungsmotivation und die Bereitschaft zur aktiven Mitarbeit aufseiten der Jugendlichen und Heranwachsenden. Die psychotherapeutische Beziehung muss vertrauensvoll und tragfähig sein, weiterhin muss die Prognose ausreichend günstig sein. Es ist sorgfältig abzuwägen, zu welchem Zeitpunkt welche Bezugspersonen oder relevante Peers in die Behandlung einbezogen werden sollen. Bei der Beziehungsgestaltung sind Therapeutinnen und Therapeuten gefordert, den Patientinnen und Patienten ein aktives und ausreichend greifbares Gegenüber zu bieten. »Gerade dadurch, dass klare Grenzen zur Elterngeneration entfallen, erwarten Patienten ein Stück Identität von uns. Jugendliche und junge Erwachsene wollen oftmals, dass Therapeuten Stellung beziehen« (Seiffge-Krenke 2015, S. 45). Außerdem müssen psychotherapeutisch tätige Menschen, insbesondere bei der Arbeit mit dieser Altersgruppe, ertragen, infrage gestellt zu werden; es muss ihnen möglich sein, narzisstische Kränkungen auszuhalten bzw. ein Modell für den Umgang mit solchen Kränkungen zu sein. Darüber hinaus braucht es die Bereitschaft, sich mit existenziellen Fragen authentisch zu beschäftigen (Bräutigam 2011). So kann es durchaus vorkommen, mit Aussagen und Fragen wie der einer 17-jährigen Patientin in einer Therapiesitzung konfrontiert zu sein: »Wenn ich mir meine Eltern so anschaue, habe ich das Gefühl, dass das Leben spätestens ab dreißig sowieso keinen Spaß mehr macht. Wofür stehen Sie denn morgens eigentlich auf?«

Fallbeispiel Isabella – 16 Jahre, sexuelle Gewalt durch einen Unbekannten

Anlass der Psychotherapie Im Alter von 14 Jahren kam es auf dem Heimweg von der Schule zu einer Vergewaltigung durch einen fremden Erwachsenen. Infolge dieses sexuellen Übergriffs entwickelte die Patientin exzessive Ängste, Panikattacken, Albträume, Schreckhaftigkeit, Hyperarousal, Intrusionen, Einschlaf- und Durchschlafstörungen. Im Rahmen der Panikattacken entwickelte sie sekundär massive Ängste um ihre Gesundheit. Zum Zeitpunkt der Vorstellung litt Isabella unter vielfältigsten Ängsten: Trennungsangst, Angst vor Gefahren und Tod, vor Bedrohlichem und Unheimlichem, vor Dunkelheit, vor physischen Verletzungen, vor engen, geschlossenen, dunklen Räumen, vor Albträumen, Angst, allein zu Hause sein, und vor Panikanfällen. Weiterhin zeigte sie starke posttraumatische Ängste in Bezug auf Orte und Situationen, die an das traumatische Ereignis erinnerten, sowie Vermeidungsverhalten im Denken, Fühlen und Handeln. Sie konnte den Schulweg nur mittels großer Umwege bewältigen, um den Tatort zu umgehen. Häufig traten Intrusionen auf. Die Stimmung war gedrückt, hoffnungslos, sie fühlte sich insuffizient und schämte sich für das Geschehene. Sozial hatte sie sich vollkommen zurückgezogen. Die durchgeführte Diagnostik (DIPS, CRIES, ETI-KJ) ergab das Vorliegen einer Posttraumatischen Belastungsstörung und einer Panikstörung. Zum Zeitpunkt des Therapiebeginns musste Isabella mehrmals pro Woche aufgrund von Panikattacken oder Weinkrämpfen von der Schule abgeholt werden.

Therapeutischer Verlauf Isabella war eine sensible, zurückhaltende Jugendliche, die häufig mit ihren Unsicherheiten zu kämpfen hatte. Es fiel ihr schwer, sich anderen gegenüber durchzusetzen und ihre eigenen Wünsche und Bedürfnisse in den Vordergrund zu stellen. Sie war motiviert und compliant. Zu Beginn der Psychotherapie wurde durch die behandelnde Psychotherapeutin ein Antrag auf Teilbeschulung gestellt, da die Patientin die Schule nicht vollumfänglich besuchen konnte.

Im ersten Drittel der Behandlung erfolgten Einheiten zur Psychoedukation (Nelius und Ahrens-Eipper 2017b), zur Gefühlsregulation und zur Stimmungsaufhellung. Parallel zu dieser Phase der Therapie (Diagnostik und Herstellung der Voraussetzungen für die Traumabearbeitung) erfolgte das Strafverfahren gegen den Täter inklusive einer Glaubhaftigkeitsbegutachtung der Patientin und schließlich die gerichtliche Verurteilung des Täters. Während des Strafverfahrens wurde die Patientin durch den Verein Weißer Ring begleitet, der Kontakt wurde von der behandelnden Psychotherapeutin hergestellt. Im zweiten Drittel der Behandlung erfolgte eine In-sensu-Konfrontation mittels eines entwicklungsangepassten Vorgehens. Ziel der In-sensu-Exposition sollte der Abbau der intrusiven Bilder und Albträume bezüglich des sexuellen Gewalterlebens sein. Schließlich erfolgte eine imaginative Umschreibung des Ohnmachts- und Hilflosigkeitserlebens und die Imagination von selbstfürsorglichem Verhalten mithilfe der IRRT (Nelius und Ahrens-Eipper 2017a). Im Rahmen der In-sensu-Exposition gelang es Isabella sehr gut, sich in die damalige Situation zurückzuversetzen, sie wirkte emotional deutlich beteiligt.

Bei der imaginativen Umschreibung zeigte sich eine erfolgreiche Entmachtung des Aggressors und eine Veränderung der Verantwortungszuschreibung: Vor der IRRT (Imagery Rescripting and Reprocessing Therapy) fühlte sich Isabella verantwortlich und schuldig, weil sie das Gefühl hatte, sich nicht genügend gewehrt zu haben, was sie nun für sich überprüfen und korrigieren konnte. In der Vorstellung zur Selbstfürsorge zeigte sich eine neue Innigkeit und ein Einvernehmen mit sich selbst. Die Annäherung an und die Fürsorge für ihr jüngeres Ich gelang Isabella außerordentlich gut, es konnten kein Selbsthass, keine Selbstvorwürfe und keine Abspaltung mehr registriert und so eine gute Prognose gestellt werden.

Im weiteren Therapieverlauf war es möglich, den Schulbesuch sukzessive wieder auszuweiten. Es erfolgten mehrere Absprachen mit den Lehrkräften, um die Leistungsanforderungen an die Verfassung der Jugendlichen anzupassen und sie schrittweise an ihr ursprüngliches Niveau heranzuführen. Im letzten Drittel der Behandlung erfolgte das Aufsuchen bedrohungsassoziierter Orte und Objekte im Sinne einer In-vivo-Konfrontation, um Isabella den Schulweg wieder zu erleichtern. Darüber hinaus erfolgten Interventionen zur Rückfallprophylaxe und Zukunftsplanung. Mit den Eltern der Patientin wurden Einzel- und Gruppensitzungen durchgeführt. Auch mit ihnen wurde ein Störungsmodell erarbeitet und eine ausführliche Psychoedukation durchgeführt. Insbesondere der Umgang mit Panikattacken und Krisen der Patientin stand im Fokus der Elternarbeit, jedoch auch Stressbewältigung und Selbstfürsorge der Bezugspersonen, um der Patientin weiterhin ein stützendes System bieten zu können.

Behandlungsergebnis Es konnte ein positives Therapieergebnis erzielt werden. Die testpsychologische Diagnostik zum Abschluss der Therapie (ETI, BAV, CBCL etc.) zeigte eine vollständige Remission der Posttraumatischen Belastungsstörung sowie der Panikstörung. Selbstwert und Lebensqualität konnten deutlich gesteigert werden (KINDL-R).

Netzwerken als Grundkompetenz therapeutischen Arbeitens – auch mit Adoleszenten

Patientinnen und Patienten haben Familien, und Familien haben Patientinnen und Patienten – das ist eine Binsenweisheit, und dennoch bildet sie sich in vielen psychosozialen Versorgungskontexten nicht adäquat ab.

ABBILDUNG 1 Komponenten des Netzwerkens im Rahmen einer Kinder- und Jugendlichenpsychotherapie

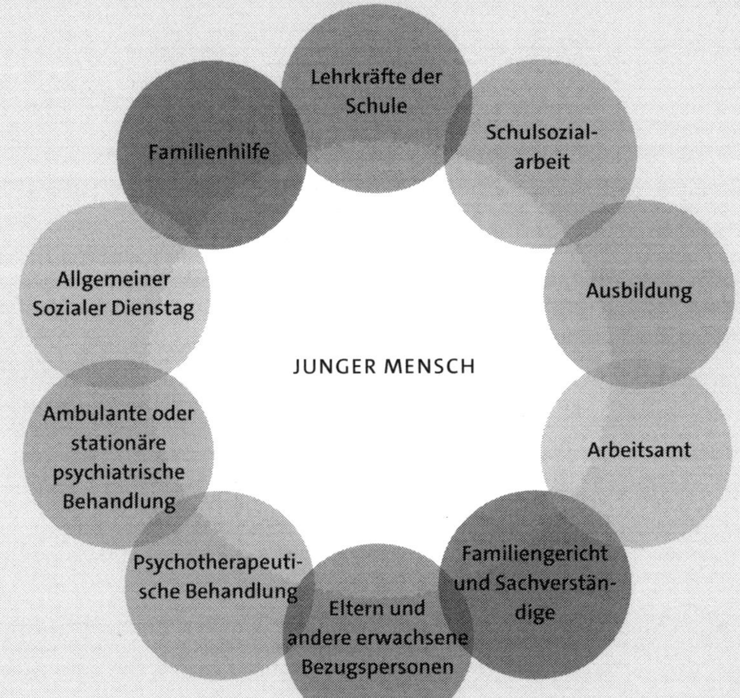

Die Berücksichtigung aktueller Familiendynamiken sowie die Einbeziehung einer mehrgenerationalen Perspektive in der Behandlung von Adoleszenten und jungen Erwachsenen ist in der Regel notwendig, um diese adäquat unterstützen zu können. Zudem ist die Zusammenarbeit mit einer Reihe von Institutionen

für die psychotherapeutische Behandlung unerlässlich. Ohne Teilbeschulung wäre eine Stabilisierung der Patientin in dem vorangegangenen Fallbeispiel nicht möglich gewesen, sodass die Voraussetzungen für eine leitliniengemäße Traumabearbeitung nicht gegeben gewesen wären. Ohne Kontaktanbahnung zu einem Opferhilfeverein, der in der Begleitung der Opfer von Straftaten erfahren ist, hätte auch die Gerichtsverhandlung krisengenerierendes Potenzial gehabt. Weiterhin war das Schreiben eines Antrags auf Teilbeschulung notwendig sowie die Befundberichterstattung an den Sachverständigen des Strafverfahrens. Die enge Zusammenarbeit mit der Pädiaterin war erforderlich, um klären zu können, welche der Gesundheitsbeschwerden somatisch bedingt und welche eher psychosomatischer Natur waren. Diese Kompetenzen der Vernetzung, der Kontaktanbahnung und -aufnahme gehören zum Alltag bei der Behandlung von Kindern und Jugendlichen, doch bislang nicht zwingend und nicht in diesem Umfang bei der Behandlung erwachsener Patientinnen und Patienten.

Schlusswort

Psychotherapie mit Jugendlichen und jungen Erwachsenen kann nur unter Berücksichtigung der recht komplexen entwicklungspsychologischen und entwicklungspsychopathologischen Spezifika dieser Altersgruppen durchgeführt werden. Dabei sind auch die gesellschaftlichen Rahmenbedingungen – Globalisierung, Digitalisierung etc. – zu beachten, die die relevanten Lebensräume nicht unbedingt übersichtlicher machen. Ambulante Psychotherapie kann im Rahmen der psychosozialen Versorgung dieser Zielgruppe einen wichtigen Baustein darstellen, um primär psychische Konflikte, Störungen und Probleme innerhalb einer stützenden und mitunter konfrontierenden therapeutischen Beziehung zu bearbeiten. Dabei muss die Therapie sich zwingend als Teil eines Unterstützungsnetzwerks begreifen – Kooperation ist somit kein Nice-to-have, sondern ein Must!

***Sabine Ahrens-Eipper**, Dr. phil., ist psychologische Psychotherapeutin mit Zulassung für Kinder, Jugendliche und Erwachsene in Halle/Saale. Sie ist zudem Vorstandsmitglied der OPK, Lehrtherapeutin und Supervisorin.*
***Barbara Bräutigam**, Prof. Dr. phil. habil., ist Professorin an der Hochschule Neubrandenburg für Psychologie, Beratung und Psychotherapie sowie psychologische Psychotherapeutin, Lehrtherapeutin für systemische Therapie (DGSF) und Supervisorin (DGSv).*

Literatur

Arbeitsgruppe Deutsche Child Behavior Checklist (1998): Elternfragebogen über das Verhalten von Kindern und Jugendlichen; deutsche Bearbeitung der Child Behavior Checklist (CBCL / 4–18). Köln: Arbeitsgruppe Kinder-, Jugend- und Familiendiagnostik (KJFD).

Barkmann C. & Schulte-Markwort, M. (2010): Prevalence of emotional and behavioural disorders in German children and adolescents: A meta-analysis. Journal of Epidemiol Community Health, 66, S. 194–203.

Barmer (Hg.) (2021): Barmer Arztreport 2021. Schriftenreihe zur Gesundheitsanalyse, Bd. 27. Psychotherapie bei Kindern und Jugendlichen. Berlin: https://www.bifg.de/media/dl/Reporte/Arztreporte/2020/bifg_BARMER_B_170x210_Arztreport_2021_BF.pdf (15.03.2022).

Bleda, A.; Pflug, V.; Scholten, S.; Lippert, M. W.; Ladwig, I.; Nestoriuc, Y., Schneider, S. (2018): Unerwünschte Nebenwirkungen in der Kinder- und Jugendlichenpsychotherapie. Psychotherapie, Psychosomatik und Medizinische Psychologie, 68 (9/10), S. 383–390.

Bräutigam, B. (2011): Mal ist es ein Scheißleben und mal ganz cool. Psychotherapie und Beratung mit Jugendlichen. Psychologie & Gesellschaftskritik, 35 (1), S. 113–131.

Children and War Foundation (2005): Children's Revised Impact of Event Scale (CRIES-13). http://www.childrenandwar.org (15.03.2022).

Kessler, R. C.; Berglund, P.; Demler, O.; Jin, R.; Merikangas, K. R.; Walters, E. E. (2005): Life-time prevalence and age-of-onset distributions of DSM-IV disorders in the National Comorbidity Survey replication. Archive of Gen Psychiatry, 62 (6), S. 593–602.

Mackowiak, K. & Lengning, A. (2010): Das Bochumer Angstverfahren für Kinder im Vorschul- und Grundschulalter (BAV 3–11). Bern: Huber Testverlag.

Nelius, K. & Ahrens-Eipper, S. (2017a): IRRT mit Kindern und Jugendlichen: Ein Fallbuch mit einer Einführung von Mervyn Schmucker. Halle/Saale: kjp-Verlag.

Nelius, K. & Ahrens-Eipper, S. (2017b): Trauma, Ich + Schock – Psychoedukation für traumatisierte Jugendliche & junge Erwachsene. Halle/Saale: kjp-Verlag.

Schneider, S. (Hg.) (2009): Kinder-DIPS: Diagnostisches Interview bei psychischen Störungen im Kindes- und Jugendalter. Heidelberg: Springer.

Seiffge-Krenke, I. (2012): Entwicklungspsychologie der Adoleszenz. In: Grimmer, B.; Sammet, I.; Damman, G. (Hg.): Psychotherapie in der Spätadoleszenz (S. 15–34). Stuttgart: Kohlhammer.

Seiffge-Krenke, I. (2015): Psychotherapie bei jungen Erwachsenen: Was wirkt? In: Lehmkuhl, G.; Resch, F.; Herpertz, S. (Hg.): Psychotherapie des jungen Erwachsenenalters (S. 27–50). Stuttgart: Kohlhammer.

Tagay, S.; Düllmann, S.; Hermans, E.; Repic, N.; Hiller, R.; Senf, W. (2011): Das Essener Trauma-Inventar für Kinder und Jugendliche (ETI-KJ). Zeitschrift für Kinder- und Jugendpsychiatrie und Psychotherapie, 39 (5), S. 323–340.

Das pädagogisch-therapeutische Milieu in Therapeutischen Jugendwohngruppen

Lisa Große, Silke B. Gahleitner, Claus-Peter Rosemeier, Miriam Weber und Sandra Wesenberg

Mit 14 Jahren wird Regina Häusler in eine Klinik eingewiesen. Der Anlass ist Magersucht: »Drei Monate«, erzählt sie, »weil es ging ja einfach nicht anders.«[1] Unter der Behandlung, einschließlich Zwangsernährung, stabilisiert sich ihr Gewicht, jedoch beginnen zur gleichen Zeit die Selbstverletzungen und erste Suizidgedanken. »Quasi irgendwie so als Ventil [...] und habe aber auch nicht mehr aufgehört, als ich rausgekommen bin, und es wurde eigentlich nur schlimmer.« Wie Regina leiden junge Menschen, die in Therapeutischen Jugendwohngruppen (TWGs) aufgenommen werden, unter Verhaltensauffälligkeiten bzw. psychiatrischen Symptomatiken, die sie in ihrer momentanen Situation überfordern. Dazu gehören u.a. Traumata, Bindungsstörungen, Persönlichkeitsstörungen, Essstörungen, Selbstverletzungen, Sucht und soziale Störungen. Ein erheblicher Teil der Jugendlichen war zuvor in psychiatrischen Kliniken untergebracht oder wurde ambulant jugendpsychiatrisch behandelt. Dies bedeutet aber nicht, dass bei den Jugendlichen keine Ressourcen zu finden sind.

Jugendliche mit diesen Problematiken haben einen gesetzlichen Anspruch auf Unterstützung durch die Jugendhilfe, die sie auch brauchen. Die in den Einrichtungen tätigen Fachkräfte stehen daher vor vielfältigen, komplexen Biografien und der Herausforderung, kompetent auf sie einzugehen. Ziel ist es, ein eigenständiges Leben außerhalb von Institutionen zu ermöglichen. Der Unterschied zwischen regulären Jugendwohngemeinschaften und Therapeutischen Wohngruppen besteht dabei nicht in der Länge der Betreuungsdauer, sondern in der Betreuungsqualität, die in einer Therapeutischen Wohngruppe von einem multiprofessionellen Team, das ein »pädagogisch-therapeutisches

1 Das Fallbeispiel (Name mehrfach geändert) stammt aus der Untersuchung BEGEVAL und ist – wie einige der Überlegungen und Inhalte des Artikels – dem zugehörigen Forschungsbericht von Wesenberg und Kolleginnen und Kollegen 2019 entnommen. Dem Artikel liegen zudem weitere Publikationen im Umfeld des Projekts zugrunde (vgl. u.a. Bredereck et al. 2021; Glemser und Gahleitner 2013; Wesenberg et al. 2020).

Milieu« (Gahleitner 2021) etabliert, gewährleistet wird. Dieses Milieu dient dazu, Alternativerfahrungen auf Bindungs-, Beziehungs- und sozialer Ebene zu ermöglichen. Es wird versucht, es dadurch zu etablieren, dass sozialarbeiterische Unterstützung, sozialpädagogisches Handeln und psychotherapeutisches Verstehen im Lebensalltag miteinander in Einklang gebracht werden.
Die Jugendlichen sollen die nächste psychosoziale Entwicklungsstufe, trotz der biografisch erschwerten Bedingungen, erreichen, indem sie neue Bewältigungsstrategien erlernen und sich in einer krisenhaften Situation zum richtigen Zeitpunkt an der richtigen Stelle Hilfe holen. »Die haben Entscheidungen getroffen, wenn ich mich doll verletzt habe, und deswegen hatte ich, glaub ich, eine ganze Menge Vertrauen zu denen«, berichtet Regina erstaunt. Denn Hilfe zuzulassen war bisher nicht ihre Stärke. Besonders vertrauensbildend war dafür die Kooperation zwischen den verschiedenen Institutionen: »Es war halt ein ziemliches Netz, was mich irgendwie immer aufgefangen hätte.« Schritt für Schritt entwickelt sich Regina aus der Ohnmacht heraus in die Adoleszenz. Heute ist sie 21 Jahre alt und macht eine Ausbildung zur Kauffrau für Marketingkommunikation. Wie aber muss man sich die Mikroprozesse der Adoleszenzentwicklung in TWGs vorstellen? Was wirkt dort, und wie? Dieser Beitrag zeigt Hintergrund, Konzept und Wirkungsweise des pädagogisch-therapeutischen Milieus im Alltag der TWG-Arbeit auf.

Konzept und Wirkung Therapeutischer Jugendwohngruppen

Die Teams der Therapeutischen Jugendwohngruppen sind meist interdisziplinär zusammengesetzt, aus Fachkräften mit sozialpädagogischer, psychologischer oder erzieherischer Ausbildung, oft mit diversen Zusatzqualifikationen (z. B. Beratung, Traumapädagogik und anderen therapeutischen Qualifikationen). In enger Verzahnung, bei gleichzeitig ausreichender Distanz, mit dem traumapädagogisch orientierten Alltagsbereich, bieten Angebote wie Kinder- und Jugendlichenpsychotherapie, Familientherapie und Gruppentherapie einen zusätzlichen Reflexions- und Entwicklungsraum für die Jugendlichen. In enger Kooperation mit Netzwerkpartnerinnen und -partnern (u. a. mit Ämtern, Kliniken, Ärztinnen und Ärzten, Aus- bzw. Bildungsstätten) arbeiten alle TWGs, trotz konzeptueller Unterschiede, einzelfallorientiert mithilfe regelmäßiger Einzelgespräche unter aktiver Einbeziehung der Jugendlichen

bei klarer Tagesstruktur. Die Begleitung im Umgang mit alltagspraktischen Anforderungen (u. a. mit Behörden oder hauswirtschaftlichen Dingen) ist ebenfalls selbstverständlich Teil des Angebots.
Trotz der oben angesprochenen Schwere der Symptomatiken bei den Jugendlichen gilt die Entwicklungsperspektive des Kinder- und Jugendhilfegesetzes als Leitlinie. Auch wenn die Wirkung der TWGs noch nicht ausreichend belegt ist, so ist sie inzwischen doch durch mehrere Studien veranschaulicht. Übergreifende, wirkungsorientierte Studien im Jugendhilfebereich zeigen in 60 bis 75 % der evaluierten Hilfen einen positiven Verlauf (Macsenaere 2013; Ziegler 2015/2016). Viele Studien weisen darauf hin, dass Heimunterbringung insgesamt als positiv und wirksam zu beurteilen ist (Wesenberg et al. 2019). Macsenaere und Esser (2012) haben aus zahlreichen Studien Wirkmerkmale extrahiert, die sich für den Erfolg von Hilfen als bedeutsam herausgestellt haben. Dazu gehören ein grundsätzlich partizipatives Vorgehen und die Gestaltung des Kooperationsgefüges (inklusive der Elternarbeit), aber auch, dass gleich zu Beginn, anamnestisch und diagnostisch, die richtige Hilfe gewählt wird. Darüber hinaus stehen Ausgangslage, Indikation, Ressourcenorientierung und Hilfedauer in direktem Zusammenhang mit dem Erfolg der Hilfen.
Eine explizit auf Therapeutische Jugendwohngruppen ausgelegte Untersuchung (AK TWG 2009) hebt gelungene Beziehung und Einbettung als Wirkfaktoren hervor. Gelingt die Verknüpfung eines vertrauensvollen Beziehungsgefüges mit der Orientierung an transparenten Strukturen, verspricht das den größten Erfolg. Dieses Vorgehen hat sich unter dem Begriff »pädagogisch-therapeutisches Milieu« (Gahleitner 2021) etabliert. Auch Gstättner und Kohl (2016) haben eine milieutherapeutische Untersuchung im stationären Bereich publiziert, die im Behandlungsplan sowohl klinisch relevante Werte als auch bindungs- und traumatheoretische Überlegungen einbezieht. Auch hier wird deutlich, dass bei den 14 Jugendlichen der milieutherapeutischen Gruppe nach einer vorübergehenden leichten Zunahme eine deutliche Abnahme der Verhaltensauffälligkeiten im Verlauf eines Jahres zu erkennen ist.

Das pädagogisch-therapeutische Milieu

Der Begriff des therapeutischen Milieus und dessen inhaltliche Ausgestaltung wurden insbesondere durch Bettelheim ([1950] 2007, [1964] 1999, [1974] 1990) und Redl ([1971] 1987) geprägt. Im Fokus standen milieutherapeutische

Konzepte für Kinder mit Problemlagen, die im herkömmlichen Setting einer Psychotherapie nicht ausreichend behandelbar waren. Nach der zentralen Idee des therapeutischen Milieus (Redl [1971] 1987) haben alle Faktoren in der Lebensumwelt des Kindes auch therapeutische Auswirkungen; das therapeutische Geschehen wird daher bewusst in den natürlichen, interpersonalen und alltäglichen Lebenskontext zurückverlegt. Psychoanalytische Erkenntnisse werden so mit pädagogischen Erfahrungen zu einer Art psychotherapeutischer Erziehung im Alltag verknüpft. Das »Hauptinteresse gilt jenen 23 Stunden, die außer der psychotherapeutischen Sitzung vom Tag noch verbleiben – denn es ist dann und dort, dass das Milieu am stärksten zur Wirkung kommt« (Trieschman et al. [1969] 1990, S. 23).

An diese Grundmaxime knüpfen auch weitere Überlegungen zum pädagogischen Milieu an (Böhnisch 1994). Ähnlich wie im therapeutischen Milieu soll das förderliche soziale Klima des pädagogischen Milieus als »biografisch verfügbarer sozialräumlicher und sozialemotionaler Kontext« (ebd., S. 222) Geborgenheit, Verlässlichkeit und gegenseitigen Respekt bereitstellen und damit Bewältigungs- und Gestaltungskompetenz fördern. Auf diese Weise können Chancen eröffnet werden, innerhalb der Gemeinschaft biografische Verletzungen zu aktualisieren, um dann schonend, im Rahmen des Alltags, neue, alternative Lebenserfahrungen zu machen. Der Rückgriff auf frühe psychoanalytische Traditionen und das therapeutische Milieu bedeuten daher ausdrücklich nicht die Therapeutisierung des Alltags, sondern die explizite Betonung pädagogisch und sozialarbeiterisch verwurzelter Betreuungskonzeptionen. Diese Tatsache hat zur Verwendung des Begriffs »pädagogisch-therapeutisches Milieu« (Gahleitner 2016, S. 57) geführt.

Da Jugendliche, die in Therapeutischen Wohngruppen aufgenommen werden, in der Regel auch fortgesetzte negative Beziehungserfahrungen gemacht und daraus hervorgehend schwere Bindungsproblematiken entwickelt haben, ist es eine wichtige und gleichzeitig herausfordernde Aufgabe, den Adoleszenzprozess als zweite Bindungschance zu nutzen. Gerade bei dieser Entwicklungsstufe sind Fachkräfte explizit für »das Anknüpfen an die unterbrochene Kommunikation zuständig« (Döring 2004, S. 196). Bindungs-, Beziehungs-, Netzwerkarbeit, Inklusionsprozesse und eine grundsätzlich dialogische und partizipativ orientierte Vorgehensweise gehören daher zum angestrebten Ziel der Einrichtungen. Das pädagogisch-therapeutische Milieu realisiert sich dafür als nachsozialisierender Rahmen inmitten der Alltags- und Lebenswelt durch ein vorhandenes konstruktives Netz von Beziehungs- und Dialogangeboten. Betroffene und Angehörige werden als Mitgestaltende verstanden.

»Das hätte ich zu Hause einfach nicht geschafft, das irgendwie zuzulassen, dass jetzt jemand da ist, der mir hilft«

In einer kürzlich abgeschlossenen Untersuchung wurde erneut die Wirkung eines TWG-Aufenthalts auf die Jugendlichen evaluiert (Wesenberg et al. 2019). Auch hier konnten bei fast 75 % der Jugendlichen Verbesserungen festgestellt werden. Besonders wurde jedoch in den Fokus genommen, *wie* die beteiligten Akteurinnen und Akteuren selbst die Hilfeverläufe beschreiben. Als zentrale Forschungsfrage galt, ob der pädagogische Alltag in den TWGs ein wirksamer Ort für den Umgang mit schwer belasteten jungen Menschen sein kann. Zusätzlich zu den bereits vorliegenden Ergebnissen aus der KATA-TWG-Studie (AK TWG 2009) wurde ein Einzelfall aus verschiedenen Perspektiven exploriert. Dafür wurden eine Jugendliche sowie ihre zentralen Umfeldpersonen problemzentriert interviewt. Zur Auswertung wurde die qualitative Inhaltsanalyse angewendet, allerdings mit einem fallkontextualisierenden Zwischenschritt (Mayring 2000; Mayring und Gahleitner 2010). Im Folgenden wird in Ausschnitten das darin eingebettete Fallbeispiel veranschaulicht (die verwendeten Zitate stammen ausschließlich aus dieser Untersuchung).

Die oben genannte Ausgangssituation von Regina Häusler versetzt die Eltern in große Hilflosigkeit und Verzweiflung: »Wenn da jetzt nicht von außen irgendjemand hilft, [...] dann stirbt sie wirklich«, beschreibt die Mutter ihr damaliges Gefühl. Die Fachkräfte in der Einrichtung bestätigen die große Herausforderung: »Sehr viel [...], sehr starke Selbstverletzung. Mehrere sehr drastische Suizidversuche [...], habe ich eigentlich die ersten Monate über gedacht [...], das sprengt den Rahmen«, erzählt die Bezugsbetreuerin. Als fachliche Reaktion fokussiert die Bezugsbetreuerin von Beginn an die Beziehungsebene: »Ich würde sagen, der Kern eigentlich der Arbeit findet auf der Beziehungsebene statt. [...] Wenn das gelingt, dann ist es das, was am meisten trägt, woran sich am meisten zeigt, wo man am meisten bearbeiten kann [...], Sachen gemeinsam reflektieren kann [...], und wo man sich natürlich auch selber ein Stück weit drauf einlassen muss.«

Auch Regina selbst betont die Einbettung in unterstützende Beziehungen als zentralen Wirkfaktor seit Beginn ihres Aufenthalts in der TWG: »Die haben sich schon krass Mühe gegeben [...], dass man da [...] wieder ins Leben zurückkommt [...], aber trotzdem [...] Unterstützung hat.«

Stück für Stück entwickeln sich daraus wachstumsfördernde Dialoge zwischen Regina und ihrer Betreuerin: »Ich kannte das halt nicht so, dass man über

irgendwelche Dinge so redet [...], sie wusste sofort eine Antwort darauf. Das fand ich so krass.« In Situationen der Hilfebedürftigkeit Hilfe zu erhalten und in Situationen von zunehmender Selbstständigkeit, selbst Entscheidungen zu treffen ermöglicht in kleinen Schritten, Vertrauen zu fassen. Angesichts der Problematik vollzieht sich diese Entwicklung jedoch nicht ohne Rückschläge. Als haltendes Gegenüber für eine bindungs- und beziehungsorientierte Arbeit braucht es einen Sozialisationsrahmen, so die Fachkräfte der Einrichtung. Der Einrichtungsleiter nennt diese Verflechtung von pädagogischer Arbeit mit therapeutischem Verstehen im Alltag »therapeutisches Milieu«. Innerhalb dieses Netzwerks bedarf es partizipativ hergestellter Regelungen und Vereinbarungen. »Aber dennoch gibt es da irgendwann einen Punkt, an dem man – gleichzeitig muss man ja Grenzen ziehen«, erklärt die Bezugsbetreuerin.
Dieses Vorgehen löst in den Jugendlichen einen Ambivalenzkonflikt aus und führt durchaus zu Reibungen mit der bereitgestellten Struktur. Als Regina mit viel Kraft durchsetzen möchte, in eine Außenwohnung (betreutes Einzelwohnen) zu ziehen, obwohl die Absprachen noch nicht stabil sind, kommt es zu einer komplexen Konflikt- und Krisensituation. Die Bezugsbetreuerin erzählt: »Und da ist natürlich die Frage, wie kann man so eine Jugendliche in eine eigene Wohnung lassen [...], aber sie hat dafür immer wieder gekämpft, und es gab dann irgendwann einen Punkt, an dem wir gesagt haben, na ja gut, vielleicht müssen wir das probieren [...], also weil die Möglichkeiten [...] innerhalb der WG-Betreuung [...], die waren halt ausgeschöpft [...], es ging da nicht weiter. Dann haben wir mit ihr darüber gesprochen, ich habe ihr ganz oft gesagt, dass ich finde, eine Hauptbedingung ist, dass ich mich [...] verlassen kann [...], weil sonst kann ich die Verantwortung dafür nicht übernehmen [...], und wir haben das dann viel vorgesprochen mit dem Jugendamt, mit den Eltern. Alle haben sich natürlich Sorgen gemacht [...], und innerhalb weniger Wochen oder Monate vollzog sich ein Wunder.«

Was kennzeichnet Wege aus der Krise in der Adoleszenz?

Was also hat bei Regina trotz der kritischen Ausgangssituation und trotz des eskalierten Konflikts gewirkt? Die Bezugsbetreuerin formuliert: »Sobald die in ihrer eigenen Wohnung war. Ganz wunderbar [...], hat dann eine ganz starke Energie entwickelt in die Richtung, dass sie auch die Konflikte lösen wollte.

Und die Probleme bewältigen wollte. Und auch ihre eigene Symptomatik loswerden wollte, sozusagen. Und versucht hat, das alles zu verstehen [...], und dann hat sie sich um 180 Grad gewandelt. Das war wirklich Wahnsinn.« Regina schafft erstmals, von sich aus die Hilfemaßnahme auszuschöpfen, »hat immer mehr den Kontakt gesucht, um wirklich auch über Probleme zu reden, die sie hat. Mit der Familie oder andere Sachen oder wo sie sich unsicher ist, wie sie mit sich selbst umgehen soll und so weiter.« Anspruchsvoll ist daran für die Einrichtungen, dass durch den gesetzten bzw. angebotenen Rahmen eine – notwendige – Reibung entsteht und gleichzeitig dialogisch der Kontakt gehalten werden muss. Die daraus entstehende Auseinandersetzung mündet in Entwicklung.

Und das ist die Kunst, so der Einrichtungsleiter, darauf im Rahmen von Mentalisierungsprozessen bindungs-, fach- und störungskompetent zu reagieren. Das sehr behutsame Ausloten von Autonomieförderung und Grenzsetzung erweist sich für Regina als entscheidender Entwicklungsschritt, der zu einer gelungenen Ablösung in die Adoleszenz führt, erläutert der Einrichtungsleiter. Basis dafür ist eine präsente, beziehungsorientierte Betreuung. Als elementare Säulen des Konzepts der Einrichtungen lässt sich demnach feststellen: Beziehungsarbeit innerhalb einer haltgebenden Struktur und durch aufrichtigen Dialog, Fachkompetenz und personelle, disziplinäre sowie methodische Vielfalt bzw. Vernetzungskompetenz. Psychotherapie fruchtet in der Regel auf der Basis dieses Beziehungsgefüges nur selten alternativ dazu. Ähnlich entfaltet der gemeinsame Alltag mit der Gruppe oder in Peerbeziehungen seine Wirkung auf der Basis von intensiver Betreuungsarbeit. Bindungs- und Beziehungsarbeit ist daher nicht nur als Ausgangspunkt am Beginn des Hilfeprozesses, von dem aus gearbeitet werden kann, zu verstehen, sondern als Basis für jede Intervention, deren Qualität für die Wirkung entscheidend ist.

Auch mit den Eltern muss über diesen gesamten Zeitraum sehr eng zusammengearbeitet werden. »So dass man auch immer wieder erfahren hat, wie geht es ihr, macht sie Fortschritte, wird es besser, und wo steht sie«, erzählt die Mutter. Dieser Blick auf diese Mikroprozesse der Beziehungs- und Einbettungsgestaltung in stationären Jugendhilfeeinrichtungen konnte über die vorliegende Einzelfallstudie wie unter einem Vergrößerungsglas sichtbar gemacht werden (Wesenberg et al. 2019). Im Fall von Regina machte das eng geknüpfte Netz aus Bindungsbezügen und Partizipation bzw. Dialogizität (Macsenaere und Esser 2012) eine bindungs- und traumasensible Nachsozialisation auf der einen und eine pädagogische Konfrontation auf der anderen Seite möglich und stellte eine Ausgewogenheit von Partizipation und Fürsorge, Beziehung und Struktur,

Freiraum und Grenzen her. Belege dafür lassen sich auch an anderen Stellen in der Forschung finden (ebd.).

Ausblick

Als Qualifikationsprofil für die Fachkräfte in den betrachteten Einrichtungen ergibt sich eine Kombination aus Anforderungen im Bereich Bindungs- und Beziehungsarbeit, aus Fachwissen zur vorherrschenden Symptomatik und Problematik (z. B. Trauma), aus Strukturgebung, Flexibilität, Vernetzungskompetenz, Selbstreflexion und Psychohygiene. Fort- und Weiterbildung, Supervision, Intervision und ein guter Teamgeist sind Voraussetzungen, um bei dieser komplexen Anforderung gute Arbeit zu leisten. Das bedeutet für das multiprofessionelle, gemischtgeschlechtliche Team, im Lebensalltag fachlich qualifiziert eine produktive Korrespondenz sozialarbeiterischer Unterstützung, sozialpädagogischen Handelns und psychotherapeutischen Verstehens herzustellen. Damit wird eine konstruktive interdisziplinäre Zusammenarbeit ermöglicht, in der die unterschiedlichen Beziehungs-, Bearbeitungs- und Alltagsräume hergestellt und in ein fruchtbares Zusammenspiel gebracht werden können. Für ein solches Vorgehen bedarf es aber auch angemessener struktureller Rahmenbedingungen bis hin zu jugendpolitischen Entscheidungen, die den Einrichtungen und Mitarbeitenden die Ressourcen zur Verfügung stellen, eine fachlich so qualifizierte Arbeit leisten zu können, deren Notwendigkeit Forschungsprojekte wie dieses immer wieder herausarbeiten. Es wäre daher also an der Zeit, über größere Forschungsverbünde die Ergebnisse und Erfolge ausführlicher zu dokumentieren und erneut kritisch zu beleuchten – nicht nur im Sinne von umfassenderer, sondern vor allem von differenzierter Ausgestaltung der Arbeit mit den einzelnen Jugendlichen für eine individuell angepasste Qualität.

***Lisa Große**, M. A. Klinische Sozialarbeit, Jahrgang 1988, ist zertifizierte Fachsozialarbeiterin, wissenschaftliche Mitarbeiterin an der ASH Berlin im Bereich psychosoziale Diagnostik und Vorstand im ECCSW e. V.*

***Silke Birgitta Gahleitner**, Prof. Dr. phil. habil., Jahrgang 1966, ASH-Berlin, leitet den Masterstudiengang Klinische Sozialarbeit an der Alice-Salomon-Hochschule Berlin und ist Sprecherin der Sektion Klinische Sozialarbeit in der Deutschen Gesellschaft für Soziale Arbeit.*

***Claus-Peter Rosemeier**, Dipl. Psych., Dipl. Sozialwirt, Jahrgang 1954, ist psychologischer Psychotherapeut und Supervisor.*
***Miriam Weber**, M. A. Soziale Arbeit, Jahrgang 1989, ist die pädagogische Abteilungsleiterin der Diagnostisch-Therapeutischen Tagesklinik in der Klinik für Kinder und Jugendliche der universitären psychiatrischen Kliniken Basel und übt eine Lehrtätigkeit für Kasuistik an der Hochschule für Soziale Arbeit der Fachhochschule Nordwestschweiz aus.*
***Sandra Wesenberg**, Prof. Dr. phil., Jahrgang 1984, ist Gastprofessorin für Klinische Psychologie mit den Schwerpunkten Beratung und Therapie an der Alice-Salomon-Hochschule Berlin.*

Literatur

AK TWG – Arbeitskreis Therapeutischer Jugendwohngruppen Berlin (Hg.) (2009): Abschlussbericht der Katamnesestudie therapeutischer Wohngruppen in Berlin. KATA-TWG. Berlin: AJB. http://www.forschung-stationaere-jugendhilfe.de/downloads/kata-twg_bericht.pdf (07.02.2022).
Bettelheim, B. ([1950] 2007): Liebe allein genügt nicht. Die Erziehung emotional gestörter Kinder. Stuttgart: Klett-Cotta, 2. Aufl.
Bettelheim, B. ([1964] 1999): So können sie nicht leben. Die Rehabilitierung emotional gestörter Kinder. Stuttgart: Klett-Cotta, 2. Aufl.
Bettelheim, B. ([1974] 1990): Der Weg aus dem Labyrinth. Leben lernen als Therapie. München: dtv.
Böhnisch, L. (1994): Gespaltene Normalität. Lebensbewältigung und Sozialpädagogik an den Grenzen der Wohlfahrtsgesellschaft. Weinheim: Juventa.
Bredereck, C.; Eckloff, A.; Gabriel, M.; Gahleitner, S. B.; Wesenberg, S. (2021): Was wirkt im Krisenalltag in TWGs? Ergebnisse der Untersuchung BEGEVAL. In: Arbeitskreis Therapeutischer Jugendwohngruppen Berlin (AK TWG) (Hg.): Das Therapeutische Milieu als Angebot der Jugendhilfe. Bd. 5: Krise, Interaktion, Veränderung (S. 72–88). Höchberg: ZKS.
Döring, E. (2004): Personzentrierte Psychotherapie mit Kindern und Jugendlichen. Was hilft Spielen mit traumatisierten Kindern und Jugendlichen? Gesprächspsychotherapie und Personzentrierte Beratung, 35 (3), S. 193–198.
Gahleitner, S. B. (2016): Milieutherapeutische und -pädagogische Konzepte. In: Weiß, W.; Kessler, T.; Gahleitner, S. B. (Hg.): Handbuch Traumapädagogik (S. 56–66). Weinheim: Beltz.

Gahleitner, S. B. (2021): Das pädagogisch-therapeutische Milieu in der Arbeit mit Kindern und Jugendlichen. Trauma- und Beziehungsarbeit in stationären Einrichtungen. Köln: Psychiatrie Verlag, 3. Aufl.

Glemser, R. & Gahleitner, S. B. (2013): Begleitevaluation Therapeutische Wohngruppen Berlin – Forschung aus der Praxis für die Praxis: Ein Prozessbericht. Klinische Sozialarbeit, 9 (3), S. 7 – 9.

Gstättner, R. & Kohl, G. (2016): Verhaltensauffälligkeiten von Kindern und Jugendlichen in der stationären Jugendhilfe. Effekte einer milieutherapeutischen Behandlungsstrategie. Trauma & Gewalt, 10 (1), S. 54 – 67.

Macsenaere, M. (2013): Wirkungsforschung in den stationären Hilfen zur Erziehung: Historie und zentrale Ergebnisse. Klinische Sozialarbeit, 9 (3), S. 4 – 5.

Macsenaere, M. & Esser, K. (2012): Was wirkt in der Erziehungshilfe? Wirkfaktoren in Heimerziehung und anderen Hilfearten. München: Reinhardt.

Mayring, P. (2000): Qualitative Inhaltsanalyse. Forum Qualitative Sozialforschung, 1 (2), Art. 20. urn:nbn:de:0114-fqs0002204http://nbn-resolving.de/urn:nbn:de:0114-fqs0002204.

Mayring, P. & Gahleitner, S. B. (2010): Qualitative Inhaltsanalyse. In: Bock, K. & Miethe, I. (Hg.): Handbuch qualitative Methoden in der Sozialen Arbeit (S. 295 – 304). Opladen: Budrich.

Redl, F. ([1971] 1987): Erziehung schwieriger Kinder. Beiträge zu einer psychotherapeutisch orientierten Pädagogik. München: Piper, 4. Aufl.

Trieschman, A. E.; Whittaker, J. K.; Brendtro, L. K. ([1969] 1990): Erziehung im therapeutischen Milieu. Ein Modell. Freiburg: Lambertus, 6. Aufl.

Wesenberg, S.; Frank, C.; de Andrade, M.; Weber, M.; Gahleitner, S. B. (2019): BEGEVAL. Begleitevaluation der Therapeutischen Jugendwohngruppen in Berlin. Abschlussbericht. Goßmannsdorf: ZKS.

Wesenberg, S.; Frank, C.; de Andrade, M.; Weber, M.; Rosemeier, C.-P.; Gahleitner, S. B. (2020): »Sobald sie in ihrer eigenen Wohnung war …, vollzog sich ein Wunder«. Was wirkt in Therapeutischen Jugendwohngruppen, und welche Rolle spielt die Hilfedauer dabei? Trauma & Gewalt, 14 (4), S. 330 – 346.

Ziegler, H. (2015/2016): Wirkfaktoren und Wirkungen der Heimerziehung. Blickpunkt Jugendhilfe, 21 (1), S. 3 – 10.

Leaving Care: Übergang aus stationären Erziehungshilfen ins Erwachsenenleben

Severine Thomas und Wolfgang Schröer

Junge Menschen, die in stationären Erziehungshilfen aufwachsen, mit dem Leaving Care weiter gehen und ohne familiäre Unterstützung ein eigenverantwortliches Leben beginnen, sind vor besondere sozioökonomische und psychosoziale Herausforderungen im jungen Erwachsenenalter gestellt. Ihre Unterstützungsnetzwerke sind häufig nur schwach ausgebildet, und finanzielle Sorgen und Armutsrisiken begleiten sie nicht selten nach dem Verlassen einer Jugendwohngruppe oder Pflegefamilie. Dies kann psychische Belastungen hervorrufen oder verstärken. Junge Menschen mit seelischen Beeinträchtigungen oder psychischen Erkrankungen finden nach dem Übergang aus der Verantwortung der Kinder- und Jugendhilfe häufig keine geeigneten Anschlusshilfen, auch deshalb nicht, weil die Kooperation zwischen den Erziehungshilfen und den psychiatrischen sowie psychotherapeutischen Versorgungsangeboten bisher in den kommunalen Hilfesystemen noch nicht verlässlich ausgebaut ist. Dieser Beitrag erörtert die Situation von Care-Leaverinnen und -Leavern und zeigt auf, wie im Sinne des 2021 verabschiedeten Kinder- und Jugendstärkungsgesetzes die Übergangsbegleitung von jungen Menschen mit psychischen Erkrankungen bedarfsgerechter und damit inklusiver gestaltet werden könnte.

Strukturelle Belastungen

Junge Menschen, die in stationären Erziehungshilfen nach dem Kinder- und Jugendhilfegesetz (SGB VIII), also in Wohngruppen, Pflegefamilien oder sonstigen betreuten Wohnformen, aufwachsen und aus diesen institutionellen Kontexten heraus ein eigenverantwortliches Leben beginnen, befinden sich im Prozess des sogenannten Leaving Care. Der Begriff hat sich seit etwa zehn Jahren im Fachdiskurs etabliert (Sievers et al. 2018). Mit Care-Leaverinnen und -Leavern sind aber nicht nur jene jungen Menschen gemeint, die sich gerade in der Übergangsphase von einer Jugendwohngruppe, Pflegefamilie oder einer anderen betreuten Wohnform in ein möglichst eigenverantwortliches Leben befinden, sondern auch diejenigen, bei denen das Verlassen des stationären Hilfesettings bereits einige Zeit zurückliegt. Zugehörige zu dieser Personengruppe nutzen den Begriff Care-Leaverin bzw. -Leaver inzwischen als Selbstbezeichnung, um auf biografische Besonderheiten ihres Aufwachsens und Erwachsenwerdens hinzuweisen. Damit sind zwei Übergangsprozesse angesprochen:

- Leaving Care meint den konkreten institutionellen Übergangsprozess aus der Pflegefamilie oder der Heimerziehung in eine eigenständige Wohnform und in den damit verbundenen Alltag – einschließlich in die sich damit gegebenenfalls neu zu gestaltenden Unterstützungsformen.
- Der Übergang aus stationären Erziehungshilfen (§§ 33, 34 SGB VIII) ins Erwachsenenalter stellt angesichts der Erfahrungen in Kindheit und Jugend und der Interventionen, die die jungen Menschen erlebt haben, sowie der häufig fehlenden oder prekären sozialen Unterstützungsformen im Alltag eine umfassendere biografische und auch psychosoziale Bewältigungsleistung dar.

In den letzten Jahren haben sich erste Selbstorganisationen gegründet, um einen Erfahrungsaustausch zu ermöglichen und sich für eine bessere Unterstützung im Übergang aus den stationären Erziehungshilfen in ein selbstständiges Leben sowie für die Rechte auf soziale Teilhabe einzusetzen (z. B. Careleaver e. V., Careleaver-Gruppe Dortmund). Denn erschwerte Bedingungen im Leaving-Care-Prozess sind nicht nur als individuelle Beeinträchtigung zu verstehen, sondern liegen auch strukturell in den Barrieren sowohl innerhalb der Kinder- und Jugendhilfe als auch zu anderen sozialen Diensten begründet. Das Ende der stationären Erziehungshilfen erfolgt frühzeitig, also häufig noch während der schulischen oder beruflichen Ausbildung oder Orientierungsphase und noch vor dem Abschluss individueller Entwicklungsaufgaben und der psychosozialen Reifung. »Mit dem Hilfeende entsteht [damit] ad hoc eine Verantwortung für das eigene Leben, die sich für die meisten Gleichaltrigen sukzessive und viel subtiler entwickelt« (Sievers et al. 2018, S. 7). Auch wird vom Hilfesystem in Kauf genommen, dass das Leaving Care mit der Aussicht auf eine Wohnungslosigkeit einhergeht (Sievers 2019). Soziale Netzwerke und informelle Unterstützungsstrukturen sind oft nicht ausreichend vorhanden, obwohl diese eine Schlüsselrolle für einen gelingenden Übergang aus den Hilfen darstellen (Diakonie Rheinland-Westfalen-Lippe e. V. 2012). Viele Care-Leaverinnen und -Leaver sehen sich somit einer unsicheren, belastenden

Zukunftsperspektive gegenüber und gelten hinsichtlich ihrer sozialen Teilhabe als besonders vulnerabel (Gabriel et al. 2021; Strahl et al. 2021).
Somit gehen auch nicht selten psychosoziale Belastungen von Care-Leaverinnen und -Leavern mit dem Eintritt in ein eigenverantwortliches Leben einher, und bestehende psychische Erkrankungen können sich unter den Herausforderungen des Leaving Care verschärfen. Bisher ist der Zusammenhang von psychischen Beeinträchtigungen der Care-Leaverinnen und -Leaver und den Möglichkeiten übergreifender Unterstützung durch soziale Dienste in unterschiedlichen Rechtskreisen erst vereinzelt thematisiert und in Projekten untersucht worden (z. B. das BMFSFJ-geförderte Projekt »Gut begleitet ins Erwachsenenleben« (2016 – 2019) sowie das ESF-geförderte Projekt »Trans-Fair. Übergänge aus Heimerziehung und Vollzeitpflege« (2017 – 2019[1]). Es fehlt noch an einer flächendeckenden inklusiven Infrastruktur für den Leaving-Care-Prozess junger Menschen mit unterschiedlichen Bedarfslagen im Übergang aus stationären Erziehungshilfen ins Erwachsenenleben.
In Deutschland haben 2018 (Stichtagszählung am 31.12.2018) ca. 166.000 junge Menschen eine stationäre Erziehungshilfe erhalten, davon haben 75.000 in Pflegefamilien gelebt. Im Rahmen der Eingliederungshilfen (i. S. des § 35a [2] SGB VIII) wurden 14.000 junge Menschen stationär in einer Einrichtung beziehungsweise 965 bei Pflegepersonen betreut. Die durchschnittliche Dauer der Hilfen betrug bei den jungen Menschen in Pflegefamilien 59 Monate, bei den Hilfen in Heimerziehung oder sonstigen betreuen Wohnformen 32 Monate (Statistisches Bundesamt 2019, S. 53 f.). Dabei ist immer wieder zu betonen, dass die Unterbringung von Kindern und Jugendlichen in Pflegefamilien oder Jugendwohngruppen einen grundlegenden Einschnitt in deren Lebensalltag darstellt. Es ist eine der intensivsten Interventionen, die der Sozialstaat in unserer Gesellschaft für Kindheit und Jugend vorsieht. Damit geht für die öffentliche Gemeinschaft auch eine besondere Verantwortung für das Aufwachsen der Kinder und Jugendlichen einher, die über die stationäre Erziehungshilfe, letztendlich auch über die unmittelbare Reichweite der Kinder- und Jugendhilfe hinausgeht und auch andere soziale Dienste, beispielsweise in der psychosozialen Begleitung, einschließen sollte. Mit grundlegenden Änderungen im Kinder- und Jugendhilfegesetz aus dem Jahr 2021 sind dafür zumindest zentrale Weichen gestellt worden.

1 Für nähere Informationen siehe www.forschungsnetzwerk-erziehungshilfen.de

Leaving Care mit Blick auf neue gesetzliche Aufgaben in der Kinder- und Jugendhilfe seit 2021

Mit dem im Juli 2021 in Kraft getretenen Kinder- und Jugendstärkungsgesetz wurden die gesetzlichen Rahmenbedingungen für den Leaving-Care-Prozess verbessert, so insbesondere der Anspruch auf Hilfe für junge Volljährige, der gesetzliche Auftrag für eine Nachbetreuung nach dem Ende der Erziehungshilfe (also unmittelbar bezogen auf den Leaving-Care-Prozess) und auch eine Coming-Back-Option, also eine Rückkehrmöglichkeit in stationäre oder ambulante Angebote der Kinder- und Jugendhilfe auch im jungen Erwachsenenalter. Das Ende der Hilfe selbst soll durch einen frühzeitig eingeleiteten Planungsprozess (mindestens sechs Monate vor dem erwarteten Hilfeende) unter Einbeziehung anderer Rechtskreise (Zuständigkeitsübergang) vorbereitet werden (§ 36b SGB VIII). Diese Planung schließt die Klärung der zukünftigen Wohnsituation ebenso ein wie mögliche »Anschlusshilfen aus dem Spektrum der psychosozialen Leistungen« (DIJuF 2021 und andere Anbindungen an Beratungs- oder Betreuungsangebote. So hat die Fachdiskussion auch dazu geführt, dass der Rechtsanspruch auf »Leaving Care« im Kontext der Reform des SGB VIII gestärkt wurde (Schröer et al. 2018). Die Rechte im Prozess des Leaving Care wurden durch die Neufassung der Hilfen für junge Volljährige (§ 41 SGB VIII) und die neu eingeführte Regelung einer Nachbetreuung (§ 41a SGB VIII) weiter gestärkt und erweitert:

§ 41 Hilfe für junge Volljährige

(1) Junge Volljährige erhalten geeignete und notwendige Hilfe nach diesem Abschnitt, wenn und solange ihre Persönlichkeitsentwicklung eine selbstbestimmte, eigenverantwortliche und selbständige Lebensführung nicht gewährleistet. Die Hilfe wird in der Regel nur bis zur Vollendung des 21. Lebensjahres gewährt; in begründeten Einzelfällen soll sie für einen begrenzten Zeitraum darüber hinaus fortgesetzt werden. Eine Beendigung der Hilfe schließt die erneute Gewährung oder Fortsetzung einer Hilfe nach Maßgabe der Sätze 1 und 2 nicht aus. (...)

(3) Soll eine Hilfe nach dieser Vorschrift nicht fortgesetzt oder beendet werden, prüft der Träger der öffentlichen Jugendhilfe ab einem Jahr vor dem hierfür im Hilfeplan vorgesehenen Zeitpunkt, ob im Hinblick auf den Bedarf des jungen Menschen ein Zuständigkeitsübergang auf andere Sozialleistungsträger in Betracht kommt; § 36b gilt entsprechend.

§ 41a Nachbetreuung

(1) Junge Volljährige werden innerhalb eines angemessenen Zeitraums nach Beendigung der Hilfe bei der Verselbständigung im notwendigen Umfang und in einer für sie verständlichen, nachvollziehbaren und wahrnehmbaren Form beraten und unterstützt.

(2) Der angemessene Zeitraum sowie der notwendige Umfang der Beratung und Unterstützung nach Beendigung der Hilfe sollen in dem Hilfeplan nach § 36 Absatz 2 Satz 2, der die Beendigung der Hilfe nach § 41 feststellt, dokumentiert und regelmäßig überpruft werden. Hierzu soll der Träger der öffentlichen Jugendhilfe in regelmäßigen Abständen Kontakt zu dem jungen Volljährigen aufnehmen.

Zentral sind damit folgende Neuerungen in diesem Abschnitt des Kinder- und Jugendhilfegesetzes:

§ 41 Abs. 1 SGB VIII Junge Menschen erhalten (!) einen verbindlicheren Anspruch, auch nach Erreichen der Volljährigkeit Leistungen der Erziehungshilfen in Anspruch zu nehmen. Bis dahin war zwar auch eine Inanspruchnahme bis zum 27. Geburtstag möglich, wurde aber eher als Ausnahme gewährt und defizitorientiert begründet. Die Förderung der Persönlichkeitsentwicklung soll nun stärker als bisher und als ausreichender Hilfeanlass gewürdigt werden. Was damit gemeint ist, muss allerdings im Fachdiskurs noch weiter konturiert werden. Neben den Begriffen »selbstständig« und »eigenverantwortlich« wurde die »selbstbestimmte Lebensführung« im Gesetzestext verankert. Dies bedeutet nicht nur eine individualisierte Förderung, sondern zielt auf den Abbau von Barrieren, die eine selbstbestimmte soziale Teilhabe in Bezug auf Bildung, Arbeit, Wohnen etc. im Alltag von jungen Erwachsenen behindern. Es muss somit vor dem Hintergrund dieses gesetzlichen Auftrags geprüft werden, ob die soziale Infrastruktur und die Verfahren, Angebote und Leistungen, die die jungen Menschen erleben, eine entsprechende soziale Teilhabe im persönlichen Leben ermöglichen und befördern.

Mit § 41 Abs. 3 SGB VIII wird weiterhin die Aufgabe formuliert, rechtzeitig vor dem geplanten Hilfeende etwaige andere in Betracht kommende Sozialleistungsträger mit in die Vorbereitung des Leaving Care einzubeziehen. **§ 41a Abs. 1 SGB VIII** verpflichtet zudem die Jugendämter als öffentliche Träger der Hilfen dazu, auch nach dem Hilfeende Beratungs- und Unterstützungsangebote, wie etwa Sprechstunden für Care-Leaverinnen und -Leaver, Anlaufstellen etc., vorzuhalten und damit eine soziale Infrastruktur für die Zeit nach dem Hilfeende zu schaffen. **§ 41a Abs. 3 SGB VIII** orientiert sich an einer entsprechenden Nachsorgepraxis in anderen Ländern (z. B. in Großbritannien oder

Norwegen). Diese Regelung überträgt den Jugendämtern die Verantwortung, nach dem Leaving Care proaktiv mit Care-Leaverinnen und -Leavern in Kontakt zu treten und sich nach deren Wohlbefinden und ihrem etwaigen Hilfebedarf zu erkundigen. Diese Ausrichtung orientiert sich am fachlichen Leitbild einer öffentlichen Elternschaft – Corporate Parentship – wie sie in der britischen Gesetzgebung zur Begleitung des Leaving Care verankert ist (Ehlke 2021).

Auch eine Rückkehrmöglichkeit in eine ambulante oder stationäre Erziehungshilfe ist mit dem neuen Gesetz ausdrücklich formuliert. Die gesetzliche Grundlage hätte aus Sicht von Fachverbänden und Selbstvertretungen durchaus noch weitgehender und rechtsverbindlicher ausfallen können, dennoch bietet sie eine wesentliche Voraussetzung, um den Leaving-Care-Prozess zukünftig besser auszugestalten. Allerdings ist bisher noch offen, wie die gesetzlichen Möglichkeiten ausgeschöpft werden, um mit dem Angebotsspektrum der Kinder- und Jugendhilfe den Bedarfslagen von Care-Leaverinnen und -Leavern Rechnung zu tragen, und wie die rechtskreisübergreifenden Kooperationen, auch mit dem Bereich der psychiatrischen Versorgung, zukünftig entwickelt werden.

Anforderungen an den Leaving-Care-Prozess in einer verlängerten Jugendphase

Care-Leaverinnen und -Leaver, so konnte im Fachdiskurs der letzten Jahre herausgestellt werden, sind strukturellen Teilhabebarrieren ausgesetzt, da sich ihr Übergang ins Erwachsenenleben oft nicht an den gesellschaftlichen Normalvorstellungen von Jugend ausrichtet. Dieser zusätzliche strukturelle Übergang ist in den sogenannten Normalbiografien junger Menschen in der Form nicht vorgesehen (Mangold et al. 2012; Schröer und Thomas 2014). Damit sehen sich Care-Leaverinnen und -Leaver deutlich höheren Anforderungen im Übergang ins Erwachsenenleben ausgesetzt als ihre Peers – teilweise schon vor dem 18. Geburtstag (Fendrich et al. 2018; Stein 2012; Köngeter et al. 2012). Zeitliche Verschiebungen, beispielsweise in der Berufs- und Schulausbildung – wie späterer Berufseinstieg und höhere Qualifikationserwartungen – führen dazu, dass sich grundlegende Weichenstellungen im Lebensverlauf erst im jungen Erwachsenenalter ergeben und stark von den sozialen Unterstützungsressourcen abhängig sind, die im jungen Erwachsenenalter zur Verfügung stehen.

Schließlich findet die Einmündung in die Berufsausbildung in Deutschland im Durchschnitt erst mit 19,8 Jahren statt. Obwohl sich die Entwicklungsanforderungen im Jugendalter also stark verändert haben (BMFSFJ 2017) und die Jugendphase mittlerweile bis ins dritte Lebensjahrzehnt hineinreicht, ist zu beobachten, dass die veränderten gesellschaftlichen Bedingungen des Erwachsenwerdens im Übergang aus stationären Erziehungshilfen bisher kaum berücksichtigt werden.

ABBILDUNG 1 Hilfebeendigungen nach Alter

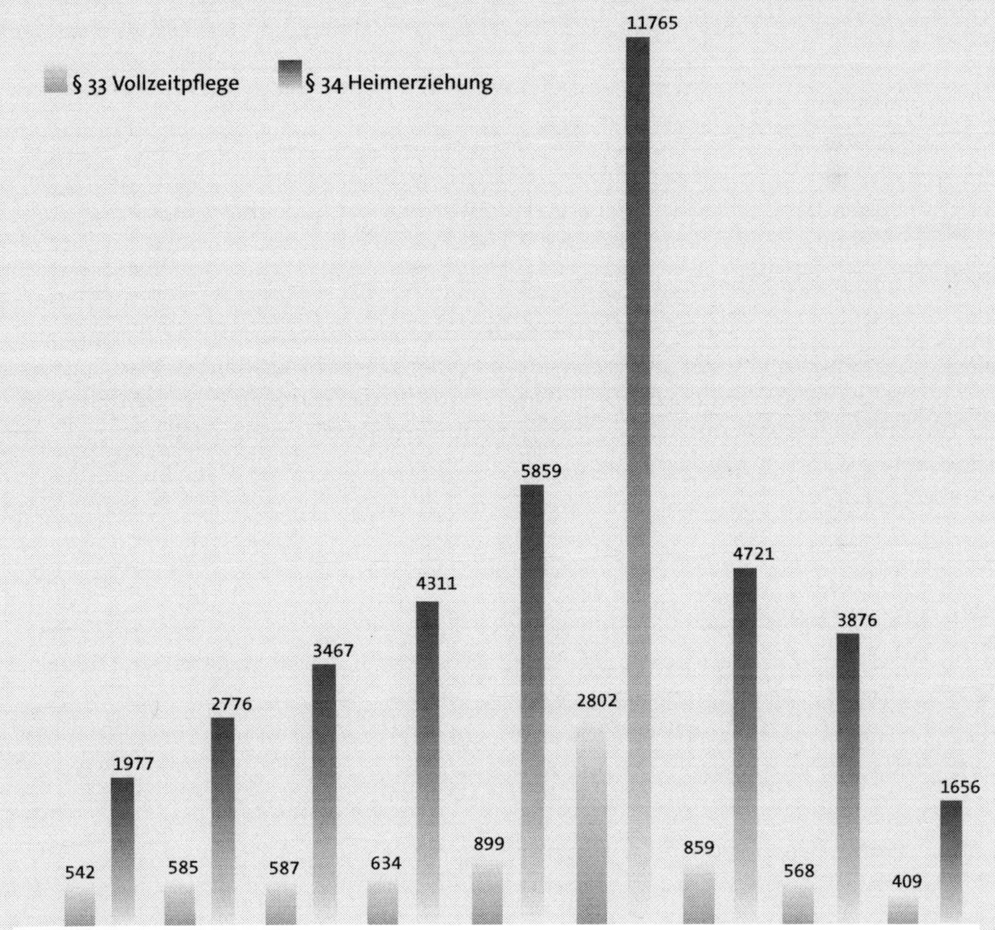

Die Entwicklungsanforderungen im Jugendalter (Identitätsbildung, Qualifizierung, gesellschaftliche Selbstpositionierung und Verselbstständigung) sind, begleitet von weiteren psychologischen Reifungs- und sozialen Orientierungsprozessen, erkennbar ins dritte Lebensjahrzehnt verschoben. Jeffrey Arnett spricht bei diesem Phänomen von Emerging Adulthood (2000). Diese Veränderung wird zunehmend als gesellschaftliche Realität anerkannt (BMFSFJ 2017), schlägt sich allerdings im Sozialleistungssystem bisher noch nicht hinreichend nieder. Die jungen Erwachsenen befinden sich, sowohl in der Kinder- und Jugendhilfe als auch in der sozialpsychiatrischen Versorgung, in einer intermediären Position. Sie sind keine Jugendlichen mehr, haben aber gleichzeitig Bedarfslagen, für die die sozialen Dienste für Erwachsene nicht adäquat ausgestattet sind. So geraten Care-Leaverinnen und -Leaver nicht selten in die Wohnungslosigkeit, weil die Kinder- und Jugendhilfe ihnen keine geeignete Unterstützung mehr bietet, oder sie finden nach einem Aufenthalt in einer psychiatrischen Klinik keine geeignete stationäre oder ambulante psychosoziale Begleitung, weil sie bereits volljährig sind. Die Arbeitsförderung (SGB II) ist auf einen intensiven Unterstützungsbedarf von Care-Leaverinnen und -Leavern, etwa aufgrund einer psychischen Erkrankung, nicht ausgerichtet und zudem auf die Integration in Ausbildung und Arbeit fokussiert. Das Jobcenter kann bestenfalls die Existenzsicherung gewährleisten, nicht aber ohne die Aufnahme einer Ausbildung oder Arbeit zu erwarten. Care-Leaverinnen und -Leaver in Ausbildung (schulisch, betrieblich oder im Studium) finden in diesen Strukturen ebenfalls kaum Möglichkeiten einer angemessenen Unterstützung. Für die Kinder- und Jugendhilfe befinden sie sich in einer Phase, in der eine Förderung der persönlichen Entwicklung zunehmend nicht mehr als notwendig angesehen wird, da sie in die berufliche Integration eingemündet sind. Dabei ist bekannt, dass eine Ausbildung oder ein Studium mit weiteren, auch psychischen Belastungen einhergeht, die gegebenenfalls zu Abbrüchen führen.

Diese Gefahr besteht insbesondere bei Care-Leaverinnen und -Leavern, weil sie kaum auf familiäre Unterstützungsnetzwerke zurückgreifen können, so wie das andere junge Menschen im »Wettbewerb um Bildungszertifikate« (Brown 2004) tun können, und ihnen alternativ keine verlässlichen Beratungs- und Therapieangebote nach dem Ende der Erziehungshilfe bereitgestellt werden. Die unterschiedlichen Sozialleistungsträger können den Unterstützungsbedarf von Care-Leaverinnen und -Leavern – im Übrigen auch den von anderen jungen Erwachsenen in besonderen Bedarfslagen – nur partiell abdecken.

»25 is the new 21« – so wurde eine kanadische Studie betitelt, in der herausgearbeitet wurde, dass sich mit Blick auf die gesellschaftlichen Veränderungen eine längere Unterstützung von Care-Leaverinnen und -Leavern als sinnvoll erweist, und zwar eine an den Unterstützungsbedarfen im jungen Erwachsenenalter orientierte Begleitung in der psychosozialen Entwicklung, beim Aufbau eines individuellen sozialen Netzwerks, in der Förderung der beruflichen Bildung, bei der Bearbeitung von biografischen Belastungen und anderen gesundheitlichen Beeinträchtigungen als auch bei der Schaffung einer stabilen Wohn- und ökonomischen Situation. Dieses Portfolio an Begleitung ist dort nicht individuell einzufordern, sondern wird selbstverständlich und diskriminierungsfrei bereitgestellt. Aus dem zugrunde gelegten Programm für Care-Leaverinnen und -Leaver in Ontario konnte hochgerechnet werden, dass die Unterstützung, die bis zum 25. Geburtstag sichergestellt wird, zu mehr psychosozialer Stabilität, einem allgemein besseren Gesundheitszustand, erfolgreicherer Integration in den Arbeitsmarkt und sozialer Teilhabe beiträgt (Provincial Advocate for Children and Youth 2012).

Psychische Belastung im Leaving-Care-Prozess

Eine besonders vulnerable Gruppe unter den Care-Leaverinnen und -Leavern sind junge Menschen mit psychischen Erkrankungen oder jene, bei denen (noch) keine Diagnosen vorliegen, die aber im System der Kinder- und Jugendhilfe besonders schlecht versorgt werden können, weil sie durch zahlreiche Einrichtungs- und Ortswechsel oder schließlich auch endgültige Hilfeabbrüche aus dem Netz fallen, häufiger als andere junge Menschen von Wohnungslosigkeit bedroht oder betroffen sind (Sievers 2018) oder zeitweilig in der sozialpsychiatrischen Versorgung in Erscheinung treten, unter Umständen aber auch nirgendwo alternative Unterstützungsangebote erhalten. Gleichzeitig wird in der Forschung zum Leaving Care auch immer wieder deutlich, dass die Unterbringung in stationären Hilfen als solche sowie der Übergang ins Erwachsenenleben auch psychische Belastung und emotionale Krisen nach dem Hilfeende nach sich ziehen können und dann oft keine passgenaue psychosoziale Versorgung zur Verfügung steht (Smith 2017).

Um Care-Leaverinnnen und -Leavern, wie auch anderen jungen Erwachsenen mit psychischen Beeinträchtigungen, geeignete Unterstützung anbieten zu können, wären verlässliche Kooperationen zwischen der Kinder- und Jugendhilfe und den psychiatrischen und therapeutischen Versorgungsangeboten sinnvoll. Das würde auch erfordern, die vorhandenen Angebote besser an die Bedarfslagen von jungen Erwachsenen – vor allem von jenen ohne hinreichende familiäre Unterstützungsnetzwerke – anzupassen und die dafür erforderliche Expertise auszubauen (Pro Transition – E-Learning Angebot für Fachkräfte zur besseren Versorgung von jungen Erwachsenen mit psychischen Erkrankungen: www.elearning.protransition.de). Insbesondere wäre es wichtig, in der Kinder- und Jugendpsychiatrie wie auch in der Erwachsenenpsychiatrie über die gesetzlichen Aufgaben der Kinder- und Jugendhilfe für junge Menschen bis 27 Jahre zu informieren, um die rechtskreisübergreifende Zusammenarbeit innerhalb kommunaler Hilfestrukturen zu verbessern. Hier zeichnet sich ein deutlicher Bedarf nach Verzahnung und Ausbau von Angeboten ab, sowohl im Bereich der sozialpädagogischen als auch der therapeutischen und psychiatrischen Hilfen, die auf die Bedürfnisse von jungen Erwachsenen zugeschnitten sind. Dieser Bedarf wird auch unter dem Fachbegriff Transitionspsychiatrie (Driessen et al. 2021; Vögl 2019; Giertz et al. in diesem Band) verhandelt, und in einigen Kliniken in Deutschland (z. B. in Hamburg, Nürnberg, Ulm) werden ambulante und stationäre Angebote für junge Erwachsene zwischen 18 und 25 Jahren vorgehalten, da sie weder in der kinder- und jugendpsychiatrischen Versorgung noch in der Erwachsenenpsychiatrie angemessen unterstützt werden können.

Die emotionalen, finanziellen, aber auch sozialen und gesundheitlichen Folgen, die mit unzureichend begleiteten oder konflikthaft einsetzenden Leaving-Care-Prozessen einhergehen können, sind teilweise erheblich. Internationale Studien belegen, dass die psychosoziale Gesundheit bei Care-Leaverinnen und -Leavern deutlich schlechter ist als bei Menschen ohne Jugendhilfeerfahrung (Stein und Dumaret 2011; Liabo et al. 2016). Auch wird immer wieder hervorgehoben, dass Care-Leaverinnen und -Leaver besonders von Wohnungslosigkeit bedroht sind (Knopp et al. 2014; Sievers 2018). Leaving Care bezieht sich schließlich nicht nur auf die unmittelbaren Herausforderungen im Übergang aus der stationären Jugendhilfe. Die Barrieren im Hilfesystem oder auch die gesellschaftlichen Stigmata wirken nach. Die Unterbringung in der stationären Erziehungshilfe selbst bleibt häufig eine lebenslange biografische Bewältigungsaufgabe.

Inklusive Gestaltung des Leaving-Care-Prozesses

Die Schnittstelle zur Psychiatrie konnte bisher noch nicht zufriedenstellend gestaltet werden, so gibt es in Deutschland keine flächendeckenden Angebote für die Bedarfe von jungen Erwachsenen. Mit der Volljährigkeit endet in der Regel die Zuständigkeit der Kinder- und Jugendpsychiatrie. In diesem Kontext wird ebenfalls ein wenig inklusiver Übergang im Hilfesystem konstruiert. Die Transitionsmedizin bietet hier erste Ansätze und Spezialisierungen für die Begleitung von jungen Erwachsenen, allerdings noch nicht in einer rechtskreisübergreifenden Struktur, die die Kinder- und Jugendhilfe, die Eingliederungs- und Wohnungslosenhilfe sowie die Arbeitsförderung und den Übergang von Schule zu Beruf einbezieht. Den jungen Menschen eine diskriminierungsfreie soziale Teilhabe am institutionellen Gefüge von Bildung, Arbeit und Freizeit etc. zu ermöglichen, muss dabei noch viel stärker in den Fokus gerückt werden. Die UN-Konvention für die Rechte von Menschen mit Behinderungen und Beeinträchtigungen und die UN-Kinderrechtekonvention formulieren einen rechtsbasierten Ansatz. Grundlegend ist, dass nicht durch eine defizitorientierte Diagnostik oder Hilfeplanung ein Unterstützungsbedarf bewiesen werden muss. Vielmehr müssen die regulären Institutionen der Bildung, des Arbeitsmarktes, des öffentlichen Alltags und der Gesundheitsförderung hinterfragt werden, wenn sie soziale Barrieren schaffen und soziale Zugänge verwehren (Kreckel 2001).

Beispielhaft, aber bisher ohne eine sichere Finanzierungsgrundlage, sind Projekte, die dem Anspruch eines inklusiven Leaving-Care-Prozesses gerecht werden wollen (wie das Angebot »Achtung-Fertig-Los« der gemeinnützigen sozialpsychiatrischen Gesellschaft Niederberg). Aus den Erfahrungen mit diesen Projekten und auch auf internationaler Ebene lässt sich ableiten, dass eine bedarfsgerechte Unterstützung von jungen Erwachsenen mit und ohne Beeinträchtigungen bis in das dritte Lebensjahrzent hinein eine zentrale Voraussetzung für Inklusion und soziale Teilhabe ist (Courtney et al. 2014). Um die zu gewährleisten, sind zukünftig in Deutschland auf der Grundlage des Kinder- und Jugendstärkungsgesetzes – und unter Einbeziehung der unterschiedlichen Sozialrechtskreise und sozialen Dienste, über die Kinder- und Jugendhilfe hinaus – gesicherte Infrastrukturen zu schaffen.

***Severine Thomas**, Dr., Dipl. Soz.arb./Soz.päd., Dipl. Sozialwirtin, ist wissenschaftliche Mitarbeiterin in Lehre und Forschung am Institut für Sozial- und Organisationspädagogik der Universität Hildesheim. Ihre Arbeitsschwerpunkte sind Jugend- und Übergangsforschung, Kinder- und Jugendhilfe, insbesondere Hilfen zur Erziehung und Leaving Care.*

***Wolfgang Schröer**, Prof. Dr., Dipl. Päd., ist Hochschullehrer für Sozialpädagogik am Institut für Sozial- und Organisationspädagogik der Universität Hildesheim. Seine Arbeitsschwerpunkte sind Kinder- und Jugendhilfe, transnationale soziale Unterstützung, Jugendforschung und -politik.*

Literatur

Arnett, J. J. (2000): Emerging adulthood: A theory of development from the late teens through the twenties. The American Psychologist, 55 (5), S. 469 – 480.

BMFSFJ – Bundesministerium für Familie, Senioren, Frauen und Jugend (2017): 15. Kinder- und Jugendbericht. Zwischen Freiräumen, Familie, Ganztagsschule und virtuellen Welten – Persönlichkeitsentwicklung und Bildungsanspruch im Jugendalter. Drucksache 18/11050. Berlin.

Brown, P. (2004): Gibt es eine Globalisierung positionalen Wettbewerbs? In: Mackert, J. (Hg.): Die Theorie sozialer Schließung (S. 233 – 256). Wiesbaden: VS.

Courtney, M. E.; Charles, P.; Okpych, N. J.; Napolitano, L.; Halsted, K. (2014): Findings from the California Youth Transitions to Adulthood Study (CalYOUTH): Conditions of foster youth at age 17. Chicago: Chapin Hall at the University of Chicago.

Diakonie Rheinland-Westfalen-Lippe (Hg.) (2012): Übergänge in die Zeit nach dem Heim. Ergebnisse aus dem Projekt mit ehemaligen Jugendlichen aus den Erziehungshilfen. Münster.

DIJuF – Deutsches Institut für Jugendhilfe und Familienrecht (2021): Fragen und Antworten zur SGB-VIII-Reform. https://www.dijuf.de/SGB-VIII-Reform-FAQ.html (12.01.2022).

Driessen, M.; Fegert, J.; Freyberger, H.; Karow, A.; Banaschewski, T. (2019): Transitionspsychiatrie – eine aktuelle Herausforderung. Psychiatrische Praxis, 46 (3), S. 125 – 127.

Ehlke, C. (2021): Leaving Care international – Was kann die Kinder- und

Jugendhilfe von anderen Ländern lernen? Unsere Jugend, 73 (7–8), S. 290–301.
Ehlke, C.; Sievers, B.; Thomas, S. (2022): Werkbuch Leaving Care. Verlässliche Infrastrukturen im Übergang aus stationären Erziehungshilfen ins Erwachsenenleben. Frankfurt: IGfH Eigenverlag.
Fendrich, S.; Pothmann, J.; Tabel, A. (2018): Junge Volljährige in den erzieherischen Hilfen. Eine Datenauswertung auf der Grundlage der amtlichen Kinder⊠ und Jugendhilfestatistik. Unveröffentlichtes Manuskript.
Gabriel, T.; Keller, S.; Bombach, C. (2021): Vulnerability and well-being decades after leaving care. Frontiers in Psychology (12), doi: https://doi.org/10.3389/fpsyg.2021.577450.
Knopp, R.; Bleck, C.; van Rießen, A. (2014): Junge Wohnungslose – U25. Abschlussbericht Juli 2013. Düsseldorf. https://www.socialnet.de/materialien/attach/258.pdf (12.01.2022).
Köngeter, S.; Schröer, W.; Zeller, M. (2012): Statuspassage »Leaving Care«: Biografische Herausforderungen nach der Heimerziehung. Diskurs Kindheits- und Jugendforschung, 7 (3), S. 261–276.
Kreckel, R. (2001): Soziale Ungleichheit. In: Otto, H.-U. & Thiersch, H. (Hg.): Handbuch Sozialpädagogik/Sozialarbeit (S. 1729–1735). München: Reinhardt.
Lenz, K. (1998): Zur Biografisierung der Jugend. In: Böhnisch, L.; Rudolph, M.; Wolf, B. (Hg.): Jugendarbeit als Lebensort (S. 51–74). Weinheim & München: Juventa.
Liabo, K.; McKenna, C.; Ingold, A.; Roberts, H. (2016): Leaving foster or residential care: A participatory study of care leavers' experiences of health and social care transitions. Child: Care, Health and Development, 43 (2), S. 182–191.
Mangold, K.; Ehlke, C.; Strahl, B. (2012): Unterstützung zur Selbständigkeit oder Selbständigkeit und Unterstützung? Sozial Extra, 36 (7/8), S. 46–49.
Mendes, P. & Moslehuddin, B. (2006): From dependence to interdependence: Towards better outcomes for young people leaving state care. Child Abuse Review, 15 (2), S. 110–126.
Provincial Advocate for Children and Youth (2012): 25 is the new 21. Ontario. www.provincialadvocate.on.ca/documents/en/25istheNew21.pdf (10.01.2022).
Schröer, W.; Strahl, B.; Thomas, S. (2018): Für einen eigenen Rechtstatbestand »Leaving Care« im SGB VIII. Sozialmagazin, 40 (7–8), S. 83–89.

Schröer, W. & Thomas, S. (2014): Das »Ende« der Vollzeitpflege. Übergänge, junges Erwachsenenalter und Pflegefamilien. In: Kuhls, A.; Glaum, J.; Schröer, W. (Hg.): Pflegekinderhilfe im Aufbruch. Aktuelle Entwicklungen und neue Herausforderungen in der Vollzeitpflege (S. 174–184). Weinheim & Basel: Beltz Juventa.

Sievers, B. (2019): Care Leaver in der Jugend- und Wohnungslosenhilfe in Karlsruhe. Ergebnisse einer Adressat_innenbefragung und Ansatzpunkte für die Praxisentwicklung. Frankfurt am Main: IGfH Eigenverlag.

Sievers, B.; Thomas, S.; Zeller, M. (2018): Jugendhilfe – und dann? Zur Gestaltung der Übergänge junger Erwachsener aus stationären Erziehungshilfen. Ein Arbeitsbuch. Frankfurt am Main: IGfH Eigenverlag, 3. Aufl.

Smith, N. (2017): Neglected minds. A report on mental health support for young people leaving care. Essex: Barnado's Believe in Children.

Statistisches Bundesamt (2019): Statistiken der Kinder- und Jugendhilfe. Erzieherische Hilfen, Eingliederungshilfe für seelisch behinderte junge Menschen, Hilfen für junge Volljährige. 2018. Wiesbaden.

Statistisches Bundesamt (2020): Gut ein Viertel der 25-Jährigen wohnte 2019 noch im Haushalt der Eltern. Pressemitteilung Nr. N 045 vom 5. August 2020. https://www.destatis.de/DE/Presse/Pressemitteilungen/2020/08/PD20_N045_122.html (12.01.2022).

Stein, M. (2012): Young people leaving care. Supporting pathways to adulthood. London: Jessica Kingsley.

Stein, M.; Dumaret, A.-C. (2011): The mental health of young people ageing out of care and entering adulthood: Exploring the evidence from England and France. Children and Youth Services Review, 33 (12), S. 2504–2511.

Strahl, B.; van Breda, A.; Mann-Feder, V. (2021): Stationäre Kinder- und Jugendhilfe im internationalen Vergleich – Unterstützungsmöglichkeiten für junge Erwachsene und die Bedeutung von Care-Leaver-Selbstvertretungen. Diskurs Kindheits- und Jugendforschung, 2, S. 223–239, https://doi.org/10.3224/diskurs.v16i2.06.

Vögl, C. (2019): Die Transitionspsychiatrie der Adoleszenz und des jungen Erwachsenenalters. Eine »Transitionslücke« als Herausforderung aus der Perspektive der Klinischen Sozialarbeit. Goßmannsdorf & Ochsenfurt: ZKS.

Würzburger Modell: Psychosoziale Versorgung als gemeinsamer Auftrag für Schule, Jugendhilfe und Psychiatrie

Vera Taube

Psychische Erkrankungen unter Schülerinnen und Schülern sind keine Seltenheit, knapp ein Fünftel der Kinder und Jugendlichen in Deutschland sind davon betroffen (Baumgarten et al. 2018). Studien zeigen, dass neben einem positiven Familienklima und sozialer Unterstützung auch ein positives Schulklima förderlich für eine gesunde Entwicklung sein kann (Klasen et al. 2017). Die Schule ist eine zentrale Institution bei der Sozialisation und Teilhabe in der aktuellen wie auch der zukünftigen Lebenssituation von Kindern und Jugendlichen und bietet damit eine wichtige Stütze in der Behandlung von biopsychosozialen Problemen, also von körperlichen und seelischen Beeinträchtigungen, die sich auf den gesamten Lebenskontext des Menschen auswirken können. Erfahrungsgemäß ist die Schule jedoch auch ein Ort, an dem psychische Auffälligkeiten unweigerlich zum Vorschein kommen. Nicht selten wird Schule dann zum Teil des Problems und wirkt als Belastungsfaktor für junge Menschen mit biopsychosozialen Problemlagen.

Psychosoziale Probleme im Kontext Schule

Dass das Thema psychische Erkrankung in den Schulen angekommen ist, zeigen auch diverse Förderprogramme und Anpassungen schulinterner Angebote und Ausbildungsinhalte (BStM für Unterricht und Kultus 2021; BZgA 2021). Die Schule allein kann jedoch den umfassenden Unterstützungsbedarf der betroffenen jungen Menschen nicht abdecken, denn deren Problemlage resultiert aus einem Zusammenspiel sozialer, psychologischer und medizinischer Faktoren. Der daraus erwachsende komplexe Hilfebedarf erfordert grundlegende Kompetenzen der Lehrkräfte im Umgang mit psychischen Belastungen und Verhaltensauffälligkeiten sowie die Möglichkeit zur Kooperation mit weiteren

Unterstützungssystemen wie Psychiatrie, Jugendhilfe und Sonderpädagogik, um den Anforderungen mit fundiertem Fachwissen begegnen zu können. Schule, Jugendhilfe, Kinder- und Jugendpsychiatrie adressieren junge Menschen als gemeinsame Zielgruppe. Auch wenn sich hier keine vollständige Deckung in der Gruppe der Adressatinnen und Adressaten ergibt, bilden die gemeinsame Schnittmenge aller drei Systeme junge Menschen mit psychischen Belastungen. Die sozialrechtliche Grundlage für diesen gemeinsamen Auftrag bildet der § 35a SGB VIII (Kinder- und Jugendhilfegesetz). Jugendhilfe, Kinder- und Jugendpsychiatrie bearbeiten psychosoziale Auffälligkeiten, allerdings jeweils aus einer anderen Perspektive und mit unterschiedlicher Expertise. § 81 SGB VIII verpflichtet Schulen zur Zusammenarbeit mit Trägern der Jugendhilfe. Schulpflicht besteht für jeden jungen Menschen, unabhängig von seiner persönlichen Lebenslage. Im Betreuungsalltag der jungen Menschen zeigt sich schnell, dass die Kooperationen zwischen den einzelnen Institutionen nicht nur aufgrund unterschiedlicher institutioneller Logiken schwierig sind. Die Verhaltensweisen und der erzieherische Bedarf der jungen Menschen mit psychischen Erkrankungen sind für die Fachkräfte jedes Bereichs herausfordernd – insbesondere im Hinblick auf die sozialisatorische Funktion der Schule und die besonderen Herausforderungen, die sie für die jungen Menschen mit psychosozialen Belastungen mit sich bringt. Beim Versuch, die betroffenen jungen Menschen im System Schule zu halten, treten Schnittstellenproblematiken vermehrt zutage. Sind Zuständigkeiten, Aufgaben und Abläufe in der Zusammenarbeit der einzelnen Institutionen nicht geklärt, kommt es nicht selten zu Brüchen in der Versorgung, die eine erfolgreiche Beschulung und einen guten Übergang von Schule in den Beruf verhindern. Neben disziplinbezogenen und fachlichen Unterschieden hemmen rechtliche, organisatorische und ressourcenbezogene Aspekte die Zusammenarbeit.

Da die Lebens- und Problemlagen nicht der Säulen-Logik des Hilfesystems folgen, sind vernetzte und disziplinübergreifende Lösungsansätze unabdingbar (Weber 2018). Um ein Scheitern an den Schnittstellen zu verhindern, soll eine disziplin- und institutionenübergreifende Betreuung, ausgerichtet am erzieherischen, sozialisatorischen und psychiatrischen Bedarf des jungen Menschen, erreicht werden. Dafür gilt es, institutionelle Entscheidungsbefugnisse und Zuständigkeiten zu erkennen und bei der Kooperation zu berücksichtigen. Beide Aspekte – Entscheidungen und Zuständigkeiten – werden bestimmt durch Finanzierungsfragen, die Ursache der Versäulung des Hilfesystems. Sie führen bei Kooperationen zur Erbringung sozialstaatlicher Leistungen, die komplexe Probleme adressieren, häufig zu Abgrenzungs- und Kostenfragen, die

die Hilfegewährung verzögern oder sogar verhindern. Das Scheitern solcher Kooperationen bedeutet ein Risiko für die betroffenen Kinder und Jugendlichen, und es bedarf daher besonderer Aufmerksamkeit und Anstrengung der Beteiligten, solche Kooperationen tatsächlich umzusetzen (Kießling und Flor 2019). Das Verschieben der Probleme von einem System in das andere, bei dem sich das jeweilige System als Lückenbüßer für das andere erlebt, muss also abgelöst werden von einem Hilfsangebot, bei dem die Expertisen aller Bereiche miteinander verzahnt sind, sich ergänzen und sich gegenseitig respektieren und anerkennen. Erforderlich hierfür ist eine Übereinkunft, die die Betreuung und Behandlung als gemeinsame Aufgabe sieht und die Möglichkeiten der einzelnen Versorgungssysteme in diesem Sinne nutzt.

Fallzentrierte Kooperation

Hier setzt das »Würzburger Modell« an. Das Kooperationskonzept von Schule, Kinder- und Jugendhilfe und Kinder- und Jugendpsychiatrie zielt darauf ab, Betreuungskontinuität zu sichern, indem individualisierte Maßnahmen und flexible Übergänge ermöglicht werden. 1997 wurde der Grundstein für die Zusammenarbeit von »Jugendhilfe und Kinder- und Jugendpsychiatrie im konzeptionellen und räumlichen Verbund« (Adams 2001, S. 90) gelegt. Basis des Konzepts ist die Entwicklung eines gemeinsamen Selbstverständnisses und die Definition eines gemeinsamen Auftrags für die Fachdisziplinen. Der Fall eines jungen Menschen wird ganzheitlich, verhaltens- und alltagsorientiert verstanden: Probleme zeigen sich in unterschiedlichen Bereichen, bei denen das jeweilige Fachwissen eines Kooperationspartners besonders hilfreich ist. Durch das Halten (und manchmal auch Aushalten) der jungen Menschen im Verbund kann das jeweilige Fachwissen zu einer dauerhaften und damit wirksamen Unterstützung beitragen.

Die gemeinsame Vorgehensweise im »Würzburger Modell« umfasst individuumszentrierte Ansätze, ein gemeinsames Verständnis von Verhaltensstörungen als Störungen des Person-Umwelt-Bezugs sowie der zentralen Bedeutung des Systems »Familie« und basiert auf multidisziplinärer Arbeit unter Anerkennung der jeweiligen Fachexpertise in einem ressourcen- und alltagsorientierten Vorgehen (Adams 1997). In der Therapie erarbeitete Fähigkeiten können in den Alltagsbereichen der stationären Jugendhilfe und der Schule erprobt und gefestigt werden. Über das Gelingen der Arbeit oder auftretende Hürden in der Arbeit tauscht man sich in disziplinübergreifenden Teamgesprächen aus und berät sich. In den Betreuungsphasen dient die Kinder- und Jugendpsychiatrie hier vor allem als Schutzraum und bietet Entlastung, während Schule und Jugendhilfe die zunehmenden Belastungen im Alltag bearbeiten. Nach einer gemeinsamen Anfangsdiagnostik können über die Verlaufsdiagnostik Ergänzungen bei der Bedarfsabklärung mit Hinweisen für nächste Schritte und Interventionen erfolgen. Die Verlaufsdiagnostik umfasst wiederum die Verteilung der Aufgaben gemäß der Fachlichkeit des jeweiligen Bereichs. Dies setzt die unbedingte Anerkennung der Fachlichkeit des jeweils anderen Bereichs und das klare Verständnis der eigenen Profession voraus.

Der »räumliche« Anteil des Verbundes wurde durch den Neubau einer Tagesklinik auf dem Gelände der Evangelischen Kinder-, Jugend- und Familienhilfe (EKJFH), die Eröffnung einer Wohngruppe für psychisch kranke junge Menschen und eine Übergangstagesgruppe in Würzburg in die Tat umgesetzt. Mit der Gründung der Wichern-Schule nach dem Modell der Schule für Kranke in Bayern in Trägerschaft der EKJFH und unter Nutzung deren Räumlichkeiten hielt auch die Institution Schule Einzug in den Kooperationsverbund. Die Wichern-Schule versorgt als Schule für Kranke Patientinnen und Patienten der Klinik für Kinder- und Jugendpsychiatrie Würzburg sowie der Tagesklinik für Kinder- und Jugendpsychiatrie des Diakonischen Werks Würzburg. Das Kollegium besteht aus Lehrkräften der Grund-, Mittel-, Förder- und Realschule sowie des Gymnasiums. Das Besondere an dem Modell der Schule für Kranke ist, dass für die Dauer eines Klinikaufenthalts die Beschulung vor Ort stattfindet, die jungen Menschen jedoch ihrer Heimatschule zugeordnet bleiben. Um diese Kontinuität aufrechtzuerhalten, ist der Austausch mit der Herkunftsschule für die Lehrkräfte in der Klinik wie auch für die Fachkräfte der Jugendhilfe unabdingbar, um die Rückkehr mit den Schulen gemeinsam zu planen. Hier zeigt sich der »personelle« Anteil im Kooperationskonzept: Wöchentlich werden die Stundenpläne erstellt, neu überarbeitet und mit der Herkunftsschule bzw. dem medizinischen Personal abgestimmt. Die zuständigen Lehrkräfte nehmen Kontakt zu den Heimatschulen und zu den behandelnden Therapeuten auf. Sie pflegen den Austausch bezüglich der Lerninhalte und des Beschulungsumfangs. Die vom Lehrerkollegium dokumentierten Unterrichtsbeobachtungen sowie die Umsetzung pädagogischer und didaktischer Ziele werden regelmäßig besprochen. Darüber entwickelt sich eine enge Zusammenarbeit mit den Heimatschulen im Stadtgebiet, um neben schulischen Inhalten auch die Rückführung zu gestalten und zu sichern.

Schule als Dreh- und Angelpunkt der Zusammenarbeit

Heute steht die Institution Schule als Lebens- und Sozialisationsort, an dem Alltag gelernt und gelebt wird, im Mittelpunkt der gemeinsamen Bemühungen im »Würzburger Modell«. Der Schulbesuch soll so normal und regelschulnah wie möglich organisiert werden, um die Schule als Unterstützung für einen positiven Behandlungsverlauf zu stärken. Es gilt, eine Beschulung zu erreichen, die trotz vergangener Absenzen und entstandener Wissenslücken, Lernleistungs- oder Verhaltensproblemen, sozialer Integrationsprobleme oder Ängsten möglichst alltäglich anmuten soll. Neben der psychiatrischen Diagnostik bedarf es hier offensichtlich sowohl einer schulischen als auch einer sozialpädagogischen Betrachtung zur Einschätzung des Förderbedarfs. Betreuungskontinuität ist dabei der Dreh- und Angelpunkt. In einem ohnehin belasteten und von komplexen Problemen geprägten Alltag erschweren Übergänge und Wechsel den Sozialisations- und Entwicklungsprozess zusätzlich – vor allem bei jungen Menschen, deren Kompetenz zur Bewältigung solcher Übergänge ohnehin gering ist (von Salisch et al. 2013). Um Brüche beim Schulbesuch zu vermeiden, gilt es also, für psychisch erkrankte junge Menschen krisenhafte Verläufe aufzufangen (Aufgabe der Psychiatrie und Jugendhilfe), Aufwachsen und Entwicklung zu sichern (Jugendhilfe und Schule) sowie Hindernisse für den schulischen Erfolg zu bearbeiten (Psychiatrie, Jugendhilfe und Schule). Das gemeinsame Konzept ermöglicht die notwendige multidisziplinäre Diagnostik und Behandlung, gemeinsame Fallberatungen und Behandlungsplanung, kooperative Elternarbeit und psychiatrische Krisenintervention im Bedarfsfall.

Welche Probleme sich aus gegebenen Systemlogiken ergeben können, zeigt sich u. a. bei der Frage nach der Beschulung im Akutfall. Während diese für stationär aufgenommene junge Menschen über die Schule für Kranke zweifelsfrei geklärt ist, sind junge Menschen in der stationären Jugendhilfe, die aufgrund ihrer Problematik gerade nicht in der Lage sind, ihre Heimatschule zu besuchen, womöglich nur schwer anzubinden. Wie kann hier der als so zentral verstandene »Schulalltag« aufrechterhalten werden, wenn sie als Jugendhilfeklientinnen und -klienten weder die Heimatschule besuchen können noch Zugang zur Schule für Kranke haben, da sie sich nicht stationär in der Klinik befinden? Eine Lösung für dieses (in therapeutischen Jugendhilfekontexten nicht seltene) Problem kann im Kooperationsverbund nur durch die gemeinsame Entwicklung von Handlungsmöglichkeiten und Anpassungen gefunden werden. So kann die Jugendhilfe nicht verfügen, dass die jungen Menschen die Schule für Kranke besuchen – diese Zuständigkeit ist klar geregelt und obliegt dem Fachbereich Schule. Um nötige Ad-hoc-Lösungen zu schaffen, zu verstetigen und so den Schulalltag weitestgehend zu ermöglichen und zu sichern, ist die Mithilfe aller beteiligten Bereiche erforderlich: Zuweisungsbedingungen und Zugänge müssen klar benannt sein (Bereich Schule), Angebote müssen personell und konzeptionell angemessen entwickelt werden (Bereiche Jugendhilfe und Schule) und Begründungen für den Zugang zu einer besonderen Beschulung müssen diagnostisch plausibel belegt werden (Bereiche Kinder- und Jugendpsychiatrie und Jugendhilfe). Ebenso kann die Kinder- und Jugendpsychiatrie oder die Jugendhilfe der Heimatschule nicht vorschreiben, wie ein junger Mensch behandelt und beschult werden soll. Im Rahmen der eigenen institutionellen Gegebenheiten und Systemlogiken liegt es im Ermessen der Schule, wie sie ihren Erziehungs- und Bildungsauftrag ausführt.

Im Verbund kann hier jedoch über gemeinsame Diagnostik, Fallbesprechung, Aufteilung der Aufgaben, Austausch von Fachwissen und Bereitstellung von personellen oder räumlichen Ressourcen ein gemeinsamer Handlungsplan für die Beschulung entworfen werden, der für alle Beteiligten umsetzbar ist und den Verbleib des jungen Menschen an der Heimatschule sichert. Als Ad-hoc-Lösung wurde so die sogenannte »Akut-Interventionsklasse« entwickelt, die an intensivtherapeutische Wohngruppen angebunden ist, die Räumlichkeiten der Jugendhilfe nutzt und im Rahmen der regulären schulischen Unterrichtszeiten stattfindet. Die Verzahnung der Bereiche Schule und Jugendhilfe wird hier durch Teilnahme der Lehrkräfte an Teambesprechungen und Fallarbeiten der Jugendhilfe erreicht.

Dabei ist die Zusammenarbeit mit der Schule auf zwei Ebenen zu betrachten, einmal auf der strukturellen Ebene von Planung und Entscheidungsfindung (administrative Ebene des Fachbereichs Schule und des Schulamtes der Kommune) und zum anderen auf der Fallebene (Herkunftsschule und Schule für Kranke). Während die administrative Ebene grundlegende Zugänge schafft, gestaltet sich die konkrete Kooperation auf der Fallebene unterschiedlich. Die Kooperation mit den Lehrkräften der Schule für Kranke ist intensiver, standardisierter und enger an die Jugendhilfe angebunden, während die Zusammenarbeit mit den Herkunftsschulen bedarfsabhängig gestaltet wird. In beiden Fällen nehmen Fachkräfte der Jugendhilfe (pädagogische Leitungen der Gruppen, Bezugserziehende, Schulsozialarbeitende an den Herkunftsschulen) eine koordinierende Funktion ein und bilden eine Brücke zwischen der Schule und der psychiatrischen Versorgung. Sie sind im Modell Kontaktstelle der beiden Systeme und vermitteln den Austausch im Hinblick auf das Ziel eines gelingenden Alltags. Eine solche Steuerungsfunktion ist für die multiprofessionelle Kooperation unabdingbar. Zum einen, um Wissen innerhalb des Kooperationszusammenhangs weiterzugeben und aktive Anknüpfungspunkte zu bieten, zum anderen, um Ergebnisse, Informationen und Interessen zu bündeln und in der Zusammenarbeit nutzbar zu machen.

Weitere Synergieeffekte ergeben sich durch eine verlässliche und passgenaue Jugendhilfenachsorge im Verbund, die gemeinsame Nutzung von Räumlichkeiten und Personal, aufeinander abgestimmtes heilpädagogisches Milieu vor allem im Klinikbereich und der Jugendhilfe sowie durch die Qualitätssicherung aufgrund gemeinsamer Datendokumentation und Forschung. Ein letzter zentraler Bereich sind gemeinsame Fortbildungen und Fachtagungen zum Austausch von Wissen, Methoden und Einblicke in die Themen und Entwicklungen der jeweils anderen Arbeitsbereiche. Diese räumlichen, konzeptuellen, inhaltlichen und personellen Anknüpfungspunkte stoßen auf typische Kooperationshindernisse in der multidisziplinären Fallarbeit: Probleme bereiten hier vor allem die Unkenntnis über Arbeitsweisen, Logiken und Entscheidungsspielräume der jeweils anderen Fachbereiche sowie die Frage nach der Zuständigkeit. Das Verbundmodell schafft hier Abhilfe. In diesem Modell sind alle Bereiche grundsätzlich im Rahmen ihrer Expertise und Fachkompetenz beteiligt, die Aufgaben werden in den gemeinsamen Fallbesprechungen entsprechend der aktuellen Bedarfslage verteilt. Schnittstellenproblematiken werden so minimiert, da alle Bereiche sich grundsätzlich und im Rahmen ihrer Fachlichkeit über die Kooperationsvereinbarung als zuständig erklären (Beck und Warnke 2009).

Im Zuge dieser professionellen Kooperationskonzepte gilt es jedoch auch, die Zusammenarbeit mit den Hilfesuchenden nicht aus dem Blick zu verlieren (Seckinger 2001). Eine gelingende Kooperation auf der Fachebene darf nicht dazu führen, dass die Einschätzung des Hilfebedarfs und das entsprechende Vorgehen ohne ausreichenden Einbezug der Adressatinnen und Adressaten geschieht. Hier versteht sich die Jugendhilfe vor dem Hintergrund ihrer partizipativen und dialogischen Professionalität als Garant für die Einbindung der Hilfesuchenden in das Kooperationskonzept des Würzburger Modells. Über die Einladung von Betroffenen, Erziehungs- und Bezugspersonen zu Planungsrunden und Hilfeplangesprächen wird Beteiligung eingefordert und gesichert.

Die Forschung zu transdisziplinären Kooperationen im Bildungsbereich zeigt die Notwendigkeit, aufmerksam an Schnittstellen zu arbeiten, bereichsspezifische Systemlogiken und Handlungsmöglichkeiten transparent zu machen, das Profil jedes Bereiches zu schärfen und die Präsenz der Kooperationspartner auf den verschiedenen Entscheidungsebenen (politisch, administrativ, fallbezogen) sicherzustellen. Darüber hinaus weisen Ansätze, die strukturell verankerte Fallarbeitsgruppen, interdisziplinäre Weiterbildungen sowie langfristig angelegte persönliche Zusammenarbeit von Akteuren unterschiedlicher Bereiche fördern, ein deutliches Potenzial für disziplinübergreifende Kooperationen auf (Jörns-Presentati und Groen 2019; Merten und Kaegi 2015; Seckinger 2001).

***Vera Taube**, Prof. Dr., ist Professorin für Erziehungswissenschaft in der Sozialen Arbeit an der FHWS. Ihre Arbeitsschwerpunkte sind Sozialarbeit im Jugendhilfekontext, Case Management und Soziale Diagnose, Professionstheorie sowie internationale Soziale Arbeit.*

Literatur

Adams, G. (1997): Das Würzburger Kooperationsmodell. Unveröffentlichtes Manuskript.

Adams, G. (2001): Clearingstelle Nordbayern. In: Warnke, A.; Beck, N.; Adams, G. (Hg.): Dissozialität: Eine Herausforderung für Kinder- und Jugendpsychiatrie, Kinder- und Jugendhilfe, Schule und Justiz (S. 81 – 92). Würzburg: Universitätsverlag.

Baumgarten, F.; Klipker, K.; Göbel, K.; Janitza, S.; Hölling, H. (2018): Der Verlauf psychischer Auffälligkeiten bei Kindern und Jugendlichen. Journal of Health Monitoring, 3 (1), S. 60 – 65.

BStM – Bayrisches Staatsministerium für Unterricht und Kultus (2021): 10-Punkte-Programm zur Aufklärung über Depressionen und Angststörungen. https://www.km.bayern.de/lehrer/meldung/6734/schule-staerkt-kinder-und-jugendliche-bei-psychischer-gesundheit.html (18.03.2022).

Beck, N. & Warnke, A. (2009): Kooperation Kinder- und Jugendpsychiatrie – Jugendhilfe. In: Reichert, A.; Adams, G.; Beck, N.; Warnke, A. (Hg.): Kind und Familie (S. 73 – 87). Lengerich: Pabst.

BZgA – Bundeszentrale für gesundheitliche Aufklärung (2021): Die psychische Gesundheit von Schüler/-innen fördern. https://grundgesund.bzga.

de/fuer-fachkraefte/kinder-jugendgesundheit/balsam-fuer-die-seele/die-psychische-gesundheit-von-schuelerinnen-foerdern/ (18.03.2022).

Jörns-Presentati, A. & Groen, G. (2019): Die Lücke schließen. Sozialpsychiatrische Informationen, 49 (3), S. 13–17.

Kießling, U. & Flor, S. (2019): Jugendpsychiatrie und Jugendhilfe – eine unendliche Geschichte von Missverständnissen, fehlendem Vertrauen und Kompetenzstreit. Sozialpsychiatrische Informationen, 49 (3), S. 18–23.

Klasen, F.; Meyrose, A.; Reiß, F.; Otto, C.; Ravens-Sieberer, U. (2017): Psychische Auffälligkeiten von Kindern und Jugendlichen in Deutschland. Monatsschrift für Kinderheilkunde, 165, S. 402–407.

Merten, U. & Kaegi, U. (2015): Kooperation kompakt: Professionelle Kooperation als Strukturmerkmal und Handlungsprinzip der Sozialen Arbeit. Opladen: Budrich.

Salisch, M. von; Lüpschen, N.; Kanevski, R. (2013): Wer hat Freundschaften und wer verliert sie? Praxis der Kinderpsychologie und Kinderpsychiatrie, 62 (3), S. 179–196.

Seckinger, M. (2001): Kooperation – eine voraussetzungsvolle Strategie in der psychosozialen Praxis. Praxis der Kinderpsychologie und Kinderpsychiatrie, 50 (4), S. 279–292.

Weber, M. (2018): Kinder- und Jugendhilfe braucht Netzwerke – Netzwerke brauchen Management. Jugendhilfe Aktuell, 1, S. 11–15.

Berufliche Rehabilitation für psychisch beeinträchtigte Adoleszente und junge Erwachsene

Tatjana Radchenko, Linn Clara Bodnar, Karin Hirdina und Sigrid Grabowski

Die ajb gmbh – Gemeinnützige Gesellschaft für Jugendberatung und psychosoziale Rehabilitation – in Berlin begleitet Menschen mit psychischen Beeinträchtigungen auf dem Weg zu einem möglichst eigenständigen (Erwachsenen-)Leben. Den Zugang zu sinnstiftenden Angeboten erfahren sie u. a. in den vielfältigen Aktivierungs- und Beschäftigungsprojekten, in den Kontakt- und Beratungsstellen und im (therapeutisch) Betreuten Wohnen der ajb.
In diesem Beitrag soll anhand einer praxisnahen Darstellung der sogenannten rehaspezifischen berufsvorbereitenden Bildungsmaßnahme (BvB-Reha) ein Angebot für junge psychisch beeinträchtigte Menschen vorgestellt werden, das den Übergang zwischen schulischer und beruflicher Ausbildung gestaltet. Neben den psychischen Belastungen und Lernbeeinträchtigungen bringen die Teilnehmenden zahlreiche schwierige Erfahrungen aus ihrem Schulalltag mit. Hinzu kommen Belastungen aus dem sozialen Umfeld sowie insgesamt negative Grundüberzeugungen bezüglich ihrer Fähigkeiten.
Ziel der BvB-Reha ist es, junge Erwachsene dabei zu unterstützen, sich ihren persönlichen und beruflichen Herausforderungen zu stellen und ihre sozialen, schulischen und fachlichen Kompetenzen zu stärken. Mithilfe multiprofessioneller Unterstützung werden sie darin befähigt, zahlreiche Entwicklungsaufgaben zu lösen, um langfristig und ganzheitlich an der Gesellschaft teilhaben zu können.

Zielgruppe und Kernelemente

Die BvB-Reha richtet sich an Adoleszente zwischen 17 und 27 Jahren, in Ausnahmefällen auch an ältere junge Erwachsene, wenn aufgrund längerer schwerwiegender Erkrankung noch keine Erstausbildung abgeschlossen werden konnte. Neben den häufig bereits langjährigen psychischen Erkrankungen und Lernbeeinträchtigungen liegen bei den Teilnehmenden meist komplexe Problemlagen und schwierige Lebenserfahrungen in der Vergangenheit vor, die sie beim Vorankommen im beruflichen und persönlichen Kontext behindern. So schildern viele Rehabilitanden sehr belastende Schulerfahrungen, die von Mobbing, Frustration, Lernschwierigkeiten und Schuldistanz geprägt sind. Die jungen Menschen fühlen sich oft isoliert, was zum Teil als Folge eines mangelnden familiären Rückhalts, sozialer Ängste sowie eines geringen Selbstwertgefühls verstanden werden kann. Insgesamt herrschen zumeist negative Grundüberzeugungen vor, die sich in Sätzen wie »Ich schaff das eh nicht!« oder »Mir kann keiner helfen!« widerspiegeln. Zeitgleich stehen den jungen Menschen zahlreiche ungelöste Entwicklungsaufgaben bevor, die als hohe und unüberwindbare Barrieren erlebt werden. Vor allem die Berufswahl, die positive Bewertung eigener Kompetenzen, der Kontakt zu Gleichaltrigen sowie die Ablösung vom Elternhaus stehen hier im Vordergrund. Einige junge Menschen berichten zusätzlich von erschwerten Bedingungen im Hier und Jetzt. In diesem Zusammenhang werden u. a. problematisches Konsumverhalten, Schulden, exzessive Mediennutzung und Konflikte im Elternhaus genannt.

Rechtlicher Rahmen bei der Beantragung

Seit 2018 ist die ajb gmbh mit insgesamt 36 Plätzen als vergleichbare Einrichtung anerkannt. Eine vergleichbare Einrichtung gemäß § 51 SGB IX ist eine Einrichtung im Rahmen der beruflichen Rehabilitation, vergleichbar mit Berufsbildungswerken. Zielgruppe sind »Menschen mit Behinderungen im Sinne des SGB IX [...], die körperliche, seelische, geistige oder Sinnesbeeinträchtigungen haben, die sie in Wechselwirkung mit einstellungs- und umweltbedingten Barrieren an der gleichberechtigten Teilhabe an der Gesellschaft mit hoher Wahrscheinlichkeit länger als sechs Monate hindern können« (Bundesministerium für Arbeit und Soziales 2020).

Für die Teilnahme an einer rehaspezifischen BvB sind einige Punkte zu beachten:

- Ist wegen einer psychischen Behinderung bzw. Beeinträchtigung besonderer Unterstützungsbedarf notwendig?
- Vor der Antragstellung ist eine Selbst- (oder Fremd-)Einschätzung sinnvoll, ob die aktuelle Belastbarkeit eine Arbeitsfähigkeit in Vollzeit (sechs bis acht Std.) im geschützten Rahmen ermöglicht. Da zwischen Antragstellung und Bewilligung in der Regel mehr als vier Monate liegen, können in dieser Zeit stabilisierende Maßnahmen erfolgen.

- Der Antrag auf Leistung zur Teilhabe am Arbeitsleben (LTA) wird bei der zuständigen Agentur für Arbeit gemäß SGB III gestellt.
- Es wird ein ärztliches und psychologisches Gutachten im Auftrag der Agentur für Arbeit erstellt. Stellt der medizinische und psychologische Dienst einen komplexen Förderbedarf fest, kann eine Empfehlung für die Teilnahme an einer BvB-Reha erfolgen.

Das verbindende Element bei all den individuellen Lebensläufen und Erfahrungen ist, dass die Teilnehmenden zum Eintritt in die BvB-Reha den Wunsch nach beruflichem Weiterkommen verspüren. Dabei reichen ihre Wünsche von ganz konkreten Berufsvorstellungen bis hin zu vagen Ideen. Die Teilnahme an einer BvB-Reha bietet jungen Menschen in diesem Prozess zahlreiche Entwicklungsmöglichkeiten, um einen erfolgreichen Einstieg ins Berufsleben zu finden.

Schwerpunkte in der Arbeit mit den Teilnehmenden sind:

- Die Erprobung unterschiedlicher Arbeitsfelder ermöglicht Erfolgserlebnisse und öffnet die Sicht auf Ressourcen und bereits vorhandene Kompetenzen.
- Lernen im eigenen Tempo: Mithilfe eines behutsamen lerntherapeutischen Zugangs sowie einer Berufsschule mit sonderpädagogischem Schwerpunkt können Schulängste abgebaut und die schulischen Kompetenzen gestärkt werden.
- Kontakt zu Gleichaltrigen ermöglicht, in Kleingruppen soziale Kompetenzen zu üben, mit Konflikten und Unsicherheiten umzugehen sowie persönliche und kollegiale Beziehungen aufzubauen.
- Im Rahmen von Praktika erfolgt ein Realitätsabgleich, der zu mehr Selbstvertrauen, u. a. auch in der Berufswahl führt.
- Sozialpädagogische Unterstützung: Klärung finanzieller Probleme, Beantragung von Betreutem Wohnen bzw. Einzelfallhilfe, Unterstützung bei Anträgen etc.
- Psychologische Gespräche bieten in einem vertrauensvollen und wertfreien Rahmen die Möglichkeit, über psychische Belastungen, private Schwierigkeiten und berufsbezogene Themen zu sprechen. Nicht selten entsteht im Verlauf der Wunsch nach Anbindung an eine ambulante Psychotherapie.
- Eine projektinterne psychiatrische und arbeitsmedizinische Sprechstunde ermöglicht einen niedrigschwelligen Zugang zu Diagnostik und Anbindung an weitere Angebote des medizinischen Versorgungssystems.
- Die Bildungsbegleitung bietet im Maßnahmeverlauf eine Lotsenfunktion für die Teilnehmenden und ist das Bindeglied zwischen den einzelnen Mitgliedern

des multiprofessionellen Teams, den Rehabilitanden sowie dem Fachpersonal des Kostenträgers.

Ablauf und Angebote

Der Start der BvB-Reha orientiert sich am Ausbildungsbeginn zum 1. September eines jeden Jahres – der Einstieg für Teilnehmende der Maßnahme ist bei der ajb jedoch laufend möglich. Nachdem der Antrag auf Leistungen zur Teilhabe (LTA) bei der Agentur für Arbeit gestellt und geprüft wurde, ergeht ein Auftrag an den berufspsychologischen Dienst zur Erstellung eines ärztlichen Gutachtens (GA). Das GA wird an die zuständige Reha-Beratung übermittelt, diese lädt die Antragstellenden zum Gespräch ein.
Sobald die Zuweisung durch die Agentur für Arbeit erfolgt ist, wird zwischen dem Reha-Beratenden, dem Teilnehmenden und dem Bildungsträger ein Startbeginn verabredet. Beim Bildungsträger ajb werden mindestens zwei Aufnahmegespräche im Rahmen einer Eingangsberatung mit den Teilnehmenden durchgeführt, danach kann der Einstieg erfolgen.
In Abbildung 1 (S. 194 f.)werden nun die einzelnen Schritte und der Prozess ab diesem Zeitpunkt dargestellt. Die Kernelemente der BvB-Reha bauen dabei aufeinander auf. So beginnt sie stets mit einer Eignungsanalyse, an welche sich die Grundstufe, dann die Förderstufe und letztlich, nach elf Monaten Förderzeit, verschiedene Übergangsperspektiven anschließen. Der Verbleib in den einzelnen Phasen und Schritten ist dabei nicht vorgegeben, sodass jeder Teilnehmende in seinem individuellen Tempo die dynamisch angelegte Maßnahme durchlaufen kann.

Auf Umwegen ans Ziel – Beispiele aus der Praxis zum Umgang mit herausfordernden Verläufen

Im Verlauf der BvB-Reha sind die Rehabilitanden mit zahlreichen herausfordernden Situationen konfrontiert. Eigene Vorstellungen über die beruflichen Möglichkeiten sowie die Selbsteinschätzung kollidieren oftmals mit den Beobachtungen und dem Feedback des Fachpersonals. Während ihrer

ABBILDUNG 1 Förderstufen der BvB-Reha

Eignungs-analyse (EA) ca. drei Wochen	**Einstieg in die BvB-Reha**	
	1. Tag	∘ Informationen zum Ablauf, Vertragsangelegenheiten, Meldeverhalten bei Krankheit und Fehltagen, Aushändigung der Stundenpläne ∘ Kennenlernspiele (Umfang abhängig vom Belastungsgrad der TN)
	Arbeitserprobung	∘ Erprobung von drei favorisierten Arbeitsbereichen an je zwei Tagen ∘ Arbeitsbereiche: u.a. Lager/Handel, Wirtschaft/Verwaltung, Elektrotechnik, Gastronomie/Hauswirtschaft, Garten- und Landschaftsbau
	Lerntest	∘ Test in Mathematik und Deutsch gibt Aufschluss über Förderbedarf
	Psychologische Anamnese	∘ Erfassen von biografischen Daten, Ressourcen, Hemmnissen, des sozialen Umfelds, aktueller Symptomatik anhand des SCL-90 ∘ Krisenplan, soziale Netzwerkkarte, ggf. psychometrische Testungen (z.B. d2, IST) ∘ Bei Bedarf Anbindung an hausinternen ärztlichen Dienst (psychiatrische und arbeitsmedizinische Fachärztinnen und Fachärzte)
	Sozialberatung	Unterstützung bei behördlichen und finanziellen Fragestellungen (z.B. Wohngeld, Schulden, Betreutes Wohnen)
	Auswertung der EA	∘ Auswertung der Erfahrungen in den Arbeitsbereichen ∘ Gruppenübungen zur Ersteinschätzung sozialer Kompetenzen (z.B. WG-Spiel, Turmbau) ∘ Lerntypentest ∘ In Absprache mit den Ausbildenden, der Bildungsbegleitung und der Selbseinschätzung der TN Entscheidung für einen Arbeitsbereich, der über die gesamte Laufzeit der Maßnahme besucht wird. Ein Wechsel des Bereichs im Verlauf der Teilnahme ist grundsätzlich möglich.
Grundstufe max. sechs Monate	**Wochenstruktur**	
	Arbeitsbereich (drei Tage / Woche)	∘ Vermittlung von fachpraktischen und fachtheoretischen Grundlagen, orientiert am ersten Ausbildungsjahr eines Berufsbilds ∘ Beispiel Lager/Handel: Aufnahme von Bestellungen für Büromaterial und Hygieneartikel für ajb-interne Projekte, Inventur, Verkaufsgespräche, Erstellung von Lieferscheinen und Rechnungen, Unterweisung zur Arbeitsplatzgestaltung und Unfallverhütung am Arbeitsplatz etc.
	Berufsschule (zwei Tage / Woche)	∘ Kooperation mit der Annedore-Leber-Oberschule mit sonderpädagogischem Schwerpunkt ∘ Unterrichtsfächer sind Mathe, Deutsch, Wirtschafts- und Sozialkunde, fachtheoretischer Unterricht (FTU) und Sport

Grundstufe max. sechs Monate	Individuelle Förderung und Training	
	Bildungsbegleitung	• Bildungsbegleitung (BB) ist stets für die TN ansprechbar, hält Kontakt zu Reha-Beratenden, Berufsschule und ggf. Eltern • Festlegung von Förderzielen, Lotsenfunktion im Förderprozess • Es gibt regelmäßige Gespräche zwischen BB, TN und dem Ausbilder oder der Ausbilderin zum aktuellen Entwicklungsstand in der BvB-Reha
	Förderunterricht	• Förderunterricht in kleinen Gruppen mit bis zu sechs TN • Bei Teilleistungsstörungen wie Lese-Rechtschreibschwäche, Dyskalkulie oder ausgeprägten Schulängsten werden lerntherapeutische Methoden im Einzel- oder Zweierunterricht angeboten
	Psychologische Beratung	• Systemisch orientierte Gespräche zu psychischen Belastungen im privaten und beruflichen Umfeld • Psychoedukation • Krisenintervention
	Gruppenangebote	• Soziales Kompetenztraining • Entspannungstraining • Bedarfsorientierte Gesprächsgruppen, z.B. zum Umgang mit Medikamenten und Diagnosen oder Schlafhygiene • Erlebnispädagogische Projektwoche zur Steigerung der Motivation und zur Stärkung der Gruppenzugehörigkeit
Förderstufe max. fünf Monate	Qualifizierung zum Übergang in Ausbildung oder Beschäftigung	
	Berufsorientierung	• Kennenlernen von Berufsbildern, deren Rahmenbedingungen und den konkreten Ausbildungsinhalten (Homepage Planet-Beruf.de der Agentur für Arbeit dient als gute Basis zur Wissensvermittlung) • Betriebsexkursionen und der Besuch von Bildungsmessen ermöglichen Einblicke in verschiedene Branchen • Ggf. Berufsinteressentest (geva-test)
	Bewerbungstraining	• Recherche und richtiges Lesen von Stellenangeboten • Individuelle Unterstützung der TN beim Erstellen der Bewerbungsunterlagen, insbesondere im Umgang mit Lücken im Lebenslauf und Formulierungshilfen im Anschreiben • Intensive Vorbereitung auf Vorstellungsgespräche und Üben von Telefonaten
	Praktikum	• Anleitung zur Recherche von betrieblichen Praktikumsplätzen auf dem ersten Arbeitsmarkt • Dauer der Praktika in der Regel sechs Wochen. Für manche TN sind jedoch Praktika in einem geschützten Rahmen, z.B. in einem Integrationsbetrieb oder einer sozialen Einrichtung, geeigneter • Auf Wunsch Begleitung zum Vorstellungsgespräch durch Beauftragte für Betriebe (BfB) der ajb. Regelmäßiger telefonischer Kontakt zum Betrieb und TN während des Praktikums, Abschlussgespräch mit BfB, TN und Praxisanleiter im Betrieb zur Auswertung des Praktikums

Reha-Teilnahme lassen sich die jungen Menschen auf längere Arbeitsbeziehungen ein. Dabei spielen Vertrauensaufbau einerseits und Konflikt- und Kritikfähigkeit andererseits eine wesentliche Rolle. Ähnlich verhält es sich mit den Beziehungen zwischen den Teilnehmenden. Grenzen bei sich und anderen wahrzunehmen, sich auf Gleichaltrige einzulassen oder gar Freundschaften zu schließen, stellt die jungen Menschen vor scheinbar unüberwindbare Hürden. Eine schwankende Motivationslage, familiärer Druck und nicht zuletzt die Instabilität des psychischen Befindens beeinflussen ebenfalls den Verlauf und den Erfolg der Teilnahme.
Im Folgenden werden anhand von Fallbeispielen typische Herausforderungen in der Arbeit mit jungen Rehabilitanden beschrieben sowie mögliche Ansätze zum Umgang im Rahmen der Abbruchprophylaxe:

Zwischen Nähe und Distanz

KAVITA, 19 ist im Arbeitsbereich Lager/Handel tätig. Recht früh fällt auf, dass sie viele private Details aus ihrem Leben während der Arbeitszeit mit der Gruppe teilt. Vom Ausbilder, Herrn Sievers, fordert Kavita viel Aufmerksamkeit ein. Sie verwickelt ihn in Zwiegespräche, die häufig den beruflichen Kontext überschreiten. Nachdem Herr Sievers zunächst auf die Kontaktangebote eingegangen ist, um eine Vertrauensbeziehung aufzubauen, fühlt er sich zunehmend unwohl in Kavitas Nähe. Als sie ihn außerhalb der Arbeitszeiten wegen eines Konflikts mit ihrem Partner anschreibt, beschließt er, sich mit seinem Team auszutauschen, um seine Rolle und die entstandene Irritation zu reflektieren.

Die Balance zwischen Nähe und Distanz ist eine wichtige Voraussetzung für die Bildung einer tragfähigen Vertrauensbeziehung zu den Teilnehmenden (Dörr und Müller 2019; Gahleitner et al. in diesem Band). Zum einen gibt eine empathische und authentische Haltung den Betroffenen die Sicherheit, sich öffnen und auch über schwierige Themen sprechen zu können. Viele Teilnehmende sehnen sich nach engen Bezugspersonen, Wertschätzung und Zuneigung, die sie in ihrer Kernfamilie oft nur in geringem Maß erfahren durften. Zum anderen ist es wichtig, Transparenz in Bezug auf Erwartungen und die professionellen Grenzen zu schaffen. In Abgrenzung zu stationären Einrichtungen, wie etwa dem therapeutischen Wohnen, ist die BvB-Reha in einem beruflichen Kontext zu sehen. Im Rahmen der Arbeitsbereiche und Unterrichtszeiten stehen neben der Steigerung der Belastbarkeit u. a. der Ausbau kognitiver Leistungsfähigkeit sowie die Vermittlung von Arbeitstugenden im Fokus (z. B. planvolles Arbeiten, Sorgfalt, Teamarbeit, Eigeninitiative). In regelmäßigen Fallbesprechungen sollten gemeinsame Haltungen und Strategien erarbeitet werden, innerhalb derer jede Fachkraft einen speziellen Part bei der Unterstützung des oder der Teilnehmenden übernimmt.

IM RAHMEN EINER KOLLEGIALEN BERATUNG können eine gemeinsame Haltung und konkrete Schritte zum Umgang mit der Teilnehmerin vereinbart werden. In einem Vieraugengespräch vermittelt Herr Sievers Kavita, dass er ihre geäußerten Probleme mit ihrem Partner ernst nimmt und die psychologische Beratung bei diesem Thema für geeigneter hält. Er schafft Transparenz bezüglich der Erwartungen im Hinblick auf seine Aufmerksamkeit während der Arbeitszeit. Er weist die Teilnehmerin zudem darauf hin, dass sie aus Selbstschutz darauf achten sollte, mit wem sie persönliche Informationen teilt. Um eine Kränkung der Teilnehmerin möglichst zu vermeiden, erinnert Herr Sievers während des Gesprächs immer wieder an Kavitas Erfolgserlebnisse, etwa ein gelungenes Kundengespräch im Rollenspiel. Er erklärt, dass diese professionelle Distanz notwendig ist, um Kavita bestmöglich unterstützen zu können. Zunächst fühlt sich Kavita zurückgewiesen. Die Distanzierung eröffnet ihr jedoch zeitgleich den Weg, zur Psychologin Vertrauen aufzubauen. Kavita findet sich immer mehr in die Gruppe ein und verbringt zunehmend ihre Pausenzeiten mit gleichaltrigen Teilnehmenden.

Zwischen individueller und beruflicher Identität

DER 22-JÄHRIGE STEFAN mündet im Arbeitsbereich Gastronomie ein. In der Interaktion mit der Gruppe und der Ausbilderin zeigt sich, dass Stefan die Gruppe dominiert und in Konflikt mit der Ausbilderin gerät, weil er Arbeitsanweisungen nur unwillig annimmt und, wenn sich die Gelegenheit bietet, an andere delegiert. Von der Ausbilderin auf dieses Verhalten angesprochen, reagiert Stefan aggressiv und gekränkt und verlässt, ohne sich abzumelden, die Räumlichkeiten. Oft lässt sich Stefan nach einem solchen Konflikt erst ein paar Tage später wieder in der BvB-Reha blicken.

Das Herausbilden einer individuellen Identität stellt eine wichtige Entwicklungsaufgabe des Jugendalters dar (Werner et al. in diesem Band). In der Adoleszenz ist die Suche nach dem eigenen Selbst durch die Wahrnehmung widersprüchlicher Anforderungen geprägt. So sehen sich die Jugendlichen sowohl mit erwachsenenorientierten Normen, wie Arbeit, Verantwortung und Reife, als auch mit kindheitsorientierten Normen, wie Unterordnung bei den Eltern und dem Bildungssystem, konfrontiert. Da in dieser sensiblen Entwicklungsphase Rückmeldungen besonders starke Auswirkungen auf das Selbstkonzept und die Identität haben, ist es wichtig, hier sowohl wertschätzenden Raum für Individualität und Persönlichkeit zu schaffen, gleichzeitig aber auch erwachsenenorientierte Normen (z. B. in Bezug auf Arbeit, Verantwortung und Teamprozesse) zu definieren, in deren Rahmen sich jeder Teilnehmende sicher fühlen und eine eigene berufliche Identität entwickeln kann.

DIE AUSBILDERIN FRAU BAUMERT hat bereits einige Vieraugengespräche mit Stefan über sein problematisches Verhalten geführt. Da Stefan sich in diesen Gesprächen wenig einsichtig zeigt und anschließend oft für Tage verschwindet, entschließt sie sich, einen gemeinsamen Termin mit der Bildungsbegleiterin und der Psychologin anzuregen. In diesem Gespräch treten alle Professionen mit einer transparenten und wertschätzenden Haltung auf. Sie spiegeln Stefans Führungskompetenzen und sein Engagement, aber auch seine Schwierigkeiten, die Ausbilderin in ihrer Rolle und ihrer Leitungsfunktion zu akzeptieren. Gleichzeitig geben sie Stefan Raum, sein Verhalten über Selbst- und Fremdeinschätzungsbögen zu reflektieren. Zunächst reagiert Stefan gekränkt und trotzig. Nachdem Frau Baumert mit ihm konkrete Verhaltensalternativen besprochen hat, kann er aber einlenken und sich wieder auf sein Ausbildungsziel fokussieren. Zudem wird ein Zeichen vereinbart, mit dem Stefan auf seine Überforderung hinweisen und sich dann aus der Situation zurückziehen kann, um seine Gedanken zu sortieren. Die Bildungsbegleiterin und die Ausbilderin legen regelmäßige Feedbackgespräche mit Stefan fest und bieten ihm die Teilnahme an einem sozialen Kompetenztraining an, um dort seine kommunikativen Fähigkeiten zu stärken und den Umgang mit Frustration zu üben. Diese Angebote führen dazu, dass Stefan sich deutlich bemüht, in Gruppensituationen auch den anderen Teilnehmenden Raum für die Entwicklung von Verantwortungsübernahme und das Erproben von Leitungssituationen zu geben. Er nutzt das vereinbarte Zeichen, um sich kurz Luft zu verschaffen, integriert sich aber anschließend gleich wieder in die Arbeitsprozesse.

Zwischen Höhenflug und Gegenwind

AHMAD ist 21 Jahre alt und hat nach seinem berufsorientierenden Schulabschluss die letzten drei Jahre überwiegend zu Hause verbracht. Aufgrund immer wiederkehrender depressiver Episoden empfahl sein Sachbearbeiter bei der zuständigen Arbeitsagentur, einen Antrag auf Teilhabe zu stellen. Zunächst kann sich Ahmad mit der Begrifflichkeit »von psychischer Behinderung bedroht« nicht identifizieren. Als er allerdings einen Hospitationstag bei der ajb durchläuft, lösen sich seine Widerstände auf. Er startet mit großem Elan im Bereich Elektrotechnik, erscheint jeden Tag pünktlich und möchte seine Aufgaben schnellstmöglich erledigen. Sein hoher Anspruch an sich selbst wird offenbar, wenn er sich lautstark über seine Flüchtigkeitsfehler bei der Montage von Elektroschaltkreisen ärgert. Im Verlauf der weiteren Wochen wirkt Ahmad häufig erschöpft. Dem Förderunterricht kann er kaum mehr folgen und er zieht sich immer weiter aus dem Gruppengeschehen zurück. Es kommt zu unentschuldigten Fehltagen und Ahmad schafft es nicht mehr, den Kontakt zu seiner Bildungsbegleiterin, Frau Maier, aufrechtzuerhalten.

Ein häufig beobachtetes Phänomen ist, dass Rehabilitanden zu Beginn der Maßnahme dazu neigen, sich zu überfordern und hohe Erwartungen an die eigene Leistungsfähigkeit zu haben. Insbesondere wenn sie längere Zeit dem Ausbildungs- bzw. Arbeitsmarkt ferngeblieben sind, liegen der eigene Anspruch und die tatsächliche Belastungsfähigkeit weit auseinander. Junge Menschen neigen häufig dazu, sich mit ihrer Peergroup zu vergleichen. Das kann Druck aufbauen und den Fokus eher auf Defizite als auf Stärken verlagern. Falls sich das als Tendenz abzeichnet, empfiehlt es sich, bereits präventiv mit den Teilnehmenden die innere Erlaubnis für Fehlschläge zu erarbeiten. Das Vorankommen im eigenen Tempo ist in diesem Zusammenhang eine wichtige Botschaft. Es empfiehlt sich, mit den Teilnehmenden kurzfristige, erreichbare Ziele zu erarbeiten. Der Zielerreichung förderliche bereits vorhandene Ressourcen und Fähigkeiten sollten im Zentrum der Aufmerksamkeit stehen. Regelmäßige Feedbackschleifen sind dabei unabdingbar. Das steigert die Motivation und erhöht die Selbstwirksamkeitserwartung.[1]

1 Zwei Konzepte sind im Hinblick auf die beschriebene Thematik und die Begleitung der jungen Menschen nennenswert: zum einen »ZAZO – Zielanalyse und Zieloperationalisierung« von Fiedler, das speziell auf die Förderung beruflicher Motivation von Rehabilitanden abzielt (Fiedler et al. 2011), zum anderen die »Ich schaffs!«-Methode, die ursprünglich von Ben Furman für die Arbeit mit Kindern entwickelt und später an die Arbeit mit Jugendlichen und jungen Erwachsenen angepasst wurde (Bauer und Hegemann 2013).

NACH MEHREREN VERSUCHEN gelingt es Frau Maier schließlich, Ahmad zu erreichen. Daraufhin erscheint er zu einem Gespräch, er wirkt belastet. Um Druck herauszunehmen, wird zunächst – in Absprache mit der Reha-Beraterin der Arbeitsagentur – die Arbeitszeit verkürzt. Gemeinsam mit dem Ausbilder werden kurzfristige, klar abgesteckte Ziele erarbeitet, die für Ahmad umsetzbar sind. Aufgrund der schwankenden Konzentrationsfähigkeit wird der Fokus zunächst auf praktische Tätigkeiten gelegt, so z. B. auf die Arbeit an der Montagewand. Gleichzeitig werden Ahmads Kommunikationsfähigkeit und seine freundliche Art gewürdigt. Um sein Selbstvertrauen zu stärken, stellt ihm der Ausbilder bei regelmäßiger Teilnahme in Aussicht, ein Kundengespräch selbstständig zu führen. Über das Zutrauen des Ausbilders freut sich Ahmad sichtlich. Im Verlauf der darauffolgenden vier Wochen gelingt es ihm erneut, Zuversicht zu fassen. Zudem lässt er sich auf ein psychologisches Gespräch ein, um seine überhöhten Ansprüche an sich selbst zu reflektieren. Im Beratungsgespräch mit der Psychologin berichtet Ahmad, nur wenig Zuspruch von seinen Eltern zu bekommen und ihren Erwartungen nie gerecht werden zu können. Seit seinem Schulabschluss habe er sich stark isoliert und im exzessiven PC-Spielen Zuflucht gefunden. In weiteren psychologischen Gesprächen kann er seine Ängste und Vorurteile gegenüber einer Psychotherapie abbauen, sodass er Kontakt zu einer Institutsambulanz aufnimmt.

Sprung ins lauwarme Wasser – Praktika

Wichtiger Bestandteil der BvB-Reha sind Praktika, die vorrangig in Betrieben des ersten Arbeitsmarkts absolviert werden. In der Regel beginnt die Praktikumsphase zu Beginn der Förderstufe, also nach etwa einem halben Jahr. Durch die praktische Erprobung in den Arbeitsbereichen und die intensive Begleitung durch das multiprofessionelle Team gelingt es den jungen Menschen mit psychischen Beeinträchtigungen, sich ihrer Stärken (wieder) bewusst zu werden und Vertrauen in ihre Fähigkeiten zu entwickeln.

Für die meisten Teilnehmenden ist die Vorbereitung auf das Praktikum mit großem Stress und vielen Unsicherheiten verbunden. Das beginnt schon mit der Erstellung der Bewerbungsunterlagen. Die Beschäftigung mit dem Lebenslauf, der ein Abbild ihres bisherigen Lebens ist, bereitet fast allen Teilnehmenden große Mühe. Sie können ihre Interessen und Neigungen kaum benennen und haben Schwierigkeiten, ihre bereits erworbenen Kompetenzen und Soft Skills positiv einzuschätzen. Hier sind viel Einfühlungsvermögen und Detailarbeit in der Beratung erforderlich, um gemeinsam mit den Teilnehmenden ihre Stärken herauszufinden und die vorhandenen Lücken im Lebenslauf sinnvoll zu schließen. Auch die Suche nach einem geeigneten Praktikumsplatz stellt die meisten Teilnehmenden vor große Herausforderungen. Aufgrund langjähriger Erfahrungen der ajb kann die Beauftragte für Betriebe (BfB) bei der Praktikumsplatzsuche auf gefestigte Kooperationen mit zahlreichen Betrieben zurückgreifen. Gute Kenntnisse der Spezifika einzelner Betriebe erlauben es, für die Teilnehmenden passende Praktikumsplätze zu finden.

Die Praktika in den Betrieben dauern in der Regel vier bis sechs Wochen und werden an drei Tagen pro Woche durchgeführt, an den anderen beiden Wochentagen wird der Unterricht in der Berufsschule fortgesetzt. Die Teilnehmenden werden, wenn sie es wünschen, zum Vorstellungsgespräch begleitet, und während des Praktikums bleiben die Betreuer mit ihnen und der Praxisleitung des Betriebs in engem Kontakt.

Es ist wichtig, die Rahmenbedingungen für das Praktikum offen anzusprechen. Beispielsweise, wenn Pausen häufiger als üblich notwendig sind, um eine Überforderung zu vermeiden, oder ausschließlich eine feste Ansprechpartnerin oder ein fester Ansprechpartner für den Teilnehmenden im Betrieb essenziell ist. Die Erfahrung zeigt, dass viele Teilnehmende nach erfolgreich durchgeführtem Praktikum deutlich an Selbstvertrauen gewinnen. Auch wenn ein Praktikum den vorangegangenen Berufswunsch wieder infrage stellt, weil die Vorstellungen womöglich nicht mit der Realität der Arbeitswelt übereinstimmen oder keine Eignung besteht, wird das Praktikum von den meisten Rehabilitanden dennoch positiv bewertet. Sie können nun ihre Stärken und Neigungen besser einschätzen und sind für die weiteren Schritte zur Ausbildungsaufnahme nach der BvB-Reha zugänglicher. So gelingt ein guter Übergang mit einer beruflich nachhaltigen Perspektive in eine betriebliche oder überbetriebliche Ausbildung oder in eine unterstützte Beschäftigung.

Und dann? Anschlussperspektiven und Übergänge

Die Teilnahme an einer BvB-Reha ist grundsätzlich zeitlich begrenzt. In der Regel dauert die Maßnahme elf Monate, in begründeten Ausnahmefällen bis zu 18 Monaten. Ziel ist die Aufnahme einer Erstausbildung oder Beschäftigung auf dem allgemeinen Arbeitsmarkt. Voraussetzung für die Aufnahme einer Ausbildung ist die Ausbildungsreife. Unterschieden wird dabei zwischen:

- dreijähriger Vollausbildung in Betrieben des ersten Arbeitsmarkts oder in außerbetrieblichen Bildungseinrichtungen und Berufsbildungswerken;
- zweijähriger theoriegeminderter Ausbildung mit der Möglichkeit, das dritte Lehrjahr aufzustocken. Beispielsweise kann, nach einer abgeschlossenen zweijährigen Ausbildung zur Verkäuferin oder zum Verkäufer, zusätzlich das dritte Lehrjahr absolviert werden, um den höheren Abschluss »Kaufmann oder Kauffrau im Einzelhandel« zu erlangen;
- Ausbildungen zur Fachpraktikerin oder zum Fachpraktiker, die sich ausschließlich an Menschen mit Behinderungen (gemäß § 66 BBiG / § 42r HwO) richten und in Berufsbildungswerken oder vergleichbaren sonstigen Einrichtungen durchgeführt werden.

In Vorbereitung auf die Ausbildung findet ein enger Austausch zwischen Rehabilitanden und den möglichen Ausbildungspartnern statt, um deren Einrichtung kennenzulernen.
Für den Ausbildungszeitraum bietet die Agentur für Arbeit auf Antrag den Azubis verschiedene Unterstützungsangebote an. Die begleitete betriebliche Ausbildung (bbA) bietet, zusätzlich zur reinen Ausbildung, Förder- und Stützunterricht durch einen entsprechenden Träger an. Dieser Träger fungiert als Ansprechpartner bei akuten Krisen und hält über den gesamten Ausbildungszeitraum den Kontakt zum Auszubildenden und zum Ausbildungsbetrieb. Betriebe, die einem jungen Menschen mit sogenanntem Reha-Status einen Ausbildungsplatz zur Verfügung stellen, können Förderzuschüsse bei der zuständigen Agentur für Arbeit beantragen. Zudem besteht die Möglichkeit, dass die Azubis weiterhin eine Berufsschule mit sonderpädagogischem Schwerpunkt besuchen. Hier kann gezielter auf Lerndefizite eingegangen werden, auch weil der Unterricht in kleineren Klassen mit bis zu zwölf Berufsschülerinnen und -schülern stattfindet.

ABBILDUNG 2 Kriterienkatalog zur Ausbildungsreife (Bundesagentur für Arbeit 2009)

Merkmalsbereiche	Merkmale
Schulische Basiskenntnisse	(recht)schreiben, lesen, sprechen, zuhören, math. Grundkenntnisse etc.
Psychologische Leistungsmerkmale	Sprachbeherrschung, logisches Denken, räumliches Vorstellungsvermögen, Merkfähigkeit, Aufmerksamkeit etc.
Physische Merkmale	altersgerechter Entwicklungsstand und gesundheitliche Voraussetzungen
Psychologische Merkmale des Arbeitsverhaltens und der Persönlichkeit	Durchhaltevermögen und Frustrationstoleranz, Kommunikationsfähigkeit, Konfliktfähigkeit, Kritikfähigkeit, Leistungsbereitschaft, Selbstorganisation/Selbstständigkeit, Sorgfalt, Teamfähigkeit, Umgangsformen, Verantwortungsbewusstsein, Zuverlässigkeit
Berufswahlreife	Selbsteinschätzungs- und Informationskompetenz

Was geschieht, wenn die Ausbildungsreife (noch) nicht erreicht ist?

Für Jugendliche, die keine Ausbildungsreife erlangen, sind im Anschluss an die BvB-Reha folgende Übergänge möglich:

- DIA-AM – Diagnose der Arbeitsmarktfähigkeit besonders betroffener behinderter Menschen, deren berufliches Potenzial im Grenzbereich zwischen den Anforderungen des allgemeinen Arbeitsmarkts und den Zugangsvoraussetzungen einer Werkstatt für behinderte Menschen (WfbM) liegt;
- UB – Unterstützte Beschäftigung für junge Menschen, für die aufgrund ihrer Behinderung eine Berufsausbildung nicht infrage kommt, für die aber, mit besonderer Förderung, eine sozialversicherungspflichtige Beschäftigung auf dem allgemeinen Arbeitsmarkt möglich scheint;
- Aktivierungshilfen und Integrationsmaßnahmen der Jobcenter;
- niedrigschwellige Angebote zur Aufrechterhaltung der Tagesstruktur, z. B. in Zuverdienstprojekten oder in ESF-Projekten der ajb, wie etwa im Projekt BERTA (bietet eine ehrenamtliche Beschäftigungsmöglichkeit zur Aktivierung und perspektivischer Berufsorientierung).

Wenn die Teilnahme an der BvB-Reha aufgrund psychischer Instabilität, wegen Krisen, Wohnungslosigkeit, Drogenmissbrauch oder mangelnder Mitwirkung und hoher Fehlzeiten vorzeitig beendet werden muss, informiert die ajb über folgende Angebote und bietet im Rahmen der Nachbetreuung Unterstützung bei der Kontaktaufnahme an:

- Anbindung an gemeindepsychiatrische Angebote wie psychosoziale Kontakt- und Beratungsstellen (z. B. Soulspace – eine Beratungs-, Kontakt- und Behandlungsinitiative für junge Menschen im Alter zwischen 15 und 35 Jahren in Berlin);
- Unterstützung bei der Suche nach geeigneten medizinischen und psychiatrischen Angeboten, nach ambulanter oder stationärer Behandlung, einer Tagesklinik etc.;
- Unterstützung bei der Beantragung von Einzelfallhilfe oder Betreutem Wohnen.

Ein Wiedereinstieg in die BVB-Reha-Maßnahme ist auf Wunsch der Teilnehmenden und in Kooperation mit der Reha-Abteilung der Agentur für Arbeit bei entsprechend positiver Entwicklung zu einem späteren Zeitpunkt jederzeit möglich.

Bewertung und Ausblick

Für psychisch beeinträchtigte junge Menschen ist die rehaspezifische Berufsvorbereitung ein wichtiges Element zur Förderung ihrer Reifeentwicklung auf dem Weg ins Erwachsenenleben. Am Übergang von Schule zu Ausbildung oder Beschäftigung lernen sie ihre Stärken kennen, gewinnen mehr Selbstvertrauen hinsichtlich ihrer Fähigkeiten und verlassen die BvB-Reha mit einer beruflichen und persönlichen Perspektive. Nicht immer gelingt der Übergang in die Ausbildung sofort. Manche Teilnehmenden benötigen längere Zeit für die psychische Stabilisierung oder für die Entwicklung der Ausbildungsreife. Anhand der Beispiele aus der Praxis haben wir in den vorhergehenden Abschnitten exemplarisch dargelegt, wie konzeptionelle Annahmen in die gelebte Praxis überführt werden können. Es ist wichtig, allen Teilnahmeverläufen mit individuellen, auf den einzelnen jungen Menschen zugeschnittenen Lösungen zu begegnen. Aus unserer Sicht bildet das Angebot der BvB-Reha einen Rahmen, in dem die Bedarfe, Wünsche und Vorstellungen der Teilnehmenden genügend Raum finden.

Im Verlauf der Maßnahme sind bei den Teilnehmenden erhebliche persönliche Entwicklungen zu verzeichnen. Die »Erfolgskriterien« einer Teilnahme allein über die gelungene Vermittlung in Ausbildung oder Beschäftigung zu definieren, scheint daher zu kurz zu greifen und wird der Komplexität nicht gerecht. Individuelle Entwicklungsschritte sollten eine stärkere Gewichtung erfahren. Das Erreichen von Teilzielen sollte wertschätzend berücksichtigt werden. Auch wenn diese nicht unmittelbar zur Aufnahme einer Beschäftigung führen, schaffen sie im weiteren Lebenslauf eine Basis für die Teilhabe am Arbeitsleben.

Die Fokussierung auf den Personenkreis »Menschen mit seelischen Beeinträchtigungen« ist zunächst nicht inklusiv, bildet jedoch den notwendigen geschützten Rahmen, um Exklusionserfahrungen gemeinsam aufzuarbeiten. Mit dem in über zwanzig Jahren entwickelten Betriebenetzwerk konnten Firmen gewonnen werden, die den jungen Menschen mit seinen Fähigkeiten in den Mittelpunkt stellen und damit ihren Beitrag zur Inklusion leisten. Unsere Erfahrungen zeigen, dass sich Unternehmen des ersten Arbeitsmarkts zunächst im Umgang mit psychisch belasteten Rehabilitanden verunsichert und zurückhaltend zeigen. Erst durch behutsames Kennenlernen, Aufklärungsarbeit und vermittelnde Interventionen können Vorbehalte und Stereotype abgebaut und der Blick für die Kompetenzen und Stärken der jungen Menschen geöffnet werden. Bis zur allgemein gelebten Inklusion ist es also noch ein weiter Weg.

Obgleich betroffene junge Menschen einen Rechtsanspruch auf die beschriebenen Leistungen haben, werden die Zugangswege zur BvB-Reha häufig als kompliziert und die Bewilligungskriterien als undurchschaubar erlebt. Mit der Jugendberufsagentur (JBA) wurde eine vielversprechende Anlaufstelle geschaffen, in der die enge Vernetzung unterschiedlicher Leistungsträger erreicht wurde. Der Zusammenschluss ermöglicht eine leistungsträgerübergreifende Ermittlung der Bedarfe junger Menschen. Das Fachkonzept »Berufliche Rehabilitation« der Bundesagentur für Arbeit wird derzeit überarbeitet. Wir hoffen, dass mit dem neuen Fachkonzept noch stärker auf die individuellen Voraussetzungen und Bedarfe der jungen Menschen eingegangen werden kann.

***Tatjana Radchenko**, Dipl. Psychologin und Systemische Therapeutin, ist seit 2013 bei der ajb gmbh in der beruflichen Rehabilitation (Leitung psych. Dienst) und in der Kontakt-, Beratungs- und Behandlungsinitiative für junge Menschen »soulspace« tätig.*

***Linn Clara Bodnar** ist Dipl. Psychologin mit dem Schwerpunkt Arbeitspsychologie.*

***Karin Hirdina**, Dipl. Psychologin, ist Geschäftsführerin der ajb gmbh.*
***Sigrid Grabowski**, Dipl. Sozialpädagogin, ist seit 1991 bei der ajb als Beauftragte für Betriebe und seit 2020 als Koordinatorin der beruflichen Reha tätig.*

Literatur

Bauer, C. & Hegemann, T. (2013): Ich schaffs! – Cool ans Ziel. Das lösungsorientierte Programm für die Arbeit mit Jugendlichen. Heidelberg: Carl-Auer.

Bundesagentur für Arbeit (2009): Nationaler Pakt für Ausbildung und Fachkräftenachwuchs in Deutschland. Kriterienkatalog zur Ausbildungsreife. https://www.arbeitsagentur.de/datei/dok_ba015275.pdf (30.03.2022).

Bundesagentur für Arbeit (2021): planet-beruf.de. Meine Zukunft. Meine Ausbildung. https://planet-beruf.de/schuelerinnen/berufe-finden/uebersicht-der-ausbildungsberufe-fuer-menschen-mit-behinderungen (30.03.2022).

Bundesministerium für Arbeit und Soziales (2020): Rehabilitation und Teilhabe von Menschen mit Behinderungen. https://www.bmas.de/SharedDocs/Downloads/DE/Publikationen/a990-rehabilitation-und-teilhabe-deutsch.pdf?__blob=publicationFile&v=1 (30.03.2022).

Dörr, M. & Müller, B. (Hg.) (2019): Nähe und Distanz. Ein Spannungsfeld pädagogischer Professionalität. Weinheim & München: Juventa, 4. Aufl.

Fiedler, R. G.; Hanna, R.; Hinrichs, J.; Heuft, G. (2011): Förderung beruflicher Motivation. Trainingsprogramm für die Rehabilitation. Weinheim: Beltz.

geva Gesellschaft für Verhaltensanalyse und Evaluation mbH (2019): geva-test® Studium & Beruf. geva-test® Ausbildung & Beruf. https://www.geva-institut.de/images/downloads/Blog/GEVA_teilnehmerbroschuere_A5.pdf (30.03.2022).

Krause, F. & Storch, M. (2006): Ressourcenorientiert coachen mit dem Zürcher Ressourcen Modell – ZRM. Psychologie in Österreich, 1, S. 32 – 43.

Ministerium für Arbeit, Gesundheit und Soziales des Landes Nordrhein-Westfalen (2018): Für Ihren Beruf: Fähigkeiten und Interessen erkennen und einsetzen. TalentKompass NRW für die berufliche Entwicklung. https://www.mags.nrw/talentkom (30.03.2022).

Modellprojekt »Grenzgänger«: Kooperative Versorgungsansätze für psychisch belastete Jugendliche und junge Erwachsene

Karsten Giertz, Gunter Groen und Astrid Jörns-Presentati

Eine Zielgruppe von Jugendlichen und jungen Erwachsenen steht seit einigen Jahren sowohl fachlich als auch medial besonders im Fokus der Aufmerksamkeit. Es sind junge Menschen, die aufgrund von herausfordernden Verhaltensweisen, abweichenden Lebensentwürfen oder komplexen Problemlagen nicht in die bestehenden Unterstützungsmöglichkeiten der Kinder- und Jugendhilfe integriert werden können. Es handelt sich um eine Zielgruppe, die sich oftmals zwischen den Systemen der Kinder- und Jugendhilfe und der Kinder- und Jugendpsychiatrie bewegt, das Hilfesystem allgemein mit erheblichen Herausforderungen konfrontiert und dadurch einem erhöhten Exklusionsrisiko ausgesetzt ist.

In der Fachwelt lassen sich für die Bezeichnung dieser Zielgruppe zahlreiche Begrifflichkeiten wie »Problemjugendliche«, »schwer erziehbare Jugendliche«, »erziehungsresistente Jugendliche«, »Grenzgängerinnen« bzw. »Grenzgänger« oder »Hoch-Risiko-Klientel« finden. Durch die Studie von Menno Baumann (2010) hat sich in den letzten Jahren der kontrovers diskutierte Begriff »Systemsprenger« bzw. »Systemsprengerin« etabliert. Über den gleichnamigen und mehrfach ausgezeichneten Film von Nora Fingscheidt aus dem Jahr 2019 erlangte die Thematik auch außerhalb der Fachwelt eine breite Aufmerksamkeit. Viele der jungen Menschen weisen außerdem Überschneidungen mit der Gruppe der »entkoppelten Jugendlichen«, »Straßenjugendlichen« oder der »Kinder und Jugendlichen in besonderen Lebenslagen« auf, also mit jungen wohnungslosen Menschen, die zum großen Teil auf der Straße aufwachsen (Giertz et al. 2021a). Zudem lassen sich die Merkmale aus der klinischen Sozialarbeit zur Beschreibung von verschiedenen Gruppen der heranwachsenden sowie erwachsenen Klientel mit komplexen und multiplen Problemlagen – die unter dem Begriff »hard to reach« subsumiert werden – auf diese jungen Menschen übertragen (Giertz et al. 2021b; Labonté-Roset et al. 2010).

In seiner Studie wendet Baumann den Terminus »Systemsprenger« bzw. »Systemsprengerinnen« auf Kinder und Jugendliche an, »bei denen die Erziehungshilfemaßnahme von Seiten der betreuenden Einrichtungen abgebrochen wurde, da das Kind / der Jugendliche auf Grund schwerwiegender Verhaltensstörungen nicht zu betreuen erschien und somit den Rahmen der Erziehungshilfe gesprengt hat« (Baumann 2010, S. 13). Neben den personenbezogenen Faktoren identifiziert Baumann anhand von Fallanalysen aufseiten des professionellen Unterstützungssystems mehrere Faktoren, die zum Abbruch der Hilfemaßnahmen beitragen (z. B. Überforderung der Mitarbeitenden mit den abweichenden und vordergründig destruktiven Verhaltensweisen der jungen Menschen, fehlende Flexibilität hinsichtlich ihrer aktuellen Bedürfnisse). Demnach können die problematischen Verhaltensweisen und gescheiterten Hilfeverläufe nur im Rahmen einer eskalierenden Interaktionsdynamik zwischen dem jungen Menschen und dem professionellen Unterstützungssystem verstanden werden.

Aktuelle Studien legen nahe, dass der Anteil der sogenannten Systemsprengerinnen und Systemsprenger im Bereich der Kinder- und Jugendhilfe zwischen 6 und 15 % liegt (Baumann 2010; Schwabe 2014). Hinsichtlich des Alters sind die jungen Menschen im Lebensabschnitt der Adoleszenz deutlich überrepräsentiert. Von den 162 identifizierten Fällen in der Baumann-Studie stellten die 14- bis 16-Jährigen in der Gesamtstichprobe mit 56 % die größte Gruppe dar. Die zweitgrößte Gruppe setzte sich mit 31 % aus den über 17-Jährigen zusammen (Baumann 2010). Zu den häufigsten Ursachen für den Abbruch der Unterstützungsmaßnahmen zählen Gewalt, Kriminalität, mangelnde Gruppenfähigkeit, häufiges Weglaufen und Drogenkonsum (ebd.). Außerdem weisen viele der jungen Menschen Merkmale von psychischen Auffälligkeiten und komplexen psychosozialen Problemlagen auf, die die Integration in die bestehenden Unterstützungssysteme zusätzlich erschweren (vgl. Baumann 2010; Groen und Jörns-Presentati 2018; Macsenaere und Feist-Ortmanns 2021). Zu diesen zählen schwierige familiäre Verhältnisse, Gewalterlebnisse und Traumaerfahrungen sowie Beziehungserschütterungen in der Vergangenheit.

Trotz dieser Befunde muss betont werden, dass es sich bei den jungen Heranwachsenden um einen heterogenen Personenkreis handelt (Baumann 2020; Schwabe 2014). Dementsprechend werden in der Fachwelt verschiedene, teilweise divergierende Konzepte zur Unterstützung dieser Zielgruppe diskutiert. Hierzu gehören u. a. niedrigschwellige Hilfen (Schwabe et al. 2021), traumapädagogische Ansätze (Gebrande 2021; Grötschel 2021), Auslandsmaßnahmen (Büchner 2021; Rastschetina und Süss 2014) oder intensivpädagogische

Unterstützungssettings, teilweise unter freiheitseinschränkenden Bedingungen (Hoops 2021; Menk et al. 2013; v. Wolffersdorff und Sprau-Kuhlen 1990). Zudem wird betont, dass allgemein flexible, kooperative und institutionsübergreifende Behandlungs- und Unterstützungsangebote bei dieser Zielgruppe aufgrund der komplexen Problemlagen notwendig sind (Baumann 2019; Graßhoff 2021; Kölch et al. 2021).

Gerade im Zusammenhang mit der hohen Prävalenz von psychischen Auffälligkeiten und sozialen Teilhabebeeinträchtigungen bei dieser Zielgruppe nimmt die kooperative Zusammenarbeit zwischen Kinder- und Jugendhilfe und Kinder- und Jugendpsychiatrie eine wichtige Rolle ein (Kölch et al. 2021; Jörns-Presentati und Groen 2019). In der Praxis kommt es jedoch immer wieder zu erheblichen Herausforderungen bei der Umsetzung von kooperativen Behandlungs- und Unterstützungsangeboten. Vor diesem Hintergrund wurde das Modellprojekt »Grenzgänger – Kooperative Abstimmung von Hilfen für Kinder und Jugendliche zwischen Kinder- und Jugendhilfe und Kinder- und Jugendpsychiatrie« zwischen 2015 und 2017 in Schleswig-Holstein gestartet und wissenschaftlich evaluiert. Ausgehend von den aktuellen Bedarfen und Herausforderungen in der Zusammenarbeit zwischen Kinder- und Jugendhilfe und Kinder- und Jugendpsychiatrie werden in diesem Beitrag die wichtigsten Erkenntnisse aus dem Modellprojekt zusammengefasst und diskutiert.

Zusammenarbeit zwischen Kinder- und Jugendhilfe und Kinder- und Jugendpsychiatrie

Obwohl die Kinder- und Jugendhilfe und die Kinder- und Jugendpsychiatrie in unterschiedlichen Gesetzbüchern (Kinder- und Jugendpsychiatrie: SGB V, Kinder- und Jugendhilfe: SGB VIII) verankert sind, bestehen zwischen beiden Arbeitsbereichen, auch unabhängig von der sogenannten Systemsprenger-Problematik, verschiedene inhaltliche Überschneidungen. Allgemein weisen Jugendliche und junge Erwachsene, die Unterstützungsangebote im Bereich der Kinder- und Jugendhilfe in Anspruch nehmen, hohe Prävalenzraten von psychischen Beeinträchtigungen auf. So stellte die Arbeitsgruppe um Schmid bei knapp 600 fremduntergebrachten Kindern und Jugendlichen in Deutschland fest, dass 60 % Merkmale von mindestens einer psychiatrischen Störung aufwiesen. Davon erfüllten über die Hälfte die Kriterien mehrerer komorbider psychischer Störungen (Schmid 2007; Schmid et al. 2008). Auch die Arbeitsgruppe um Dölitzsch (2014) fand in einer Studie mit knapp 500 Kindern, Jugendlichen und jungen Erwachsenen aus sozialpädagogischen Einrichtungen in der Schweiz erhöhte Prävalenzraten psychischer Beeinträchtigungen. Auch hier wiesen 74 % Merkmale von einer psychischen Störung und etwa 60 % Merkmale von mehreren psychischen Störungen auf. Insbesondere externalisierende Störungsbilder mit starken Symptomausprägungen in den Bereichen Impulsivität oder dissoziales Verhalten waren mit 70 % am häufigsten vertreten. Diese Störungsbilder wirken sich nicht nur negativ auf das soziale Zusammenleben und den zwischenmenschlichen Umgang aus, sondern gehören auch zu bedeutsamen Risikofaktoren für den Abbruch sozialpädagogischer Unterstützungsmaßnahmen (Baumann 2010; Schmid et al. 2014). Zwar weisen Längsschnittstudien darauf hin, dass die psychischen Belastungen bei fremdplatzierten Kindern und Jugendlichen mit zunehmendem Alter abnehmen (Seker et al. 2022), bei einem kleinen Teil wirken sich die psychischen Belastungen jedoch bis ins Erwachsenenalter negativ auf die psychische Gesundheit und Lebenssituation aus. Dabei gehören zu den wichtigsten Prädiktoren zum einen das Ausmaß der psychischen Belastungen in der Kindheit und zum anderen die Versorgungssituation der jungen Menschen vor allem während des Übergangs ins Erwachsenenalter (Kölch in diesem Band; Giertz et al. in diesem Band).

Anhand der Studien wird deutlich, dass neben den Maßnahmen der Kinder- und Jugendhilfe auch kinder- und jungendpsychiatrische Behandlungsmaßnahmen in diesem Bereich notwendig sind. Leitende Fachkräfte der Kinder- und Jugendhilfe sowie der Kinder- und Jugendpsychiatrie räumen in wissenschaftlichen Befragungen der kooperativen, arbeitsfeldübergreifenden Zusammenarbeit eine hohe Relevanz ein (Groen und Jörns-Presentati 2014). Das betrifft vor allem den allgemeinen Informationsaustausch sowie fachliche Abklärungen, psychiatrische Gutachten, gemeinsame Fallbesprechungen und die gegenseitige Unterstützung in Notfall- und Krisensituationen (Müller-Lutzi und Schmid 2017; Nützel et al. 2005). Darüber hinaus gibt es Hinweise, dass kombinierte Unterstützungsmaßnahmen gegenüber herkömmlichen sozialpädagogischen Unterstützungsmaßnahmen höhere Effekte erzielen (Büttner et al. 2011). Zur Verbesserung der Versorgungssituation von jungen Menschen mit schweren psychosozialen Beeinträchtigungen wurde die interdisziplinäre Zusammenarbeit u. a. im 13. Kinder- und Jugendbericht gefordert (BMFSFJ 2009) und in der UN-Kinderrechtskonvention (UN-KRK) sowie im aktuellen

Kinder- und Jugendstärkungsgesetz (KJSG) gesetzlich festgeschrieben. Darüber hinaus entwickelten und veröffentlichten in den letzten Jahren mehrere Fachverbände, Berufsverbände und Spitzenverbände gemeinsame Kooperationsstandards (BAG et al. 2018). Trotz des Bedarfs an übergreifenden, flexiblen und personenzentrierten Hilfen herrschen in der Praxis auf verschiedenen Ebenen Bedingungen, die eine kooperative Zusammenarbeit zwischen Kinder- und Jugendhilfe und Kinder- und Jugendpsychiatrie erschweren.
Zu diesen Bedingungen zählt die gesetzliche Fragmentierung durch das SGB V und SGB VIII mit den jeweiligen Grundlogiken bezüglich der Finanzierung und Zugangsvoraussetzungen. Darüber hinaus ist bei vielen jungen Menschen mit psychosozialen Belastungen nicht immer klar zu bestimmen, ob (primär) eine psychiatrische Behandlung oder eine sozialpädagogische Maßnahme indiziert ist (Jörns-Presentati und Groen 2019). Beide Arbeitsbereiche, sowohl Psychiatrie als auch Jugenhilfe, haben darüber hinaus mit den gleichen strukturellen Problemen zu tun, wie Personalfluktuation, Arbeitsverdichtung, knappe Zeitressourcen, steigender Kostendruck, Personal- oder Fachkräftemangel, die den Informationsaustausch sowie die Netzwerkarbeit grundsätzlich erschweren (Kölch et al. 2021; Müller-Lutzi und Schmid 2017). Zudem werden Kooperationsleistungen zwischen beiden Systemen immer noch unzureichend refinanziert. Auf beiden Seiten bestehen immer noch häufig Wissens- und Erfahrungsdefizite über die strukturellen und organisatorischen Arbeitsbedingungen des jeweils anderen Systems (Gahleitner et al. 2012; Groen und Jörns-Presentati 2014). Zu den verschiedenen Versorgungsstrukturen (Formen der Organisation von Behandlung und Betreuung sowie entsprechende Angebote der Einrichtungen und Dienste) kommen noch unterschiedliche Versorgungskulturen (fachlich begründete Handlungskonzepte, professionelles Selbstverständnis, fachliche Grundannahmen etc.) hinzu, die die Behandlung und Unterstützung entsprechend beeinflussen und abweichende Deutungs- und Sichtweisen in der Praxis begründen können (Haselmann 2010). So kann es passieren, dass aufgrund des professionellen Habitus – in Bezug auf die gemeinsamen Ziele in der Behandlung und Unterstützung oder auf die Inhalte der Kooperation – unterschiedliche Auffassungen und Erwartungen bei den Mitarbeitenden der verschiedenen Systeme bestehen. Unter diesen Umständen kann die Entwicklung eines gemeinsames Fallverständnisses hinsichtlich der aktuellen Problematik sowie der konkreten Behandlungs- und Unterstützungsbedarfe schwierig sein. Ein gemeinsames, kongruentes Fallverständnis bildet für personenzentrierte und übergreifende Unterstützungsformen sowie für eine gemeinsame Versorgungsverantwortung beider Systeme jedoch eine

wichtige Grundlage (Gahleitner et al. 2012; Schmid et al. 2012). Schon die Verwendung von Fachtermini kann den Austausch erschweren (Müller-Lutzi und Schmid 2017). Ebenso führen Vorurteile in Bezug auf die fachlichen Kompetenzen der Mitarbeiterinnen und Mitarbeiter des jeweils anderen Arbeitsfeldes zu Beeinträchtigungen der Zusammenarbeit (z. B. unzureichendes Wissen über Psychopharmaka oder über die Psychopathologie aufseiten der Mitarbeitenden der Kinder- und Jugendhilfe, unzureichende Kenntnisse über die Lebenswelt der Klientinnen und Klienten bei den Mitarbeitenden der Kinder- und Jugendpsychiatrie) (Jörns-Presentati und Groen 2019). Zudem sind gesellschaftliche Macht- und Statusunterschiede zwischen den Professionen der Medizin und der Sozialen Arbeit wahrzunehmen, was in der Praxis zu Anerkennungskonflikten führen oder den kommunikativen Austausch auf gleicher Augenhöhe beeinträchtigen kann (Müller-Lutzi und Schmid 2017).

Erfahrungen aus dem Modellprojekt »Grenzgänger« in Schleswig-Holstein

In der Versorgung von Jugendlichen und jungen Erwachsenen, die komplexe Problemlagen aufweisen und die bestehenden Unterstützungs- und Behandlungssysteme vor erhebliche Herausforderungen stellen, werden diese zuvor benannten Barrieren zwischen den Professionen und Institutionen besonders deutlich. Vor diesem Hintergrund entstand im Jahr 2015 das Modellprojekt »Grenzgänger – Kooperative Abstimmung von Hilfen für Kinder und Jugendliche zwischen Kinder- und Jugendhilfe und Kinder- und Jugendpsychiatrie« zur Förderung der regionalen Zusammenarbeit, das bis heute läuft. Eine vom Land Schleswig-Holstein finanzierte wissenschaftliche Begleitung und Evaluation (von 2015 bis 2017) wurde von Gunter Groen und Astrid Jörns-Presentati von der Hochschule für Angewandte Wissenschaften Hamburg umgesetzt (ausführliche Beschreibung des Projekts und der Ergebnisse in Groen und Jörns-Presentati 2018). Zu den Initiatoren des Projekts im Kooperationsverbund gehören vor allem die Jugendämter der Landkreise Pinneberg und Steinburg, die regional versorgende Kinder- und Jugendpsychiatrie des Klinikums Elmshorn sowie regionale Kinder- und Jugendhilfeträger.

Ausgehend von den Schwierigkeiten in der Zusammenarbeit gerade bei der Betreuung von Kindern und Jugendlichen mit komplexen Problemlagen und herausfordernden Verhaltensweisen haben sich die Projektpartner bereiterklärt, für diese Klientel eine gemeinsame Verantwortung zu übernehmen und verlässliche Kooperationsstrukturen zu entwickeln. Hierzu wurde eine Clearinggruppe mit einem festen Kreis aus Teilnehmenden (in der Regel Leitungskräfte) aus den beteiligten Einrichtungen etabliert. Ziel der Clearinggruppe ist es, schwierige Fälle und Hilfeverläufe von jungen Menschen mit allen regionalen Projektpartnern zu besprechen und einzelfallbezogene, gemeinsame Hilfen zu entwickeln und abzustimmen (Groen und Jörns-Presentati 2018). Die dreistündigen Treffen der Clearinggruppe finden in der Regel alle vier Wochen statt und werden von einer Person moderiert.

Neben der Entwicklung von nachhaltigen Hilfemaßnahmen für hochbelastete junge Menschen besteht ein weiteres Ziel der Clearinggruppe darin, das Kennenlernen der regionalen Projektpartner und verantwortlichen Fachkräfte untereinander anzuregen und zu fördern. Darüber hinaus werden Fachtage, Informationsveranstaltungen und Exkursionen organisiert, um die allgemeine Kooperation zwischen den Projektpartnern in der Region zu stärken, den fachlichen Austausch zu verbessern sowie die verschiedenen Arbeitsweisen und Perspektiven der jeweils anderen Projektpartner besser kennenzulernen. Bei der wissenschaftlichen Evaluation wurden neben den abgestimmten Hilfeverläufen auch die Fallbesprechungen dokumentiert und systematisch inhaltsanalytisch ausgewertet (ebd.). Im Rahmen eines quasi-experimentellen, kontrollierten Forschungsdesigns fand zur Verbesserung der Kooperation eine standardisierte Befragung durch die Clearinggruppe von über zweihundert Mitarbeitenden in Einrichtungen der Projektpartner statt - am Anfang des Projekts und im weiteren Verlauf, nach 16 bis 20 Monaten. Die Ergebnisse der Befragung wurden mit den Ergebnissen einer Kontrollgruppe aus einer anderen Region verglichen.

Insgesamt entwickelten die Projektpartner im Zeitraum der Evaluation für über dreißig Fälle geeignete Unterstützungsmaßnahmen in der Clearinggruppe. Bei 23 Fällen konnten die Daten genauer ausgewertet werden. Dabei lag der männliche Anteil mit 14 Betroffenen etwas höher. Allgemein handelte es sich bei den in der Clearinggruppe vorgestellten Fällen um Kinder und Jugendliche, die erheblichen Risikofaktoren ausgesetzt waren. Der Mehrheit der Fälle (16 Fälle) konnten von den 22 identifizierten Risikofaktoren zwischen 10 und 14 Risikofaktoren zugeordnet werden. Zu den häufigsten Belastungen zählten familiäre Disharmonie (100 %), Systemwechsel (96 %), Beziehungsabbrüche (91 %), traumatische Erfahrungen (87 %), Fremdunterbringung (87 %), psychische oder körperliche Erkrankung der Eltern (83 %), psychiatrische Diagnosen (83 %), elterliche Trennung oder Scheidung (78 %), Verletzung sozialer Normen

(74 %) und abgebrochene Maßnahmen (61 %) (ebd., S. 66). Bei der Auswertung der Fall- und Hilfeverläufe konnten die Rückmeldungen der Mitarbeiterinnen und Mitarbeiter von 18 Fällen näher ausgewertet werden. Hier zeigte sich, dass die Lösungsvorschläge der Clearinggruppe zum größten Teil umgesetzt werden konnten. Das Spektrum der einzelfallbezogenen Lösungsvorschläge reichte von temporärer Einzelfallbetreuung (u. a. im Rahmen eines Auslandsaufenthalts), langsamer Heranführung an Gruppensettings oder Schule, Interessenförderung, erlebnispädagogischer Unterstützung bis hin zu Einrichtungswechseln und psychiatrischen Behandlungs- und Diagnostikmaßnahmen. Bei sechs Fällen konnten die Mitarbeitenden die Lösungsvorschläge nur teilweise und bei drei Fällen gar nicht umsetzen. Den Entwicklungsverlauf schätzten die befragten Fallverantwortlichen bei elf Fällen positiv und bei drei Fällen negativ ein. Bei zwei Fällen stellten die Befragten keine Veränderungen fest.
Über den Projektverlauf verbesserte sich die Qualität der Kooperation aus Sicht der Fachkräfte deutlich (ebd., S. 100 ff.). Im Vergleich zur Kontrollregion konnte eine statistisch bedeutsame Verbesserung hinsichtlich der persönlichen Motivation zur Kooperation und Kommunikation und im Umgang mit Problemen festgestellt werden. Ebenso konnte mittels der zweiten Befragung während des Projektverlaufs nachgewiesen werden, dass die gemeinsame Versorgung besonders herausfordernder Fälle innerhalb der Projektregion signifikant positiver wahrgenommen wurde im Vergleich zur Kontrollregion. Die qualitative Befragung ergab, dass für die an der Clearinggruppe beteiligten Fachkräfte zu den wichtigsten Effekten dieses Projekts u. a. die Verbesserung des gegenseitigen Verständnisses, ein gesteigertes Bewusstsein für die Sicht- und Handlungsweisen der anderen Professionen, eine gemeinsame Verantwortungsübernahme, eine verbesserte Kollegialität, gesteigertes Vertrauen, verbindliche Kooperationsabläufe sowie flexible, unbürokratische und unkomplizierte Lösungen durch die Beteiligung von Leitungskräften gehören.

Ausblick

Die Erfahrungen aus dem »Grenzgänger-Projekt« legen nahe, dass gelingende Kooperationsprozesse einen entscheidenden Beitrag zur Verbesserung der Versorgung und des Wohlergehens von jungen Menschen leisten können, die aufgrund von komplexen psychosozialen Problemlagen die bestehenden Versorgungssysteme vor große Herausforderungen stellen. Aber auch bei den

Mitarbeitenden zahlen sich Bemühungen für eine verbesserte Zusammenarbeit aus und führen zu mehr Arbeitszufriedenheit, weniger Belastung, professioneller Weiterentwicklung sowie zur Gestaltung von effektiven Hilfen.
Grundsätzlich muss allerdings bedacht werden, dass sich verlässliche Kooperationsstrukturen nicht einfach so und nebenbei entwickeln. Für eine tragfähige Zusammenarbeit braucht es Ressourcen und Strukturen, eine gut entwickelte Fachlichkeit, gegenseitiges Vertrauen und eine entsprechende persönliche Haltung (Jörns-Presentati und Groen 2020). Von allen Akteurinnen und Akteuren, die eine gemeinsame regionale Versorgungsverantwortung übernehmen wollen, bedarf es des Interesses und Engagements. Für die notwendige Verlässlichkeit müssen die Kooperationsstrukturen unter Beteiligung aller Akteurinnen und Akteure systematisch entwickelt, fest vereinbart und strukturell verankert werden. Neben der Bereitstellung von finanziellen, personellen und zeitlichen Ressourcen sollte die Zusammenarbeit gut vorbereitet und, unter Einbeziehung von Leitungskräften sowie einer neutralen Moderation, entwickelt und durch regelmäßige Initiativen (Fachtagungen, Treffen, Fortbildungen etc.) gepflegt werden. Dabei sind der informelle und fachliche Austausch sowie das Kennenlernen der jeweiligen Perspektiven und Arbeitsweisen der anderen Arbeitsfelder wichtige Faktoren, um Vertrauen, gemeinsame Verantwortung und eine nachhaltige Umsetzung von kooperativen Unterstützungsmaßnahmen zu entwickeln.
Bisher beziehen sich die Erfahrungen des »Grenzgänger-Projekts« ausschließlich auf Kooperationsprozesse an der Schnittstelle zwischen Kinder- und Jugendhilfe und Kinder- und Jugendpsychiatrie. Im Zusammenhang mit der Zielgruppe der Adoleszenten mit psychischen Erkrankungen sind noch weitere Kooperationsstrukturen zu berücksichtigen, die in weiteren Modellprojekten erprobt und näher untersucht werden sollten (Werner et al. in diesem Band). Hierzu zählen die Schnittstellen zwischen Kinder- und Jugendpsychiatrie und Erwachsenenpsychiatrie und zwischen Kinder- und Jugendhilfe und Eingliederungshilfe sowie zum Bereich Schule und Ausbildung.

***Karsten Giertz**, M. A., Social Work, promoviert an der Universitätsmedizin Greifswald zur psychosozialen Versorgung von Borderline-Patientinnen und -Patienten, ist Geschäftsführer des Landesverbands Sozialpsychiatrie Mecklenburg-Vorpommern e. V. und hat mehrere Lehraufträge an verschiedenen Hochschulen.*

***Gunter Groen**, Prof. Dr. phil., Dipl.-Psychologe, Psychologischer Psychotherapeut, lehrt Psychologie und forscht an der Hochschule für Angewandte Wissenschaften Hamburg (HAW) im Studiengang Soziale Arbeit u. a. zur systemübergreifenden Versorgung von Kindern und Jugendlichen mit komplexem Hilfebedarf. Ebenso arbeitet er in eigener psychotherapeutischer Praxis.*

***Astrid Jörns-Presentati**, MA Soziale Arbeit, BA Psychologie, ist als wissenschaftliche Mitarbeiterin an der Hochschule für Angewandte Wissenschaften Hamburg (HAW) im Studiengang Soziale Arbeit in der Lehre tätig (u. a. Entwicklungspsychologie) und hat in diversen Forschungsprojekten zur interprofessionellen Kooperation an der Schnittstelle von Kinder- und Jugendhilfe und Kinder- und Jugendpsychiatrie im nationalen und internationalen Bereich mitgewirkt.*

Literatur

BAG KJPP; BKJPP; DGKJP; AGJ (2019): »Vom Kind und der Familie aus denken, nicht von den Institutionen.« Ein gemeinsames Positionspapier zur Zusammenarbeit von Kinder- und Jugendpsychiatrie und Kinder- und Jugendhilfe der Bundesarbeitsgemeinschaft der Leitenden Klinikärzte für Kinder- und Jugendpsychiatrie, Psychosomatik und Psychotherapie. www.agj.de/positionen/artikel.html?tx_news_pi1%5Baction%5D=detail&tx_news_pi1%5Bcontroller%5D=News&tx_news_pi1%5Bnews%5D=7060&cHash=2d7e69fd0b0aed3ac86fbd113e95fa42(26.06.2022).

Baumann, M. (2010): Kinder, die Systeme sprengen, Bd. 1: Wenn Jugendliche und Erziehungshilfe aneinander scheitern. Baltmannsweiler: Schneider Verlag Hohengehrden, 2020, 4. Aufl.

Baumann, M. (2019): Kinder, die Systeme sprengen, Bd. 2: Impulse, Zugangswege und hilfreiche Settingbedingungen für Jugendhilfe und Schule. Baltmannsweiler: Schneider Verlag Hohengehrden.

Baumann, M. (2020): Systemsprenger. Ein schwieriges Konstrukt für »schwierige« Kinder und Jugendliche?! Sozialmagazin, 11–12, S. 15–20.

BMFSFJ – Bundesministerium für Familie, Senioren, Frauen und Jugend (2009): 13. Kinder- und Jugendbericht – Bericht über die Lebenssituation junger Menschen und die Leistungen der Kinder- und Jugendhilfe in Deutschland. Deutscher Bundestag, Berlin, 16. Wahlperiode, Drucksache 16/12860.

Büchner, D. (2021): Warum in die Ferne schweifen? Über Auslandsmaßnahmen der Flexiblen Hilfen im Campus Christophorus Jugendwerk und die damit verbundenen positiven Erfahrungen. In: Bundesverband katholischer Einrichtungen und Dienste der Erziehungshilfen e. V. (Hg.): Systemsprenger*innen. Ressourcenorientierte Ansätze zu einer defizitären Begrifflichkeit (S. 280 – 294). Freiburg im Breisgau: Lambertus.

Büttner, P.; Rücker, S.; Petermann, U.; Petermann, F. (2011): Jugendhilfe und Therapie: Effekte aus kombinierten Maßnahmen in der Gegenüberstellung mit Hilfen ohne Therapieangebot. Praxis der Kinderpsychologie und Kinderpsychiatrie, 60, S. 224 – 238.

Dölitzsch, C.; Fegert, J. M.; Künster, A.; Kölch, M.; Schmeck, K.; Schmid, M. (2014): Mehrfachdiagnosen bei Schweizer Heimjugendlichen. Kindheit und Entwicklung, 23 (3), S. 140 – 150.

Gahleitner, S. B.; Homefeldt, G.; Fegert, J. M. (2012): Gemeinsam Verantwortung für Kinder und Jugendliche mit speziellem Versorgungsbedarf übernehmen? Hindernisse und Lösungswege für Kooperationsprozesse. In: Gahleitner, S. B. & Homfeldt, G. (Hg.): Kinder und Jugendliche mit speziellem Versorgungsbedarf. Beispiele und Lösungswege für Kooperation der sozialen Dienste (S. 247 – 272). Weinheim & Basel: Beltz Juventa.

Gebrande, J. (2021): Traumapädagogik für Kinder, die das System sonst sprengt. In: Bundesverband katholischer Einrichtungen und Dienste der Erziehungshilfen e. V. (Hg.): Systemsprenger*innen. Ressourcenorientierte Ansätze zu einer defizitären Begrifflichkeit (S. 159 – 173). Freiburg im Breisgau: Lambertus.

Giertz, K.; Große, L.; Gahleitner, S. B. (2021 a): Systemsprenger in der Wohnungslosenhilfe: Junge wohnungslose Menschen mit multiplen psychosozialen Problemlagen und herausfordernden Verhaltensweisen. In: Bundesverband katholischer Einrichtungen und Dienste der Erziehungshilfen e. V. (Hg.): Systemsprenger*innen. Ressourcenorientierte Ansätze zu einer defizitären Begrifflichkeit (S. 251 – 265). Freiburg im Breisgau: Lambertus.

Giertz, K.; Große, L.; Gahleitner, S. B.; Steckelberg, C. (2021b): Hard-to-reach-Klientel, Menschenrechte und Klinische Sozialarbeit. In: Giertz, K.;

Große, L.; Gahleitner, S. B. (Hg.): Hard to reach. Schwer erreichbare Klientel unterstützen (S. 14 – 29). Köln: Psychiatrie Verlag.

Graßhoff, G. (2021): Institutionelle und strukturelle Kooperation bei Systemsprengern: Oder wer sprengt hier eigentlich wen? In: Giertz, K.; Große, L.; Gahleitner, S. B. (Hg.): Hard to reach. Schwer erreichbare Klientel unterstützen (S. 138 – 146). Köln: Psychiatrie Verlag.

Groen, G. & Jörns-Presentati, A. (2014): An der Schnittstelle von stationärer Kinder- und Jugendhilfe und psychiatrisch-psychotherapeutischer Gesundheitsversorgung. Kindheit und Entwicklung, 23 (3), S. 151 – 160.

Groen, G. & Jörns-Presentati, A. (2018): Grenzgänger. Kooperative Abstimmung von Hilfen für Kinder und Jugendliche zwischen Kinder- und Jugendhilfe und Kinder- und Jugendpsychiatrie. Köln: Psychiatrie Verlag.

Grötschel, M. (2021): Ein traumafokussierendes Konzept in der niedrigschwelligen Arbeit mit Jugendlichen, die sich an einem Leben »auf der Straße« orientieren. In: Bundesverband katholischer Einrichtungen und Dienste der Erziehungshilfen e. V. (Hg.): Systemsprenger*innen. Ressourcenorientierte Ansätze zu einer defizitären Begrifflichkeit (S. 353 – 364). Freiburg im Breisgau: Lambertus.

Haselmann, S. (2010): Die neue Hilfeplanung in der Psychiatrie – Soziale Arbeit zwischen alten Spannungsfeldern und aktuellen Kontroversen. In: Michel-Schwartze, B. (Hg.): »Modernisierungen« methodischen Handelns in der Sozialen Arbeit (S. 231 – 278). Wiesbaden: VS Verlag.

Hoops, S. (2021): Die freiheitsentziehende Unterbringung in Einrichtungen der Kinder- und Jugendhilfe. Ultima Ratio und zugleich Optima Ratio? Ein Diskussionsbeitrag. In: Bundesverband katholischer Einrichtungen und Dienste der Erziehungshilfen e. V. (Hg.): Systemsprenger*innen. Ressourcenorientierte Ansätze zu einer defizitären Begrifflichkeit (S. 204 – 218). Freiburg im Breisgau: Lambertus.

Jörns-Presentati, A. & Groen, G. (2019): Die Lücke schließen. Zur kooperativen Versorgung belasteter junger Menschen zwischen Kinder- und Jugendpsychiatrie und Kinder- und Jugendhilfe. Sozialpsychiatrische Informationen, 49 (3), S. 13 – 17.

Jörns-Presentati, A. & Groen, G. (2020): Zusammenarbeit gestalten: Zur Kooperation von Jugendhilfe und Kinder- und Jugendpsychiatrie und Psychotherapie. In: Beck, N. (Hg.): Therapeutische Heimerziehung: Grundlagen, Rahmenbedingungen, Methoden (S. 70 – 83). Freiburg im Breisgau: Lambertus.

Kölch, M.; Schmid, M.; Bienioschek, S. (2021): »Systemsprenger*innen« – Kinder- und jugendpsychiatrische und -psychotherapeutische Perspektive zwischen Kinder- und Jugendhilfe und Kinder- und Jugendpsychiatrie. In: Bundesverband katholischer Einrichtungen und Dienste der Erziehungshilfen e. V. (Hg.): Systemsprenger*innen. Ressourcenorientierte Ansätze zu einer defizitären Begrifflichkeit (S. 231–250). Freiburg im Breisgau: Lambertus.

Labonté-Roset, C.; Hoefert, H.-W.; Cornel, H. (Hg.) (2010): Hard to reach. Schwer erreichbare Klienten in der Sozialen Arbeit. Berlin: Schibri.

Macsenaere, M. & Feist-Ortmanns, M. (2021): »Systemsprenger« in der Jugendhilfe aus empirischer Sicht. In: Bundesverband katholischer Einrichtungen und Dienste der Erziehungshilfen e. V. (Hg.): Systemsprenger*innen. Ressourcenorientierte Ansätze zu einer defizitären Begrifflichkeit (S. 91–98). Freiburg im Breisgau: Lambertus.

Menk, S.; Schnorr, V.; Schrapper, C. (2014): »Woher die Freiheit bei all dem Zwange?« Langzeitstudie zu (Aus-)Wirkungen geschlossener Unterbringung in der Jugendhilfe. Weinheim & Basel: Beltz Juventa.

Müller-Lutzi, S. & Schmid, M. (2017): Gelingensfaktoren und Stolpersteine in der Kooperation mit der Kinder- und Jugendpsychiatrie/-psychotherapie aus Sicht sozialpädagogischer Fachkräfte. Praxis der Kinderpsychologie und Kinderpsychiatrie, 66, S. 576–598.

Nützel, J.; Schmid, M.; Goldbeck, L.; Fegert, J. M. (2005): Kinder- und jugendpsychiatrische Versorgung von psychisch belasteten Heimkindern. Praxis der Kinderpsychologie und Kinderpsychiatrie, 54 (8), S. 627–644.

Rastschetina, S. & Süss, W. (2014): Deutsch-russische Kooperation in der Arbeit mit Jugendlichen aus Risikogruppen. Sozialmagazin, 9–10, S. 68–75.

Seker, S.; Bürgin, D.; d'Huart, D.; Schmid, M.; Schmeck, K.; Jenkel, N.; Fegert, J. M.; Steppan, M.; Boonmann, C. (2022): Der Verlauf von psychischen Problemen bei fremdplatzierten Kindern und Jugendlichen bis in deren Erwachsenenalter: Eine prospektive Langzeitstudie. Kindheit und Entwicklung, 31 (1), S. 9–21.

Schmid, M. (2007): Psychische Gesundheit von Heimkindern. Eine Studie zur Prävalenz psychischer Störungen in der stationären Jugendhilfe. Weinheim: Juventa.

Schmid, M.; Goldbeck, L.; Nuetzel, J.; Fegert, J. M. (2008): Prevalence of mental disorders among adolescents in German youth welfare institutions. Child and Adolescent Psychiatry and Mental Health, 2, S. 2, doi:10.1186/1753-2000-2-2.

Schmid, M.; Dölitzsch, C.; Pérez, T.; Jenkel, N.; Schmeck, K.; Kölch, M.; Fegert, J. M. (2014): Welche Faktoren beeinflussen Abbrüche in der Heimerziehung – welche Bedeutung haben limitierte prosoziale Fertigkeiten? Kindheit und Entwicklung, 23 (3), S. 161–173.

Schmid, M.; Schröder, M.; Jenkel, N. (2012): Traumatisierte Kinder zwischen Psychotherapie und stationärer Jugendhilfe – gemeinsame Falldefinition und Hilfeplanung anhand von EQUALS. In: Gahleitner, S. B. & Homfeldt, G. (Hg.): Kinder und Jugendliche mit speziellem Versorgungsbedarf. Beispiele und Lösungswege für Kooperation der sozialen Dienste (S. 133–158). Weinheim & Basel: Beltz Juventa.

Schwabe, M. (2014): »Systemsprenger/-innen« sind unterschiedlich und brauchen unterschiedliche sozialpädagogische Settings und Haltungen. Sozialmagazin, 9–10, S. 52–59.

Schwabe, M.; Stallmann, M.; Vust, D. (2021): Freiraum mit Risiko. Niedrigschwellige Erziehungshilfen für sogenannte Systemsprenger. Weinheim & Basel: Betz Juventa, 2. Aufl.

Wolffersdorff, C. von & Sprau-Kuhlen, V. (1990): Geschlossene Unterbringung in Heimen. Kapitulation der Jugendhilfe? München: Verlag Deutsches Jugendinstitut.

Adoleszent, erkrankt – chancenlos? Erfahrungsbericht aus dem Modellprojekt Adoleszenzpsychiatrie in Mecklenburg-Vorpommern

Antje Werner, Anke Wagner, Julia Möller, Andreas Speck, Susanne Lauschke und Karsten Giertz

Mecklenburg-Vorpommern umfasst eine Fläche von 23.213 Quadratkilometern, auf der über 1,6 Millionen Menschen leben. Seit der Kreisgebietsreform 2011 besteht es aus sechs Landkreisen und zwei kreisfreien Städten. Außerhalb der größten Städte Rostock und Schwerin, der Landeshauptstadt, ist Mecklenburg-Vorpommern ländlich und von einer geringen Bevölkerungsdichte geprägt. Im Jahr 2020 gab es in Mecklenburg-Vorpommern 69 Einwohner je Quadratkilometer, so viel Platz pro Einwohner gibt es durchschnittlich in keinem anderen Bundesland (Mecklenburg-Vorpommern 2022).

Nach der Wiedervereinigung hat sich Mecklenburg-Vorpommern von einem der »jüngsten« zu einem der »ältesten« Bundesländer entwickelt. Die Ursachen dafür liegen vor allem in der Abwanderung vieler junger Einwohnerinnen und Einwohner, dem damit verbundenen deutlichen Geburtenrückgang und darin, dass die Lebenserwartung in den letzten dreißig Jahren stark gestiegen ist. Die Altersstruktur dieses Bundeslandes weicht auffällig vom bundesdeutschen Durchschnitt ab, was sich besonders deutlich sowohl bei den Kindern und Jugendlichen als auch bei den Älteren zeigt. Nur 15,3 Prozent der Bevölkerung waren in Mecklenburg-Vorpommern im Jahr 2020 jünger als 18 Jahre (im Vergleich dazu gehören insgesamt etwa 16,5 Prozent der Einwohnerinnen und Einwohner in Deutschland dieser Altersgruppe an; StBA 2022), aber 25,9 Prozent älter als 65 Jahre (Stat MV 2021). Diese sogenannte Vergreisung hat Konsequenzen für die infrastrukturelle Ausstattung. So schließen Kindergärten und Schulen ebenso wie Geschäfte und Arztpraxen, infolgedessen reduziert der öffentliche Personennahverkehr sein Angebot. Die Entfernungen zu öffentlichen Einrichtungen und Angeboten werden dadurch für die überwiegend ländlich lebende Bevölkerung immer größer und beschwerlicher (LpB 2022).

Die wegbrechende Bildungs- und Freizeitinfrastruktur im Zuge des regionalen demografischen Wandlungsprozesses Mecklenburg-Vorpommerns belastet die jungen Menschen, die oft eine große Verbundenheit mit ihrer Herkunftsregion haben, sehr, da sie mit den Teilhabebeeinträchtigungen umgehen müssen (Beierle und Tillmann 2022). Jugendliche und junge Erwachsene sind in ländlichen Räumen häufig in ihrer Mobilität besonders gefordert, um ihre Freizeit aktiv gestalten und Gleichaltrige treffen zu können. Das Aufwachsen in ländlichen Räumen findet im Spannungsfeld zwischen dörflicher Tradition und den Anforderungen der modernen Gesellschaft statt. Jugendliche und junge Erwachsene sind eine bedeutende Bevölkerungsgruppe bei der Bewertung der regionalen demografischen Entwicklung. Ihre Belange und Bedürfnisse benötigen insofern besondere Aufmerksamkeit, will man sie langfristig an ihren Wohnorten binden, aber noch werden sie von der Politik zu wenig berücksichtigt. Beierle und Tillmann (2022) fordern vor diesem Hintergrund, Jugendpolitik immer auch als Demografiepolitik zu denken und zu gestalten.

Für die psychiatrische Krankenhausbehandlung standen 2021 in Mecklenburg-Vorpommern für Kinder und Jugendliche stationär fünf und für Erwachsene zehn psychiatrische Kliniken zur Verfügung (MSGS MV 2022). Bei den psychiatrischen Tageskliniken waren es sechs für Kinder und Jugendliche sowie 14 für Erwachsene. Gegenwärtig sind in Mecklenburg-Vorpommern 1.166 stationär psychiatrische Betten für Erwachsene, 188 stationär psychiatrische Betten für Kinder und Jugendliche sowie 854 Tagesklinikbetten für Erwachsene und 193 Tagesklinikbetten für Kinder und Jugendliche ausgewiesen (ebd.).

Anlässlich der aktuell schwierigen Versorgungssituation von Adoleszenten mit psychischen Erkrankungen (Giertz et al. in diesem Band) wurde der Landesverband Sozialpsychiatrie Mecklenburg-Vorpommern e. V. am 01.01.2018 vom Referat Psychiatrie, Maßregelvollzug, Sucht und Prävention (seit 2022 angegliedert an das Ministerium für Soziales, Gesundheit und Sport) mit der Durchführung des Modellprojekts »Adoleszentenpsychiatrie« beauftragt und in der Umsetzung gefördert und unterstützt. Das Modellprojekt verfolgt das Ziel, die Versorgungssituation von jungen Menschen mit psychischen Erkrankungen, insbesondere im ländlichen Raum, zu verbessern.

Der Landesverband Sozialpsychiatrie Mecklenburg-Vorpommern e. V. ist ein Zusammenschluss von Leistungsanbietern, die im Land Mecklenburg-Vorpommern in der psychiatrischen und psychosozialen Versorgung von Menschen mit psychischen Erkrankungen und Behinderungen unmittelbar tätig sind. Der Landesverband verfolgt das Ziel, seine Mitglieder zur gegenseitigen

Förderung, Repräsentation und gemeinsamen Interessenvertretung zusammenzuschließen und sich an der Weiterentwicklung der psychiatrischen Versorgung im Land Mecklenburg-Vorpommern im Sinne der UN-Behindertenrechtskonvention zu beteiligen (LSP M-V 2014). Seit seiner Gründung 1995 erfolgt die Umsetzung dieser Ziele auch immer im Rahmen versorgungspolitisch relevanter Projekte.

Das Modellprojekt »Adoleszentenpsychiatrie« wird federführend in den Landkreisen Mecklenburgische Seenplatte und Vorpommern-Rügen umgesetzt. Der Landkreis Mecklenburgische Seenplatte ist, von seiner Fläche her, der mit Abstand größte Landkreis Deutschlands und vergleichsweise fast doppelt so groß wie das Saarland. Vorpommern-Rügen ist flächenmäßig der fünftgrößte Landkreis Deutschlands. Beide Landkreise sind ländlich geprägt und weisen auch sonst vergleichbare Merkmale auf. Die Initiative für das Modellprojekt kam zunächst von der Chefärztin der kinder- und jugendpsychiatrischen Klinik in Röbel im Landkreis Mecklenburgische Seenplatte (Ilg in diesem Band). Auch in Vorpommern-Rügen setzte sich die Oberärztin der dortigen Tagesklinik und Psychiatrischen Institutsambulanz für Adoleszenz (Armbruster in diesem Band) aktiv beim Landesverband für das Modellprojekt ein. Das Projekt wird seit Beginn, also schon in der Phase der Antragstellung, von den regionalen Psychiatriekoordinatorinnen und Mitarbeiterinnen des Sozialdienstes der psychiatrischen Kliniken unterstützt und gestärkt.

Im Rahmen dieses Beitrags wird ein Einblick in die Projektziele und in den Projektverlauf gegeben. Dabei wird insbesondere auf die Umsetzungserfahrungen im Zusammenhang mit der Entwicklung von Maßnahmen zur Prävention, Früherkennung und Frühintervention sowie von regionalen, altersangemessenen, passgenauen und kooperativ-interprofessionellen Hilfen fokussiert. Zum Abschluss werden ausgehend von den Projekterfahrungen aktuelle Herausforderungen und Handlungsbedarfe in der Versorgung von Adoleszenten mit psychischen Erkrankungen benannt.

Ausgangslage und Ziele des Modellprojekts

Die mehrdimensional herausfordernde Situation der Adoleszenten mit psychischen Erkrankungen ist an anderen Stellen bereits hinreichend beschrieben (Giertz et al. und Kölch in diesem Band) und war auch in Mecklenburg-Vorpommern der Anlass für eine interprofessionelle Auseinandersetzung mit dieser Thematik. Diese mündete in einer gemeinsamen Projektentwicklung und schließlich in einer Bewilligung durch das Psychiatriereferat Mecklenburg-Vorpommern. Die spezifische Ausgangslage für das Modellvorhaben ist in beiden Landkreisen vergleichbar und wird nachfolgend nur skizziert. Das Vorhaben wird, wie oben beschrieben, besonders durch die verantwortlichen Ärztinnen der regionalen Kliniken initiiert und befördert.

Früherkennung und Behandlung Adoleszente mit psychischen Auffälligkeiten nehmen das vorhandene Hilfesystem nur unzureichend und nicht frühzeitig genug in Anspruch. Das ist insofern problematisch, als dass ein früher unerkannter Krankheitsbeginn häufig mit negativen Auswirkungen auf die Schwere und den Verlauf einer psychischen Erkrankung verbunden ist. Hier wird die immense Bedeutung einer rechtzeitigen entsprechenden Diagnostik und Behandlung unterstrichen.

Schnittstelle in der Behandlung ab der Volljährigkeit Sofern die Adoleszenten durch Behandlung erreicht werden, ist diese aufgrund der formalen Altersgrenze nicht kontinuierlich und lückenlos über den 18. Geburtstag hinausgegeben.

Schnittstelle zwischen Behandlung und komplementärer Versorgung – fehlende Vernetzung und Kooperation Angebote der Sozialpsychiatrie und der psychosozialen Dienste sind nicht systematisch kooperierend verbunden, sondern relativ strikt voneinander getrennt, wobei die Zuständigkeiten, insbesondere bei Erreichen der Volljährigkeit, nicht eindeutig geregelt sind.

Passgenaue Hilfen Adoleszente mit psychischen Erkrankungen haben vor allem hinsichtlich der Alltagsbewältigung im Kontext von Schule und Ausbildung oder Studium und von Wohnen sowie von Freizeit und Familie Unterstützungsbedarf, der durch die vorhandenen Angebote nicht ausreichend passgenau und bedürfnisorientiert abgedeckt wird. Diese Teilhabebeeinträchtigungen können sich entwicklungshemmend und belastend auswirken.

Jugendliche und junge Erwachsene mit psychischen Erkrankungen sind also mit einem sowohl außerordentlich komplexen als auch fragmentierten sozialrechtlichen Gefüge (SGB V, SGB VIII, SGB XI, SGB IX, SGB II) und mit oft unterschiedlichen Erwartungen der verschiedenen Akteurinnen und Akteure (Ärztinnen, Ärzte, Pflegekräfte, Sozialarbeiterinnen, Sozialarbeiter, Psychotherapeutinnen und Psychotherapeuten, Familienhelferinnen, Familienhelfer, Fallmanagerinnen, Fallmanager, Sachbearbeiterinnen, Sachbearbeiter, Rehabilitationsberaterinnen, Rehabilitationsberater, Lehrkräfte, Vorgesetzte) konfrontiert. Dieser Herausforderung müssen sie sich in der besonders sensiblen Phase der Adoleszenz und mit der eigenen Erkrankung stellen. Bewältigen die Jugendlichen und jungen Erwachsenen diese Herausforderung nicht, ist die Gefahr einer Exklusion vom Arbeitsleben und von weiteren Bereichen des gesellschaftlichen Lebens groß. Das wird auch im Psychiatrieentwicklungsplan des Landes Mecklenburg-Vorpommern (MAGS 2011) ausführlich dargestellt und durch die Fachgesellschaften der Kinder- und Jugendpsychiatrie und Erwachsenenpsychiatrie bestätigt. Zudem ist problematisch, dass die Gruppe der Jugendlichen und jungen Erwachsenen mit psychischen Erkrankungen bundesweit kaum im Fokus der Öffentlichkeit und der Aktivitäten der Sozial- und Gesundheitssysteme steht.

Basierend auf dieser Ausgangslage geht es insgesamt in beiden Regionen darum, frühe interprofessionelle und sektorenübergreifende Interventionen für Adoleszente mit psychischen Auffälligkeiten zu fördern, um ihnen Teilhabechancen und damit Inklusion zu ermöglichen. Weiterhin sollen Chronifizierungen dadurch vermieden bzw. weitestgehend reduziert werden. In der Projektumsetzung sind vor dem Hintergrund der komplexen Ausgangslage und des hohen Entwicklungsbedarfs zu Beginn und während des Projektverlaufs folgende Teilbereiche und Maßnahmen identifiziert worden:

- Förderung von regionaler Prävention, Früherkennung und Frühintervention,
- Stärkung der regionalen Kooperation und Vernetzung von relevanten Akteurinnen und Akteuren,
- Analyse des regionalen Bedarfs an passgenauen Hilfen und Unterstützung der Entwicklung von notwendigen Angeboten,
- Stärkung der regionalen interprofessionellen Kooperation durch gemeinsame Fortbildung,
- Förderung der allgemeinen Wahrnehmung der Adoleszenten durch Öffentlichkeitsarbeit.

Wesentliche Ergebnisse und Umsetzungserfahrungen

In der bisher vierjährigen Laufzeit des Projekts wurden sehr vielfältige Erfahrungen gesammelt. In diesem Beitrag müssen wir uns daher auf die Darstellung wesentlicher Ergebnisse und Impulse beschränken.

Regionale Prävention, Früherkennung und Frühintervention

In den Projektregionen und weiteren Landkreisen sowie der Hanse- und Universitätsstadt Rostock ist zum Thema Prävention vor allem die Umsetzung des Programms »Verrückt? Na und!« vorrangig an Schulen ab Klasse 8, aber auch in Berufsschulen gelungen (Wagner et al. in diesem Band). Der Landesverband Sozialpsychiatrie Mecklenburg-Vorpommern e. V. übernahm dazu seit 2020 die Landeskoordinierung Mecklenburg-Vorpommern in enger Kooperation mit den Gründerinnen und Gründern des Vereins Irrsinnig Menschlich. Die Umsetzung der Programme erfolgt in Regionalgruppen und zeichnet sich insbesondere dadurch aus, dass das Thema der psychischen Krise in der Schule überhaupt »besprechbar« wird. Die Schultage werden dabei gemeinsam von qualifizierten, fachlichen (z. B. Mitarbeitende einer psychiatrischen Klinik) und persönlichen Expertinnen und Experten durchgeführt, wobei alle dem regionalen Versorgungssystem für Adoleszente angehören bzw. dieses aus eigener Erfahrung (ehemalige Patientinnen und Patienten der Kliniken) kennen. So findet hier vor allem Begegnung zwischen Psychiatrieerfahrenen und Schülerinnen und Schülern als wirksame Strategie statt, zum anderen wird wichtige Anti-Stigma-Arbeit geleistet und eine bedeutsame Verknüpfung geschaffen zwischen dem Setting Schule, das sich ideal für derartige Prävention eignet, und dem regionalen Unterstützungssystem, vertreten durch die fachlichen Expertinnen und Experten. Dadurch werden nicht nur für die Prävention, sondern auch für die Früherkennung und Frühintervention ideale Rahmenbedingungen geschaffen, wobei der Bedarf pandemiebedingt höher ist denn je. Für die Zukunft bleibt das Thema – und deshalb ab 2023 möglicherweise in Kooperation mit den regionalen Kliniken und weiteren Settings in der Gemeinde – im Fokus eines anknüpfenden Projektantrags. Darüber hinaus ist es gelungen, in diesem Zusammenhang mit der Unterstützung von Kooperationspartnern ein weiteres Projekt zu implementieren, das im Sinne einer selektiven Prävention Kinder und Jugendliche aus sucht- bzw. psychisch belasteten Familien in den Blick nimmt.

Kooperation und Vernetzung

In beiden Projektregionen ging es zunächst mit Unterstützung der zuständigen Psychiatriekoordinatorinnen im Wesentlichen um den Netzwerkaufbau. Dabei ist es gelungen, zum Auftakt über fünfzig Akteure aus annähernd 15 verschiedenen Systemen und Bereichen, wie Schule, Behandlung, Rehabilitation,

Jugendhilfe, Eingliederungshilfe, Jobcenter und Arbeitsagentur, zusammenzuführen und das sogenannte »Netzwerk Adoleszenzpsychiatrie« zu gründen. Darin sind bis heute mindestens zwanzig Teilnehmende pro Region aktiv. Zunächst wurden, vor dem Hintergrund der Themenvielfalt, einzelne Arbeitsgruppen gebildet – zu den Themen Schule, Ausbildung, Beruf sowie Wohnen, Therapie und Öffentlichkeitsarbeit –, in denen sich die Akteurinnen und Akteure engagierten. Die Treffen dafür fanden regelmäßig statt. Das Netzwerk inklusive der Arbeitsgruppen hat sich etabliert und ist in die bestehende gemeindepsychiatrische Struktur aufgenommen worden. So konnte, mit Blick auf das Auslaufen des Projekts, die Koordination des Netzwerks an eine regionale Struktur übergeben und sein Fortbestehen gesichert werden. In beiden Landkreisen kümmert sich seit Jahresbeginn 2022 federführend ein Tandem, bestehend aus der Psychiatriekoordination und dem Sozialdienst der psychiatrischen Kliniken, um die Fortführung und Weiterentwicklung des Netzwerks mit den hiermit verbundenen Kooperationen. Zu Beginn der Netzwerkbildung wurden verbindliche Kooperationsvereinbarungen nicht als praxistauglich und relevant eingeschätzt. Diese Einschätzung ist mittlerweile revidiert. Kooperationsvereinbarungen werden heute und für die Zukunft als sinnvoll erachtet, insbesondere auch vor dem Hintergrund der Erfahrungen in der COVID-19-Pandemie. Unter den Pandemiebedingungen waren die Aktivitäten der Arbeitsgruppen stark zurückgegangen, und es dauerte längere Zeit, bis digitale Lösungen gelangen und breit zugänglich gemacht werden konnten, sodass die Funktion des Netzwerks, nämlich die des allgemeinen Austauschs zu Themen und Bedarfen der Adoleszenten und zur gemeinsamen Entwicklung von Lösungen, erst in jüngster Zeit wieder erfüllt wird. Das Netzwerk ist sehr aktiv. Vor allem in den Arbeitsgruppen werden, mittels gemeinsamer kollegialer Fallberatungen, Schnittstellenprobleme und unzureichend gedeckte Bedarfe ermittelt, und die regionalen Akteurinnen und Akteuren bringen ihre unterschiedlichen Perspektiven ein, um gemeinsam Lösungen zu finden. Hierdurch wird eine Verbindung der verschiedenen Systeme erreicht und Barrieren im Kontakt und in der Zusammenarbeit werden abgebaut. Die Verbindlichkeit der übergreifenden Verabredungen und die Lösungsansätze für den Einzelfall bleiben allerdings noch immer hinter den Erwartungen zurück, sie werden nicht ausreichend in den einzelnen Systemen umgesetzt und sind häufig von persönlichem Engagement und individuellen Beziehungen abhängig. Auf Verwaltungsebene fallen Adoleszente mit Unterstützungsbedarf sozusagen in einen Bereich ungeklärter Zuständigkeiten und wenig zielführender Praxis.

Für die Zukunft bleibt die Begleitung von Adoleszenten mit Unterstützungsbedarf eine wesentliche Herausforderung, denn trotz rechtlich günstiger Rahmenbedingungen und vorhandener Chancen durch das Bundesteilhabegesetz und das weiterentwickelte SGB VIII im Sinne des Kinder- und Jugendstärkungsgesetzes (Fegert et al. in diesem Band) setzen sich in der Praxis noch zu selten hilfreiche und verbindliche Lösungen durch. Für Mecklenburg-Vorpommern wurde eine Arbeitsgruppe »Adoleszenz« u. a. durch den Landesverband Sozialpsychiatrie Mecklenburg-Vorpommern e. V. initiiert, die sowohl die Mitglieder des Landesverbands und die Projektakteurinnen und -akteure miteinander vernetzt als auch die wesentlichen Ergebnisse des Projekts mit den landesweiten Entwicklungen zusammenführt. Gemeinsam wurden hier Qualitätskriterien für komplementäre Angebote im Bereich Tagesstruktur und eine Vorlage für eine systemübergreifende Leistungs- und Qualitätsvereinbarung entwickelt. Weiterhin werden unter Einbeziehung der Landesarbeitsgruppe Fachtagungen bzw. Fachveranstaltungen gemeinsam gestaltet und eine interprofessionelle Fortbildung für adoleszentensensibles Arbeiten in der Sozialpsychiatrie abgestimmt. Zudem werden die landesweit vorhandenen Angebote für Adoleszente mit psychischen Erkrankungen vorgestellt und dokumentiert sowie die Entwicklung neuer Angebote gefördert. Wie auch in den regionalen Netzwerken stehen Fallberatungen regelhaft auf der Tagesordnung.

Passgenaue Hilfen

Zur Unterstützung der Entwicklung von passgenauen, an den Bedürfnissen der jungen Menschen orientierten Angeboten wurden in beiden beteiligten Kliniken Daten zu den Patientinnen und Patienten erhoben. Hierzu wurde ein Erfassungsinventar entwickelt, das es gleichzeitig möglich macht, bei der praktischen Arbeit in den Kliniken beispielsweise die psychosoziale Anamnese und das Entlassmanagement zu qualifizieren. 2019 wurden die vom Landesverband Sozialpsychiatrie Mecklenburg-Vorpommern e. V. und die von der Kliniksozialarbeit erfassten Daten einer Region erstmalig ausgewertet und mit dem aktuellen Forschungsstand für die Gruppe der betroffenen Adoleszenten hinsichtlich des Schulabschlusses, des weiteren Ausbildungswegs, des Bedarfs an Wahlmöglichkeiten hinsichtlich des Wohnens außerhalb des Elternhauses sowie tagesstrukturierender Angebote in der Freizeit abgeglichen. Zumindest in einer der beiden Modellregionen, im Landkreis Vorpommern-Rügen, sind so zwei weitere Angebote (in Bezug auf Tagesstruktur und Wohnen) für die

Zielgruppe während der Projektlaufzeit in enger Abstimmung mit der Tagesklinik und der psychiatrischen Institutsambulanz in Stralsund entstanden. Zudem hat hier das Sozialamt die Leistungserbringer zur Entwicklung eines größeren Angebots ermutigt. Im Landkreis Mecklenburgische Seenplatte hingegen gestaltet sich die Angebotsentwicklung schwieriger. Trotz des anhaltenden Engagements verschiedener Leistungsanbieter und der nicht nachlassenden Forderung nach qualifizierten Angeboten durch die Klinikvertreterinnen und -vertreter ist es bis jetzt nicht gelungen, insbesondere in der Jugendhilfe dem Bedarf auch nur annähernd gerecht zu werden. Aktuell sind allerdings ernsthafte Bemühungen für ein gemeinschaftliches Wohnen mit Assistenz nach dem SGB IX zu verzeichnen. In einer gemeinsamen Stellungnahme soll dieses Vorhaben gegenüber den Leistungsträgern nochmals deutlich beworben werden. Wenige, seit Jahren bestehende leistungsbereichsübergreifende integrierende Hilfen, z. B. in Zusammenarbeit von Jugendhilfe und Eingliederungshilfe und gegebenenfalls auch von Hilfen aus dem SGB II, müssen ständig um ihre Fortführung bzw. um ihr weiteres Bestehen im Zuge der notwendigen Neuverhandlungen durch das Bundesteilhabegesetz und den Landesrahmenvertrag Mecklenburg-Vorpommern kämpfen.

Regionale interprofessionelle Kooperation durch gemeinsame Fortbildung

Systemübergreifende Zusammenarbeit ist bei der Bewältigung vor allem komplexer Ausgangslagen wie in der Adoleszenzpsychiatrie unabdingbar, aber gleichwohl eine der größten Herausforderungen. Sie wird insbesondere dadurch erschwert, dass in der Praxis systembedingt unterschiedliche Haltungen, Menschenbilder und Qualifikationen aufeinandertreffen. Oft fehlen auch das Wissen über die Strukturen und Kompetenzrahmen sowie das Verständnis für die Logiken der jeweils anderen Systeme. Fast alle Systeme haben jedoch eines gemeinsam: knappe finanzielle, personelle und zeitliche Ressourcen. Dazu kommen eine allgemein hohe Fall- und Arbeitsbelastung und ein stetig steigender Kostendruck, vor allem auf die Jugendhilfe und die Eingliederungshilfe. Die Auswirkungen der COVID-19-Pandemie haben diese schwierige Ausgangslage noch verschärft. Interprofessionelle Fortbildungen gelten als wirksamer Gelingensfaktor systemübergreifender Kooperation. Deshalb wurde ein Fortbildungscurriculum, bestehend aus vier Modulen zu wesentlichen praxisrelevanten, rechtlichen und fachlichen Aspekten der Adoleszentenpsychiatrie, entwickelt, das aktuell Umsetzung findet. Das Know-how der Teilnehmerinnen und Teilnehmer soll damit grundsätzlich erweitert sowie die Möglichkeiten, aber auch die Begrenzungen des jeweils anderen Systems transparenter gemacht werden. Das gemeinsame Fortbilden soll zudem die Beziehungen der Kooperationspartner in den einzelnen Regionen stärken. Im Rahmen der Dokumentation der Fortbildungsinhalte wird zudem, im Sinne der Nachhaltigkeit, ein Handbuch mit Arbeitshilfen für die Praxis entwickelt.

Wahrnehmung der Adoleszenten durch Öffentlichkeitsarbeit

Jugendliche und junge Erwachsene sind wichtig für ein stark überaltertes Bundesland wie Mecklenburg-Vorpommern. Die Zukunft der Region hängt wesentlich davon ab, wie es der Politik gelingt, Teilhabechancen und Perspektiven für diese Bevölkerungsgruppe zu generieren und vor allem auch ihre Gesundheit zu stärken und zu erhalten. Der Fokus des Modellprojekts »Adoleszentenpsychiatrie« liegt deshalb auch auf der Stärkung der Wahrnehmung von Adoleszenten in der (politischen) Öffentlichkeit. Dafür wurde der Psychiatriewegweiser Mecklenburg-Vorpommern weiterentwickelt und um die Gruppe der Jugendlichen und jungen Erwachsenen mit spezifischen Informationen zu Angeboten und Netzwerken ergänzt. Unterstützt wird dieses Anliegen auch von den regionalen Psychiatriekoordinatorinnen und -koordinatoren, die auf ihren Landkreisseiten die Aktivitäten des Projekts und der Netzwerke herausstellen. Von betroffenen Adoleszenten, mit Unterstützung einer Grafikerin, wurden zwei Werbemotive entwickelt, die die Situation der Adoleszenten aus ihrer eigenen Perspektive zeigen. Diese Motive finden sich auf für die Zielgruppe relevanten Werbeträgern wie Postkarten, Stickern und Stoffbeuteln. Darüber hinaus wurde ein sogenannter Lebensordner entwickelt, der in Anlehnung an den Willkommensordner aus der Begrüßungskultur in der Geflüchtetenhilfe den jungen Menschen in Form eines klassischen Aktenordners überreicht wird. Nach Rückmeldung von Betroffenen hat dieser Ordner eine hohe Relevanz für diese Altersgruppe. Gemeinsam mit praxistauglichem Material zu den häufigsten Fragen am Übergang zum Erwachsenwerden, das bereits von Leaving-Care-Initiativen entwickelt wurde, bietet der Ordner mit einem ansprechenden Design und einer übersichtlichen Struktur eine praxisnahe Hilfe bei der Entwicklung einer selbstbestimmten und eigenständigen Lebensführung. Auch ein erläuterndes Benutzervideo auf der Internetseite des Landesverbands Sozialpsychiatrie Mecklenburg-Vorpommern e. V. (https://sozialpsychiatrie-mv.de/kindheit-und-jugend/adoleszentenpsychiatrie/) unterstützt die Werbekampagne für den Lebensordner.

Mit Blick auf den Projektverlauf und die bisherigen Initiativen und Maßnahmen kann insgesamt festgestellt werden, dass wichtige Impulse in verschiedenen Handlungsfeldern gesetzt werden konnten. Besonders bedeutsam für die Zukunft und die Nachhaltigkeit des Erreichten ist, dass sich aus der Zusammenarbeit der regionalen Psychiatriekoordination und den Sozialdiensten der Kliniken auch über die Projektlaufzeit hinaus eine verlässliche Partnerschaft manifestiert, die die bereits übernommene Koordinationsarbeit des Netzwerks fortsetzt. Ebenso sind durch die Präventionsarbeit mit dem Programm »Verrückt? Na und!« wirksame Strukturen für Schulen, Berufsschulen, Hochschulen und Betriebe entstanden und eindrucksvolle Begegnungen für alle Beteiligten im Rahmen der Präventionstage ermöglicht worden. Die hohe Nachfrage und die engagierten persönlichen und fachlichen Expertinnen und Experten sowie Regionalgruppenleitungen sichern die Fortführung des Präventionsprogramms auch in der Zukunft.

Dennoch bleiben Entwicklungsbedarfe auf dem Weg zu tatsächlicher Inklusion im Sinne einer frühen interprofessionellen und sektorenübergreifende Intervention für Adoleszente und wesentliche Fragen auch nach vier Jahren in der Praxis noch zu häufig unbeantwortet. Noch immer ist unklar, wer im Zweifel dafür zuständig ist, die jungen Menschen in ihrem durch das Bundesteilhabegesetz und das Kinder- und Jugendstärkungsgesetz eindeutig formulierten Anspruch auf Selbstbestimmung und Teilhabe in dieser entscheidenden Lebensphase zu unterstützen. Das ist vor allem vor dem Hintergrund der sich durch die COVID-19-Pandemie noch deutlich zugespitzten Lage der Jugendlichen und jungen Erwachsenen und der damit verbundenen erhöhten Risiken für psychische Belastungen alarmierend. Ebenso wie die COVID-19-Pandemie die Projektumsetzung beeinflusst hat, darf nicht unerwähnt bleiben, dass 2018, zeitgleich mit Projektbeginn, ein umfassender sozialpolitischer Reformprozess eingesetzt hat, der die Eingliederungshilfe in ein modernes Teilhaberecht, das Bundesteilhabegesetz, überführt. Die Chancen, die sich heraus ergeben, erschienen zu Beginn enorm, denn auch das Bundesteilhabegesetz fordert im Sinne der Menschen mit Behinderung u. a.:

- Früh präventiv handeln!
- Reha einfacher machen und Leistungen wie aus einer Hand erbringen!
- Mehr Teilhabe und Wahlmöglichkeiten!

Schlussendlich lässt sich aktuell aber eher konstatieren, dass sich die Reform der Eingliederungshilfe und die damit verbundenen Rollenveränderungen der beteiligten Akteure in der Sozialpsychiatrie (hier vor allem Jugendamt,

Sozialamt, Gesundheitsamt) insgesamt auf die regionale Kooperation (vielfach formelle oder informelle psychiatrische Verbünde unter der Leitung der Psychiatriekoordination) in Mecklenburg-Vorpommern bislang nicht spürbar positiv ausgewirkt haben. Die einzelnen Akteurinnen und Akteure (Ämter und andere Beteiligte) ziehen sich stärker auf ihre neuen Rollen zurück bzw. müssen diese finden und anpassen. Diese verstärkte Abgrenzung der unterschiedlichen Professionen geht zulasten gewohnter, gelebter Zusammenarbeit und damit auch deutlich zulasten der Menschen, die der Unterstützung bedürfen. Gerade für sie ist es aufgrund der Komplexität der theoretisch vorhandenen Unterstützungssysteme am Übergang erforderlich, sich auf interprofessionelle Kooperation, klare Zuständigkeiten und Verantwortungsübernahme verlassen zu können. Diese ist aktuell noch nicht ausreichend möglich, und obwohl in Einzelfällen positive Entwicklungen erkennbar sind und bessere Lösungen gelingen, bleibt die Zusammenarbeit über die Netzwerke bislang zu unverbindlich. Systemrelevante Veränderungen mit standardisierten und verbindlichen Verfahren sind noch Zukunftsmusik. Hier bedarf es der Weiterentwicklung, damit die unzureichende Vernetzung nicht länger eine zusätzliche Behinderung darstellt. Die gesetzlichen Voraussetzungen dafür sind längst mit der UN-Behindertenrechtskonvention und dem Bundesteilhabegesetz sowie jüngst mit der Weiterentwicklung des SGB VIII geschaffen.

Herausforderungen für die Zukunft

In der Gestaltung der Hilfen sollten folgende Merkmale Beachtung finden:

- niedrigschwelliger Zugang zu Hilfen, vor allem über das Erreichen der Volljährigkeit hinaus;
- konsequente Übernahme der Leistungsverantwortung durch die Rehabilitationsträger;
- sozialgesetzbuchübergreifende inklusive, verlässliche Leistungsgestaltung und -erbringung zur nachhaltigen Sicherung von Beziehungskontinuität und Entwicklungschancen vor allem hinsichtlich der Bildungsteilhabe als Voraussetzung für ein selbstbestimmtes Leben in der Zukunft;
- entwicklungs- und bedürfnisangepasste und lebensweltbezogene Behandlung, Assistenz und Unterstützung (hauptsächlich in Kleingruppensettings bis zehn Personen und möglichst 1:1-Begleitung);
- »Normalität ermöglichen«;

- Teilhabe in den Bereichen Wohnen, Bildung und Freizeit unabhängig vom Unterstützungssetting durch differenzierte wohnortnahe Angebote sichern;
- Besonderheiten (Chancen/Risiken) des ländlichen Raums beachten und dort Hilfen trotz Sog in die Städte ermöglichen;
- Potenzial und Chancen von Selbsthilfe ausloten und zugänglich machen;
- auf Wunsch Einbeziehung Angehöriger und von Freunden;
- Partizipation, ehrenamtliches Engagement und Beschwerde ermöglichen;
- Gendersensibilität sichern.

Die Projekterfahrungen zeigen, dass es für regionale Entwicklungen und für notwendige Veränderungen bei einer so komplexen Thematik wie der der Adoleszenzpsychiatrie einer gemeinsamen Vision der regionalen Akteurinnen und Akteure bedarf, die auch auf der Ebene der Kommunalpolitik sozialpolitisch unterstützt wird und damit die erforderliche Lobby schafft. Außerdem benötigen Veränderungen und Herausforderungen wie systemübergreifende Kooperationen trotz guter rechtlicher Rahmenbedingungen Zeit und krisenerprobte, beharrliche, geduldige »Treiberinnen und Treiber«. Auch gilt es vor allem für den ländlichen Raum, die Möglichkeiten und Chancen der Digitalisierung noch intensiver zu erproben und zu nutzen.

***Antje Werner**, Dipl. Sozialarbeiterin/Sozialpädagogin, ist stellvertretende Geschäftsführerin und Projektleiterin im Landesverband Sozialpsychiatrie Mecklenburg-Vorpommern e. V. Ihre Arbeitsschwerpunkte sind Adoleszentenpsychiatrie, Supported Employment und psychiatrische Versorgung.*
***Anke Wagner**, Dipl. Sozialpädagogin, ist wissenschaftliche Mitarbeiterin im Institut für Sozialpsychiatrie Mecklenburg-Vorpommern e. V. und systemisch-transaktionsanalytische Beraterin. Ihre Arbeitsschwerpunkte sind Prävention, Anti-Stigma-Arbeit, Sucht- und Eingliederungshilfe.*
***Julia Möller**, Dipl. Sozialpädagogin, ist wissenschaftliche Mitarbeiterin im Institut für Sozialpsychiatrie Mecklenburg-Vorpommern e. V., Systemische Therapeutin und Fachpädagogin für Psychotraumatologie. Ihre Arbeitsschwerpunkte sind u. a. die Unterstützung von Kindern aus sucht- und psychisch belasteten Familien und die Jugendhilfe.*
***Susanne Lauschke**, Bachelor of Social Science (Public Health), ist Projektmitarbeiterin im Landesverband Sozialpsychiatrie Mecklenburg-Vorpommern e. V. Ihre Arbeitsschwerpunkte sind Prävention, Adoleszenzpsychiatrie und Anti-Stigma-Arbeit.*
***Andreas Speck**, Prof. Dr., ist Professor für Sozialpsychologie, Sozialpsychiatrie und Gender/Diversity an der Hochschule Neubrandenburg.*

Karsten Giertz, M. A. Social Work, promoviert an der Universitätsmedizin Greifswald zur psychosozialen Versorgung von Borderline-Patientinnen und -Patienten, ist Geschäftsführer des Landesverbands Sozialpsychiatrie Mecklenburg-Vorpommern e. V. und hat mehrere Lehraufträge an verschiedenen Hochschulen.

Literatur

Beierle, S. & Tillmann, F. (2022): Jugend – verdrängt und umworben. In: Berngruber, A. & Gaupp, N. (Hg.): Erwachsenwerden heute. Lebenslagen und Lebensführung junger Menschen (S. 35–45). Stuttgart: Kohlhammer.

LpB – Landeszentrale für politische Bildung (2022): Politik MV – Berichte, Hintergründe, Analysen. https://politik-mv.de/2018/08/08/die-menschen-in-mecklenburg-vorpommern/ (22.05.2022).

LSP M-V – Landesverband Sozialpsychiatrie Mecklenburg-Vorpommern e. V. (2014): Satzung des Landesverbandes Sozialpsychiatrie Mecklenburg-Vorpommern e. V. http://probe.sozialpsychiatrie-mv.de/wp-content/uploads/2021/05/Satzung_ab_15_05_14.pdf (22.05.2022).

MAGS MV – Ministerium für Arbeit, Gleichstellung und Soziales Mecklenburg-Vorpommern (2011): Plan zur Weiterentwicklung eines integrativen Hilfesystems für psychisch erkrankte Menschen in Mecklenburg-Vorpommern. https://www.regierung-mv.de/Landesregierung/sm/gesundheit/Gesundheitsversorgung/Psychiatrische-Hilfen/ (22.05.2022).

Mecklenburg-Vorpommern (2022): Das Landesportal. Daten und Fakten. https://www.mecklenburg-vorpommern.de/ueber-das-land-zum-leben/daten-und-fakten/ (22.05.2022).

MSGS MV – Ministerium für Soziales, Gesundheit und Sport (2022): Krankenhausplan des Landes Mecklenburg-Vorpommern. Stand November 2021. https://www.regierung-mv.de/Landesregierung/sm/gesundheit/Gesundheitsversorgung/Krankenhauswesen/ (22.05.2022).

StatA MV – Statis. Amt Mecklenburg-Vorpommern (2021): Statistisches Jahrbuch. Kap. 1 Bevölkerung. https://www.laiv-mv.de/static/LAIV/Abt4.Statistisches%20Amt/Dateien/Publikationen/Statistisches%20Jahrbuch/Aktuell%20nach%20Kapiteln/1%20Bev%C3%B6lkerung.pdf (22.05.2022).

StBA – Statistisches Bundesamt (2022): Bevölkerung nach Altersgruppen 2011 bis 2021 in Prozent Deutschland. https://www.destatis.de/DE/Themen/Gesellschaft-Umwelt/Bevoelkerung/Bevoelkerungsstand/Tabellen/bevoelkerung-altersgruppen-deutschland.html (22.05.2022).

Potenzial digitaler Zugänge für die psychosoziale Versorgung psychisch erkrankter Adoleszenter und junger Erwachsener

Christopher Romanowski-Kirchner

Digitale Medien spielen für den Alltag von Jugendlichen seit Langem eine wichtige Rolle, auch für unterschiedliche Aspekte des Sozialisationsprozesses, mit all den damit einhergehenden Möglichkeiten und Gefahren (MPFS 2020). Heranwachsende nutzen die Vielfältigkeit der Zugänge zwischen Gaming, Networking, Informationsbeschaffung und vielem mehr und entwickeln sich in und mit diesen Angeboten. Digital-mediale Räume sind dabei entlang der beobachtbaren Praxen weniger als geschlossene Sozialisationsräume zu verstehen. Sie bilden vielmehr einen »integralen Bestandteil der gesamten Lebensführung, [sind] damit aber zu einer ubiquitären sozialisatorischen Matrix sine qua non geworden« (Lange und Kammerl 2021). Dadurch ergeben sich auch weitere Zugangschancen für die psychosoziale Versorgung Jugendlicher. Im Folgenden soll ein kurzer Überblick über Potenzial und diesbezüglich noch offene Fragen gegeben werden.

Alltäglichkeit und Ungleichheit jugendlicher Digitalität

Jugendliche bewegen sich in mehrerlei Hinsicht entgrenzt zwischen physischen und digitalen Räumen, zwischen Sequenzialität und Gleichzeitigkeit, befinden sich in räumlicher und zeitlicher Abhängigkeit und zugleich Unabhängigkeit. Die meisten Jugendlichen scheinen diese neue komplexe lebensweltliche Struktur trotz der zahlreichen Untergangsnarrationen offenbar hinreichend gut zu bewältigen (Klasen et al. 2017). Kommunikationsmedien gehören dabei zur Grundausstattung und werden als Ermöglichungsvehikel für die Realisierung und Erweiterung der physischen Kontakte zur selben Zeit am selben Ort unabdingbar (Shell 2019; MPFS 2020). So sind Heranwachsende ohne Smartphone heute rasch aus den Informationszirkeln der jeweiligen Peergroups und der darüber verfügbaren Möglichkeiten sozialer Unterstützung ausgeschlossen. Digitale Medien sind über ihre anonymen Zugangsmöglichkeiten außerdem als Vehikel für die persönliche Auseinandersetzung mit Fragen zu unterschiedlichen inneren und interaktionalen Problemen für Jugendliche interessant (MPFS 2020; Tillmann 2020).

Gleichzeitig ergibt sich bei der Frage der Nutzungsmöglichkeiten digitaler Medien auch im Jugendalter ein sozial differenziertes Bild. So zeigen sich auch im Digitalen die bekannten Effekte sozialer Ungleichheit (Iske und Kutscher 2020) bedingt durch die sozialisatorisch vermittelten Zugänge und Nutzungsweisen (Shell 2019; Paus-Hasebrink 2017) und in der Verteilung von psychosozialen Chancen und Risiken der digitalen Welten. Das ist auch hinsichtlich der Versorgung bedeutsam, da sich zeigt, dass Heranwachsende und Eltern aus sozial benachteiligten Milieus bei der Nutzung digitaler Beratungsangebote »deutlich unterrepräsentiert« sind (Iske und Kutscher 2020, S. 123; Oljaca und Reule 2017). Die potenzielle Niedrigschwelligkeit digitaler Zugänge scheint insofern sozial relativ, da gerade sozial mehrfach belastete Heranwachsende auf diesem Weg Beratungsangebote kaum wahrnehmen, obwohl sie digitale Medien durchaus täglich nutzen, allerdings weniger zur Informationsbeschaffung und Problemklärung (Shell 2019). Die Unterschiede – auch hinsichtlich der Erreichbarkeit – lassen sich insofern kaum mehr auf die Geräteausstattung (first level digital divide) zurückführen, sondern vielmehr auf die sozial unterschiedlichen Nutzungspraktiken sowie den damit einhergehenden algorithmusbasierten Informationsfeedbacks (second-, third- bzw. zero-level digital divide) (Iske und Kutscher 2020). Das kann mitunter bedeuten, dass Fachkräfte der psychosozialen Versorgung regelmäßig und häufig Informationen zu digitalen Angeboten erhalten und so von einer allgemeinen Präsenz und Abrufbarkeit dieser Angebote ausgehen, während tatsächlich betroffene Jugendliche die entsprechenden Bild-Posts oder Film-Ads nie zu Gesicht bekommen.

Dabei erscheinen die Möglichkeiten mittlerweile zahlreich. Neben der fast schon klassisch erscheinenden Variante der Onlineberatung haben sich viele weitere Formen von digitalen Angeboten im Kontext der psychosozialen Versorgung psychisch erkrankter Jugendlicher entwickelt, die sich heute u. a. in der präventiven und therapeutischen Arbeit zeigen. Darüber sollte aber die Nutzung der bereits etablierten Alltagspraxen, jenseits von spezialisierten Applikationen, insbesondere für die Gruppe der Jugendlichen, die den Weg in digitale Angebote psychosozialer Versorgung nur schwer finden, nicht aus dem Blick geraten.

Digitalisierte Zugänge beraterisch-therapeutischer Angebote

Diverse Formen der Onlineberatung haben sich mittlerweile etabliert und sind nicht mehr aus der psychosozialen Versorgung wegzudenken. Die Bezüge in diesem Bereich sind zahlreich und machen jeden weiteren Überblick an dieser Stelle obsolet (Rietmann et al. 2019). Zentral scheint hier, dass die niederschwellige Zugänglichkeit und die Anonymität mediatisierter Beratungsangebote für Jugendliche einen Vorteil darstellen (Kupfer und Mayer 2019). Gerade im Erstzugang sind textbasierte Beratungsangebote nach wie vor führend. Videobasierte Beratung und Therapie waren dagegen lange Zeit weniger verbreitet (ebd.), haben aber im Zuge der Covid-19-Situation auch im engeren psychotherapeutischen Kontext an Bedeutung gewonnen (Beck-Hiestermann et al. 2021). Tatsächlich liegen für videobasierte Therapieprozesse erste Hinweise auf vergleichbare symptombezogene Effektstärken wie für Face-to-Face-Behandlungen vor (Batastini et al. 2021).

Im Sinne hybrider Konzepte können entsprechende Angebote, die Face-to-Face- und mediatisierte Formen verbinden, eine Rolle bei der Verbesserung von Erreichbarkeit und Nutzung gerade über die den Jugendlichen bekannten Kommunikationsmittel spielen (Kupfer und Mayer 2019; BPtK 2020). Hier ist keinesfalls nur ein Einstieg über die Onlineberatung in die Face-to-Face-Behandlung gemeint, sondern genauso die Aufrechterhaltung der Beratungs- bzw. Therapiebeziehung durch digitale Anwendungen, die immer dann zum Tragen kommen kann, wenn die physische Erreichbarkeit eingeschränkt ist, was im Übrigen auch hinsichtlich problematischer Strukturen im ländlichen Raum hilfreich sein kann (ebd.).

Neben diesen bekannten Möglichkeiten der digitalen Unterstützung dialogischer Therapie- und Beratungsprozesse lassen sich seit einiger Zeit Softwarelösungen mit therapeutischer Zielsetzung finden. Entwickelt werden diese Angebote z. B. als »Serious Games« mit implementierten therapeutischen Elementen oder als unterstützende Applikationen mit angeleiteten Übungen, insbesondere aus dem Fundus der kognitiven Verhaltenstherapien (Merry et al. 2012; Christie et al. 2021; Leech et al. 2021; Eichenberg und Hübner 2020).

Idealerweise spiegeln die Inhalte dieser Anwendungen alltägliche Themen in Verbindung mit beispielsweise depressogenen oder angstbezogenen Emotionen und Kognitionen wider und können so in den Alltag übertragen werden. Solche Angebote sprechen Erlebensdimensionen an, die – wenn gut gemacht – vielen Jugendlichen im Sinne der Alltäglichkeit digital-medialer Erfahrungen bekannt sind. Die Nutzung dieser Tools bzw. Anwendungen scheint dabei auch eine Erhöhung der Compliance hervorzurufen (Brezina und Hovestadt 2007; Fleming et al. 2017). Insgesamt weisen bisherige Studien auf eine gewisse Effektivität dieser Gaming- bzw. Übungszugänge mit Bezug auf unterschiedliche Störungskategorien wie Angsterkrankungen und Depressionen hin (Merry et al. 2012; Lethimaki et al. 2021), wenngleich die noch geringe Studienqualität und -breite berücksichtigt werden muss, insbesondere auch hinsichtlich der Nebenwirkungen (David et al. 2020). Die Studienlage zu entsprechenden App-Angeboten speziell für das Kindes- und Jugendalter gestaltet sich methodisch noch zu problematisch, um valide Aussagen bezüglich ihres Nutzens zu treffen (Domhardt et al. 2021).

Zunehmend spielen auch Applikationen eine Rolle, die ein beraterisch-therapeutisches Ziel verfolgen, indem sie unterstützende Interaktionen mit anderen simulieren. Bei allen festzustellenden Nachteilen im Vergleich zu realen Kontakten weisen derartige Anwendungen ein gewisses Potenzial zur Verbesserung des psychischen Wohlbefindens der Nutzerinnen und Nutzer auf (Skjuve et al. 2021). Auch wenn es keineswegs um eine ersetzende Qualität gehen kann, so scheint das zumindest eine Möglichkeit der substituierenden Unterstützung für (noch) sozial isolierte Heranwachsende zu sein (Gennaro et al. 2020). Die Datenlage zur Wirkung erscheint aktuell auch hier problematisch, dennoch lassen sich mit Verweis auf eine quantitativ begrenzte Metaanalyse vorsichtig erste Hinweise auf Verbesserungen hinsichtlich depressiver und angstbezogener Symptome formulieren (Abd-Alrazaq et al. 2020).

Nicht näher eingegangen wurde an dieser Stelle auf die präventiven, informativ-psychoedukativen Möglichkeiten. Rost und Mitarbeitende geben dazu einen Überblick, ebenfalls im Hinblick auf eine Verbesserung der psychosozialen Versorgung junger Menschen im internationalen Kontext (Rost et al. 2020).

Digitalität jugendlicher Lebenswelten als Zugangsgelegenheit

Neben der Digitalisierung psychosozialer Kommunikationsmöglichkeiten und Methoden, also der gezielten Entwicklung spezialisierter digitaler Räume zur Realisierung psychosozialer Angebote, spielt die Digitalität eine wichtige Rolle für den Zugang bei den betroffenen Jugendlichen. Digitalität beschreibt »einen erreichten Zustand mediatisierter Praxen, der sich durch die selbstverständliche Erweiterung interaktiver und kommunikativer Routinen auszeichnet« (Weinhardt 2021, S. 79). Gerade für die Entwicklung lebensweltorientierter, niedrigschwelliger Angebote liegt die Bedeutsamkeit der Nutzung des für die Betroffenen Vertrauten auf der Hand. Während spezifisch-psychosoziale Kommunikationskanäle der Beratung und der mediatisierten Selbsthilfe immer noch aktiv aufgesucht werden müssen, könnten Kontaktangebote über die bereits genutzten Messenger-Dienste, die sozialen Netzwerke oder die virtuellen (Gaming-)Welten einen extrem niederschwelligen Zugang ermöglichen. Gleichzeitig sind dabei einige ethische und rechtliche Aspekte zu beachten, was die Nutzung bestimmter Anwendungen und damit die Aufrechterhaltung dieser Zugänge erschwert (Kutscher 2020), aber nicht ausschließt, solange die Sicherheit privater Daten gewahrt ist. Dies lässt sich teilweise bereits heute durch zusätzliche Programme realisieren.

Insbesondere in der Sozialen Arbeit mit ihren aufsuchenden Angeboten, die im Bereich der Versorgung von Jugendlichen in biopsychosozialen Multiproblemlagen durch die relative Offenheit der möglichen Settings eine wichtige Rolle spielen, sind solch polydimensionale Kommunikationswege bisweilen empirisch wie theoretisch kaum thematisiert (Weinhardt 2021), dennoch in der Praxis in unterschiedlichen Ausprägungen längst Realität. Die Ergänzung der Face-to-Face-Versorgungskommunikation, inklusive des Wechsels zwischen analogen und mediengestützten Kommunikationssequenzen, durch digitale Anwendungen dient hier oftmals der Aufrechterhaltung des Versorgungskontakts. Die Jugend(sozial)arbeit, häufig eine erste professionelle Kontaktlinie für Heranwachsende in Multiproblemlagen, nimmt dabei praktisch wie theoretisch mit Überlegungen zu einer virtuell-aufsuchenden Praxis eine Vorreiterrolle für die Implementierung der digitalen Alltagspraxen Jugendlicher ein. Notwendig wird diese Anpassung insbesondere aufgrund der sich entsprechend verändernden Erreichbarkeit in den physischen Sozialräumen (Bollert 2020). Solche Praxen sind im Rahmen der Versorgung psychisch kranker Jugendlicher insbesondere für die Erziehungs- und Eingliederungshilfen sowie die Straßensozialarbeit mit Jugendlichen unerlässlich. Für die »How to reach«-Frage zeigt sich hier nicht nur die Potenzialität virtueller Angebote, sondern vielmehr ihre Notwendigkeit.

Potenzial digitaler Medien zwischen ungenutzten Möglichkeitsräumen und ethischer Latenz

Neben den bekannten Gefahren (Loh 2018) bieten die Zugänge über die digitalen Medien zahlreiche Gelegenheiten zur Ansprache von Jugendlichen, die sich – wenngleich auf unterschiedliche Art und Weise – im Alltag relativ natürlich zwischen realer und digitaler Welt bewegen. Statt einer reaktiven Abwehr gegenüber dieser Entwicklung lässt sich doch auch die Frage nach komplementären und bedürfnisbezogenen, sicherlich keineswegs ersetzenden Möglichkeiten zur Verbesserung der psychosozialen Versorgungslage gerade für dieses Lebensalter stellen. Möglicherweise kann gerade für die sozial wie in der Versorgung benachteiligten Gruppen die Erreichbarkeit verbessert werden. Dies ist jedoch nicht unbedingt mit speziellen Therapietools, deren Anwendung sich auch Heranwachsende erst erarbeiten müssen, als vielmehr über die Nutzung des bereits Bekannten zu erreichen. Therapietools können möglicherweise erst eine komplementäre und hilfreiche Funktion im Behandlungsgeschehen übernehmen, wenn die Betroffenen bereits einen gesicherten Zugang zur Versorgung haben. Gleichzeitig ist man bei der praktischen Übersetzung, z. B. bei der Integration von Beratungszugängen in virtuelle Spielwelten, rasch mit dem ernst zu nehmenden Problem der Kolonialisierung von Lebenswelt konfrontiert. Zu überlegen wäre insofern, wie psychosoziale Beratungs- und Begleitungsangebote konkret in virtuelle Lebenswelten jenseits professioneller Kanäle eingebettet werden können, ohne dass sich die Jugendlichen bedrängt fühlen und die Angebote als übergriffig empfinden. Hier zeigen sich im medialen Raum altbekannte Herausforderungen. Kutscher macht mit Bezug auf Zygmunt Baumans »Konzept der Adiaphorisierung« zu Recht darauf aufmerksam, dass potenziell mit einer gewissen Latenz der ethischen Reflexion gegenüber der Machbarkeit zu rechnen ist. Und dennoch sind entsprechende Überlegungen zur Einbettung von Angeboten in Applikationen und virtuelle

(Spiel-)Welten keinesfalls auszusparen, die in der Kontaktgestaltung nicht automatisch ein professionelles »Campen« (Auflauern) im Sinne einer digitalen Form fürsorglicher Belagerung bedeuten müssen. Entsprechende Diskurse zu Fragen der Erweiterung von virtueller psychosozialer Versorgung in Abgrenzung zur Kontrolle der Lebenswelten im fürsorglichen Gewand müssen auch in diesem spezifischen Kontext, unter Einbeziehung informationstechnischer Expertise, dringend geführt werden, um wirksame, aber ethisch vertretbare Zugänge zu implementieren. Die Schaffung solcher Zugänge – mit dem Verweis auf die Komplexität der Thematik und all die zu klärenden Fragen – kann aufgrund der genannten lebensweltlichen Bedeutung von digitalen Sphären, insbesondere im Jugendalter, eine ernsthafte Alternative für eine psychosoziale Versorgungskultur darstellen, die Antworten auf ungleiche Versorgungs- und Gesundheitschancen sucht.

***Christopher Romanowski-Kirchner**, Prof. Dr., Sozialpädagoge M. A., Clinical Social Worker (ECCSW), war langjährig in den Erziehungs- und Eingliederungshilfen (SGB VIII) tätig und ist seit 2020 Professor für Soziale Arbeit mit dem Schwerpunkt Kinder- und Jugendhilfe an der DHBW Heidenheim.*

Literatur

Abd-Alrazaq, A. A.; Rababeh, A.; Alajlani, M.; Bewick, B. M.; Househ, M. (2020): Effectiveness and safety of using chatbots to improve mental health: Systematic review and meta-analysis. Journal of Medical Internet Research, 22 (7), e16021, https://doi.org/10.2196/16021.

Batastini, A. J.; Papryzycki, P.; Jones, A. C. T.; MacLean, N. (2021): Are videoconferenced mental and behavioral health services just as good as in-person? A meta-analysis of a fast-growing practice. Clinical Psychology Review, 83 (1), https://doi.org/10.1016/j.cpr.2020.101944.

Beck-Hiestermann, F. M. L.; Kästner, D.; Gumz, A. (2021): Onlinepsychotherapie in Zeiten der Corona-Pandemie. Psychotherapeut, 66 (5), S. 372–381, https://doi.org/10.1007/s00278-021-00519-0.

Bollig, C. (2020): Digitalisierung in der Mobilen Jugend(-sozial-)arbeit – im Spannungsfeld zwischen Professionalisierung und (Alltags-)Pragmatismus. In: Kutscher, N.; Ley, T.; Seelmeyer, U.; Siller, F., Tillmann, A.; Zorn, I. (Hg.): Handbuch Soziale Arbeit und Digitalisierung (S. 468–480). Weinheim & Basel: Beltz Juventa.

BPtK – Bundespsychotherapeutenkammer (2020): Videobehandlung. Eine Umfrage zu den Erfahrungen von Psychotherapeut*innen. https://www.bptk.de/wp-content/uploads/2020/11/20201105_BPtK-Studie_Videobehandlung.pdf (02.01.2022).

Brezinka, V. & Hovestadt, L. (2007): Serious games can support psychotherapy of children and adolescents. In: Holzinger, A. (Hg.): HCI and usability for medicine and health care. USAB 2007. Lecture notes in computer science (S. 357–364). Berlin & Heidelberg: Springer.

Christie, G.I.; Shepherd, M.; Merry, S.N.; Hopkins, S.; Knightly, S.; Stasiak, K. (2019): Gamifying CBT to deliver emotional health treatment to young people on smartphones. Internet Intervention, 18, https://doi.org/10.1016/j.invent.2019.100286.

Domhardt, M.; Messner, E.-V.; Eder, A.-S.; Engler, S.; Sander, L.B.; Baumeister, H.; Terhorst, Y. (2021): Mobile-based interventions for common mental disorders in youth: A systematic evaluation of pediatric health apps. Child and Adolescent Psychiatry and Mental Health, 15 (49), doi: https://doi.org/10.1186/s13034-021-00401-6.

Eichenberg, C. & Hübner, L. (2020): E-Mental-Health. Überblick über das Angebotsspektrum und Besonderheiten der therapeutischen Beziehung im Online-Setting. Wege zum Menschen, 27 (3), S. 244–256.

Eichenberg, C. & Küsel, C. (2016): Zur Wirksamkeit von Online-Beratung und Online-Psychotherapie. Resonanzen. E-Journal für biopsychosoziale Dialoge in Psychotherapie, Supervision und Beratung, 4 (2), S. 93–107.

Fleming T.M.; Bavin, L.; Stasiak, K.; Hermnsson-Webb, E.; Merry, S.N.; Cheek, C.; Lucassen, M.; Lau, H.M.; Pollmuller, B.; Hetrick, S. (2017): Serious games and gamification for mental health: Current status and promising directions. Frontiers in Psychiatry, 7, S. 215, doi: 10.3389/fpsyt.2016.00215.

Gennaro, M. de; Krumhube, E.V.; Lucas, G. (2021): Effectiveness of an empathic chatbot in combating adverse effects of social exclusion on mood. Frontiers in Psychology, 10, S. 3061, doi: https://doi.org/10.3389/fpsyg.2019.03061.

Iske, S. & Kutscher, N. (2020): Digitale Ungleichheit im Kontext Sozialer Arbeit. In: Kutscher, N.; Ley, T.; Seelmeyer, U.; Siller, F.; Tillmann, A.; Zorn, I. (Hg.): Handbuch Soziale Arbeit und Digitalisierung (S. 115–128). Weinheim & Basel: Beltz Juventa.

Klasen, F.; Meyrose, A.K.; Otto, C.; Reiss, F.; Ravens-Sieberer, U. (2017): Psychische Auffälligkeiten von Kindern und Jugendlichen in Deutschland. Monatsschrift Kinderheilkunde, 165, S. 402–407.

Kupfer, A. & Mayer, M. (2019): Digitalisierung der Beratung. Onlineberatung für Kinder und Jugendliche und die Frage nach Möglichkeiten des Blended Counseling in der Kinder- und Jugendhilfe. Soziale Passagen, 11 (2), S. 243–265.

Kutscher, N. (2020): Ethische Fragen Sozialer Arbeit im Kontext von Digitalisierung. In: Kutscher, N.; Ley, T.; Seelmeyer, U.; Siller, F.; Tillmann, A.; Zorn, I. (Hg.): Handbuch Soziale Arbeit und Digitalisierung (S. 347–362). Weinheim & Basel: Beltz Juventa.

Lange, A. & Kammerl, R. (2021): Die mediatisierte und digitalisierte Familie: Prozesse und Resultate der Sozialisation. Einführung in den Schwerpunkt. ZSE Zeitschrift für die Soziologie der Erziehung & Sozialisation, 41 (4), S. 361–365.

Leech, T.; Dorstyn, D.; Raylor, A.; Li, W. (2021): Mental health apps for adolescents and young adults: A systematic review of randomised controlled trials. Children and Youth Services Review, 128, https://doi.org/10.1016/j.childyouth.2021.106073.

Lethimaki, S.; Martic, J.; Wahl, B.; Foster, K. T.; Schalbe, N. (2021): Evidence on digital mental health interventions for adolescents and young people: Systematic overview. JMIR Ment Health, 8 (4), e25847, https://doi.org/10.2196/25847.

Loh, J. von (2018): Digitale Störungen bei Kindern und Jugendlichen. Stuttgart: Klett-Cotta.

Merry, S. N.; Stasiak, K.; Shepherd, M.; Frampton, C.; Fleming, T.; Lucassen, M. F. G. (2012): The effectiveness of SPARX, a computerised self help intervention for adolescents seeking help for depression: Randomised controlled non-inferiority trial. BMJ, 344, e2598, https://doi.org/10.1136/bmj.e2598.

MPFS – Medienpädagogischer Forschungsverbund Südwest (2020): JIM-Studie 2020. Jugend, Information, Medien. Basisuntersuchung zum Medienumgang 12- bis 19-Jähriger. Stuttgart: mpfs.

Oljaca, J. & Reule, C. (2017): Die NutzerInnen der bke-Onlineberatung. https://www.e-beratungsinstitut.de/wordpress/wp-content/uploads/2018/03/bke-forschung1.pdf (02.01.2022).

Paus-Hasebrink, I. (Hg.) (2017): Langzeitstudie zur Rolle von Medien in der Sozialisation sozial benachteiligter Heranwachsender. Baden-Baden: Nomos.

Rietmann, S.; Sawatzki, M.; Berg, M. (Hg.) (2019): Beratung und Digitalisierung. Zwischen Euphorie und Skepsis. Wiesbaden: Springer VS.

Rost, L.; Samuels, F.; Leon-Himmelstine, C.; Marcus, R. (2020): Digital approaches to adolescent mental health. A review of the literature. London: odi, https://cdn.odi.org/media/documents/odi_digitalapproachesmentalhealth_final.pdf (15.10.2021).

Shell Deutschland Holding (Hg.) (2019): Jugend 2019. Eine Generation meldet sich zu Wort. 18. Shell Jugendstudie. Weinheim & Basel: Beltz.

Skjuve, M.; Følstad, A.; Fostervold, K. I.; Brandtzaeg, P. B. (2021): My chatbot companion – a study of human-chatbot relationships. International Journal of Human-Computer Studies, 149, https://doi.org/10.1016/j.ijhcs.2021.102601.

Tillmann, A. (2020): Veränderte Lebenswelten im Zuge gesellschaftlicher Digitalisierungsprozesse. In: Kutscher, N.; Ley, T.; Seelmeyer, U.; Siller, F.; Tillmann, A.; Zorn, I. (Hg.): Handbuch Soziale Arbeit und Digitalisierung (S. 89–100). Weinheim & Basel: Beltz Juventa.

Weinhardt, M. (2021): Digitalität und Digitalisierung in der psychosozialen Beratung. Überlegungen zum digitalen Wandel der Beratungskultur. Sozialmagazin, 5. Sonderband, S. 76–86.

Ausblick auf die psychiatrische und psychosoziale Versorgung von Jugendlichen und jungen Erwachsenen mit psychischen Erkrankungen

Karsten Giertz, Antje Werner und Michael Kölch

Das Interesse an Angeboten für Adoleszente in der psychosozialen und psychiatrischen Versorgung hat in den letzten Jahren in Deutschland zugenommen. In vielen Regionen wurde die Situation von Jugendlichen und jungen Erwachsenen mit psychischen Belastungen und Erkrankungen als versorgungsrelevantes Thema aufgenommen, und es haben sich zahlreiche Angebote für diese Zielgruppe entwickelt. Dies wird u. a. durch die Beiträge in diesem Sammelband deutlich, die auf viele innovative Entwicklungen in der Behandlung, Unterstützung und Versorgung von jungen Erwachsenen mit psychischen Erkrankungen verweisen. Ob in der stationären, teilstationären oder außerklinischen Behandlung, in der psychosozialen Unterstützung, Beratung und Betreuung, in den Bereichen Ausbildung und berufliche Rehabilitation, in den Bereichen Prävention und Gesundheitsförderung oder in Modellprojekten zur regionalen übergreifenden Vernetzung, engagieren sich hierzulande zahlreiche Akteurinnen und Akteure für diese Zielgruppe und für eine Verbesserung der zielgruppenspezifischen Versorgung. Auch eine bundesweite Erhebung (Abzieher et al. 2019) zeigt zumindest für die stationäre psychiatrische Versorgung eine Zunahme von adoleszenzspezifischen Angeboten in den letzten Jahren. Für den außerklinischen Bereich fehlen noch derartige systematische Erhebungen. Gerade im Zusammenhang mit den zukünftigen gesellschaftlichen Herausforderungen und Entwicklungen, u. a. durch den demografischen Wandel oder im Zuge der Bewältigung der psychosozialen Folgen der COVID-19-Pandemie (Giertz et al. in diesem Band; Werner et al. in diesem Band), sollten geeignete Rahmenbedingungen zur Förderung der Gesundheitssituation sowie zur Verbesserung der Lebensbedingungen von jungen Menschen hergestellt werden. Daher ist es notwendig, dass zukünftige Angebote, wie beispielsweise solche nach der sogenannten Komplexrichtlinie

(§ 92 [6] SGB V), die Zielgruppe der Jugendlichen und jungen Erwachsenen auch direkt adressieren und angemessene Übergänge zwischen dem Jugendalter und Erwachsenenalter in der Versorgung schaffen (G-BA 2021).
Trotz der positiv zu verzeichnenden Entwicklung in der Unterstützung von jungen Menschen mit psychischen Belastungen und Erkrankungen und ihren Familien bestehen immer noch zahlreiche Herausforderungen und Lücken in der Versorgung, auf die in der Vergangenheit bereits schon mehrfach hingewiesen wurde (DGKJP und DGPPN 2016; Driessen et al. 2019; Karow et al. 2013; Loss und Becker 2019). So werden auch in den einzelnen Buchbeiträgen dieses Sammelbands notwendige Weiterentwicklungsbedarfe und an vielen Stellen konkrete Lösungsvorschläge aufgezeigt. In diesem letzten Buchbeitrag nun gehen die Herausgeberin und die beiden Herausgeber, ausgehend von den vorangegangenen Überlegungen, noch mal auf die wichtigsten Bedarfe in der Weiterentwicklung der adoleszenzpsychiatrischen Versorgung in Deutschland ein. Dabei orientieren sie sich an dem Funktionalen Basismodell von Steinhart und Wienberg (2017), das ursprünglich im Kontext der Erwachsenenpsychiatrie entwickelt wurde und hinsichtlich der bedarfsgerechten regionalen psychosozialen und psychiatrischen Versorgung Mindeststandards aufzeigt, welche in modifizierter Form ebenso in der Adoleszenzpsychiatrie angewendet werden können.

Das Funktionale Basismodell der regionalen gemeindenahen psychosozialen und psychiatrischen Versorgung

Das Funktionale Basismodell geht davon aus, dass in jeder Versorgungsregion spezifische Funktionen als Mindeststandards in der psychosozialen und psychiatrischen Versorgung verbindlich sichergestellt werden müssen (Steinhart und Wienberg 2014, 2017). Ursprünglich wurde das Modell von Steinhart und Wienberg (2014) zur Weiterentwicklung der stationären Versorgung von krankenkassenfinanzierten psychiatrischen und psychotherapeutischen Behandlungsangeboten in einem bestimmten Versorgungssektor für erwachsene Menschen mit schweren psychischen Erkrankungen konzipiert. Später wurde das Modell um den Bereich der Förderung zur sozialen Teilhabe und Rehabilitation sowie um weitere Funktionen erweitert (Steinhart und Wienert 2016, 2017; Wienberg und Steinhart 2020).

ABBILDUNG 1 **Funktionales Basismodell** (nach Wienberg und Steinhart 2020, S. 10)

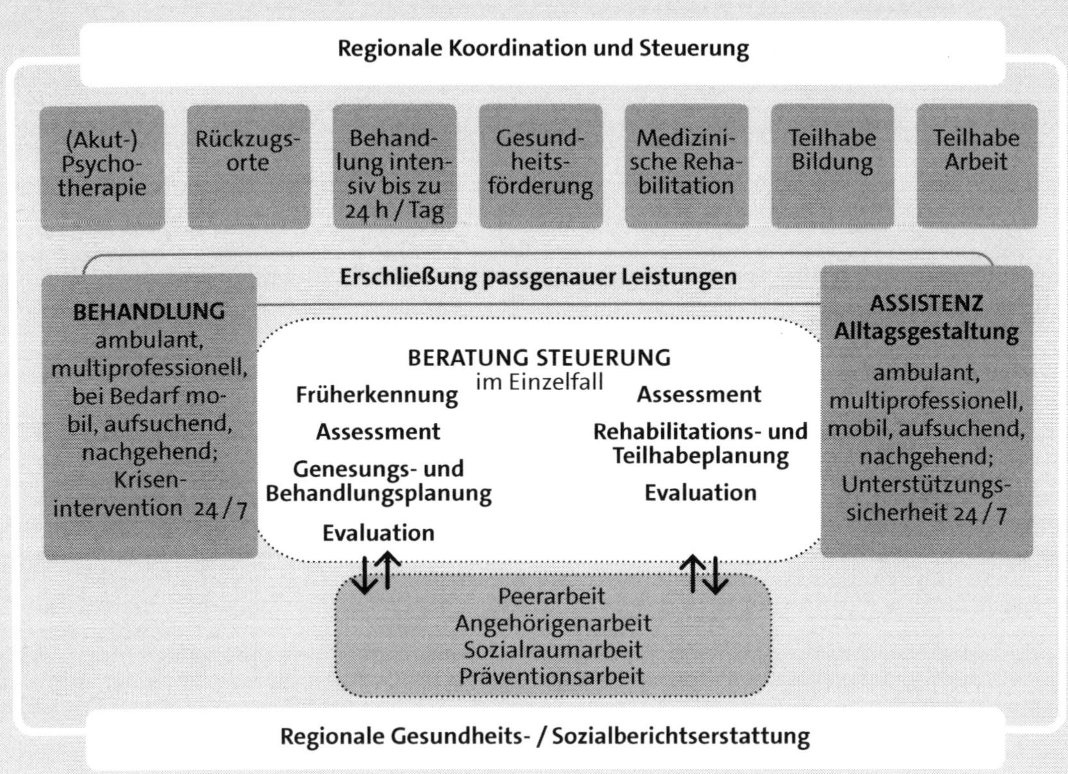

Neben der sozialraumorientierten und personenzentrierten Ausrichtung orientiert sich das Modell an internationalen und nationalen gesetzlichen Vorgaben (wie z. B. der UN-Behindertenrechtskonvention, dem Bundesteilhabegesetz, der stationsäquivalenten Behandlung, dem Präventionsgesetz, dem Pflegestärkungsgesetz oder den Psychisch-Kranken-Gesetzen). Unter Funktionen werden, in Anlehnung an die S3-Leitlinie »Psychosoziale Therapien bei schweren psychischen Erkrankungen« (DGPPN 2018) und unabhängig von ihrer institutionell-organisatorischen Ausformung und Finanzierung, evidenzbasierte fallbezogene und fallunabhängige Interventionen zur Förderung der psychischen Gesundheit und Teilhabe verstanden, welche in einem recovery- und sozialraumorientierten Gesamtkontext sicherzustellen sind. Zu den Funktionen zählen beispielsweise Interventionen zur einzelfallbezogenen

Beratung und Steuerung, präventive Interventionen, psychotherapeutische Interventionen, Interventionen in Krisensituationen, komplexe ambulante Behandlungsmaßnahmen im Lebensumfeld sowie Interventionen zur Förderung der Teilhabe an Bildung und Arbeit (siehe Abbildung 1, S. 247). Das Funktionale Basismodell ist sektor- sowie SGB-übergreifend konzipiert und richtet die Versorgung konsequent ambulant aus.

Zu den Kernfunktionen gehören die personenbezogene Beratung und Steuerung im Einzelfall, die ambulante multiprofessionelle Behandlung und Unterstützung durch gemeindepsychiatrische Teams (die gemeinsam sowohl die Behandlungs- als auch die Teilhabebedarfe abdecken), die Erschließung passgenauer ergänzender Leistungen, die regionale Koordinations- und Steuerungsfunktion sowie die regionale Gesundheits- und Sozialberichterstattung (Steinhart und Wienberg 2016; Wienberg und Steinhart 2020). Im Zuge einer niedrigschwelligen aufsuchenden Beratung und Steuerung werden, ausgehend von den einzelfallbezogenen Bedarfen, die personenbezogene Koordination und Erbringung von Leistungen zur Behandlung und Teilhabe entwickelt und die Umsetzung der entsprechenden ambulanten multiprofessionellen Behandlungs- und Unterstützungsangebote, inklusive niedrigschwelliger und kurzfristiger Angebote zur Bewältigung von psychosozialen Krisen, sichergestellt. Zusätzlich können im Einzelfall auch ergänzende Unterstützungs- und Behandlungsangebote erschlossen werden. Hierzu gehören etwa Kriseninterventionen mithilfe alternativer Rückzugsorte (z. B. Soteria, Weglaufhäuser, Krisenpensionen), stationäre Unterstützungs- und Behandlungsangebote, Psychotherapie, Maßnahmen der medizinischen Rehabilitation und Unterstützungsleistungen zur Teilhabe an Bildung oder Arbeit. Darüber hinaus beinhaltet die Beratungs- und Steuerungsfunktion, ausgehend von den regionalen Bedarfen, die Koordination und Umsetzung von fallunspezifischen Interventionen wie Peerarbeit, Arbeit mit Angehörigen, Sozialraumarbeit oder Maßnahmen zur Prävention und Gesundheitsförderung.

Um eine effektive und nachhaltige Umsetzung des Funktionalen Basismodells sicherzustellen, ist auf der Systemebene ein Abgleich der erforderlichen und vorhandenen Strukturen auf Grundlage einer einheitlichen Basisdokumentation und eines einheitlichen Monitoringsystems unerlässlich. Dieser Abgleich erfolgt im Funktionalen Basismodell durch die regionale Koordinations- und Steuerungsfunktion und die regionale Gesundheits- und Sozialberichterstattung. Beide Kernfunktionen tragen dazu bei, regionale Versorgungsbedarfe aufzudecken, die gemeindepsychiatrischen Versorgungsstrukturen wirksamer zu gestalten, weitere ergänzende Funktionen und entsprechende Ressourcen zu identifizieren und einer Unter-, Über- und Fehlversorgung bestimmter Zielgruppen entgegenzuwirken.

Als Vision einer optimalen gemeindepsychiatrischen Versorgung unterstützt das Funktionale Basismodell, ausgehend von sozialrechtlichen und evidenzbasierten Grundlagen, die Weiterentwicklung der bestehenden regionalen psychosozialen und psychiatrischen Versorgung. Bei der Planung und Umsetzung der einzelnen Funktionen sollten die lokalen Akteurinnen und Akteure und die regional verfügbaren Ressourcen der psychiatrischen und psychosozialen Versorgung stets einbezogen werden, um die Entwicklung von Parallelstrukturen und allgemeine Fehlentwicklungen in einer Versorgungsregion zu vermeiden. Insbesondere für Menschen mit schweren psychischen Erkrankungen und komplexen Problemlagen gibt das Funktionale Basismodell wichtige evidenzbasierte Mindeststandards für eine bedarfsgerechte Versorgung vor. Die Verfügbarkeit von spezifischen Funktionen (die je nach Bedarf flexibel von Menschen mit psychischen Erkrankungen in Anspruch genommen werden können), die Möglichkeit der niedrigschwelligen Beratung und der personenzentrierten Steuerung sowie die regionale Koordination des gesamten Leistungsangebots sind dabei wichtige Eckpfeiler zur Unterstützung der Genesung und Teilhabe von Menschen mit schweren psychischen Erkrankungen.

Für die Weiterentwicklung der Adoleszenzpsychiatrie ergeben sich einige Anknüpfungspunkte, wobei zu beachten ist, dass das Funktionale Basismodell in der psychosozialen und psychiatrischen Versorgung von Jugendlichen und jungen Erwachsenen um zusätzliche Bereiche und Funktionen bei den Kernfunktionen ergänzt werden muss. Hierzu zählt u. a. die Integration der Kinder- und Jugendhilfe, der Kinder- und Jugendpsychiatrie sowie die von Schule, beruflicher Bildung und Freizeit. Außerdem müssen bei den ergänzenden Funktionen weitere altersspezifische Angebote wie familiäre Interventionen, (digitale) Interventionen zur Förderung der Gesundheitskompetenz und Edukation, Gruppeninterventionen, Interventionen im Zusammenhang mit Suchtproblematiken und Interventionen bei erstmaligem Auftreten von psychischen Störungen berücksichtigt werden.

Aktuelle Bedarfe in der psychiatrischen und psychosozialen Versorgung von Adoleszenten mit psychischen Erkrankungen

Um ausgehend vom Funktionalen Basismodell regionale bedarfsgerechte und passgenaue Angebote für die Behandlung und Unterstützung von Jugendlichen und jungen Erwachsenen mit psychischen Erkrankungen entwickeln zu können, fehlt es jedoch in vielen Bereich immer noch an wissenschaftlichen Erkenntnissen (Loss und Becker 2019). Die Forschungsbemühungen speziell zu den Interessen, Bedürfnissen sowie Behandlungs- und Unterstützungsbedarfen von Jugendlichen und jungen Erwachsenen mit psychischen Erkrankungen im Übergang und ihren Familien in Deutschland sind immer noch unzureichend, um genaue versorgungsrelevante Aussagen treffen zu können. Trotz der besonderen Bedarfe dieser Altersgruppe wird in den meisten epidemiologischen Studien zur psychischen Gesundheits- und Versorgungssituation von Kindern, Jugendlichen und jungen Erwachsenen die Altersgruppe der Adoleszenz oftmals nicht differenziert betrachtet, was die Annahme von konkreten Bedarfszahlen bei der Versorgungsplanung erschwert. Zudem fehlt es im Vergleich zur Erwachsenenpsychiatrie und pädiatrischen Versorgung bei vielen psychosozialen, psychiatrischen und psychotherapeutischen Interventionen für Jugendliche und junge Erwachsene im Übergang noch an validen Evidenznachweisen (Singh und Tuomainen 2015). Somit sind verlässliche Empfehlungen und gesicherte Qualitätsstandards für die Versorgung nicht abzuleiten.

Auch wenn die wissenschaftlichen Erkenntnisse noch nicht ausreichend sind, so kann, vor dem Hintergrund der besonderen Verläufe und der negativen Langzeitfolgen von psychischen Belastungen und Erkrankungen in der Lebensphase der Adoleszenz (Kölch in diesem Band; Giertz et al. in diesem Band), die aktuelle Versorgungssituation von jungen Menschen hierzulande immer noch als ungenügend angesehen werden. In den meisten Regionen fehlt es an psychiatrischen und psychotherapeutischen Behandlungsangeboten für adoleszente Patientinnen und Patienten (Abzieher et al. 2020). Zudem sind die bestehenden Behandlungsangebote oftmals nicht in eine regionale Gesamtversorgung eingebettet. So stellen Abzieher und Mitarbeitende (2020) in ihrer bundesweiten Befragung strukturelle Defizite fest, gerade im Hinblick auf die Vernetzung mit der außerklinischen Versorgung (z. B. Schule,

Ausbildungsstätte, Wohnheim, Jugendhilfe) und die alters- und fachübergreifende Kooperation. Weiterhin sind viele der bestehenden Angebote erst mit der Volljährigkeit zugänglich und weisen einen erwachsenenpsychiatrischen Schwerpunkt auf. Mit Vollendung des 18. Lebensjahrs findet so häufig ein Übergang von der Jugendpsychiatrie in die Erwachsenenpsychiatrie statt, der oftmals durch Beziehungsabbrüche und fehlende Behandlungskontinuität gekennzeichnet ist. Hier ist zu beachten, dass sich die Behandlungsbedarfe der adoleszenten Patientinnen und Patienten von denen der erwachsenen Patientinnen und Patienten erheblich unterscheiden (Ahrens-Eipper und Bräutigam in diesem Band; Armbruster und Armbruster in diesem Band; Böge in diesem Band; Ilg in diesem Band). So spielen u. a. die Beziehungskontinuität zu den Mitarbeitenden, persönliche Bedürfnisse, Gruppenangebote, entwicklungsbedingte Themen (z. B. Berufswahl, Unabhängigkeit, Wohnen), Flexibilität des Behandlungssettings und die Übergangsgestaltung bei den adoleszenten Patienten und Patientinnen eine größere Rolle für gelingende Behandlungsverläufe (ebd.). Eine stärkere fachliche Vernetzung sowie interdisziplinäre Fallkonferenzen und disziplinübergreifende Fortbildungen können einen Beitrag dazu leisten, die Entwicklung von adoleszenzsensiblen Angeboten zu fördern (Loss und Becker 2019).

Aufgrund der komplexen Unterstützungs- und Behandlungsbedarfe von Jugendlichen und jungen Erwachsenen mit psychischen Erkrankungen ist – wie im Funktionalen Basismodell vorgesehen – eine regionale sektorübergreifende Vernetzung zwischen den verschiedenen Akteurinnen und Akteuren der psychosozialen und psychiatrischen Versorgung (z. B. Kinder- und Jugendpsychiatrie, Erwachsenenpsychiatrie, Kinder- und Jugendhilfe, Eingliederungshilfe, Schule und Ausbildung) notwendig, um einzelfallbezogene, personenzentrierte Angebote zu entwickeln. Trotz diverser Reformbemühungen (Fegert et al. in diesem Band; Thomas und Schröer in diesem Band) sind in vielen Regionen immer noch Schnittstellenproblematiken und Herausforderungen in der fachübergreifenden Kooperation festzustellen. Gerade für Jugendliche und junge Erwachsene mit psychischen Erkrankungen und komplexen Problemlagen (Giertz et al. in diesem Band) hat diese Versorgungssituation negative Auswirkungen und kann zu schweren sozialen Beeinträchtigungen sowie zu Exklusionsprozessen führen. Die Erfahrungen aus dem Modellprojekt »Adoleszentenpsychiatrie« in Mecklenburg-Vorpommern (Werner et al. in diesem Band) und aus dem Modellprojekt »Grenzgänger« in Schleswig-Holstein (Giertz et al. in diesem Band) geben einen Einblick, wie durch gezielte Netzwerkarbeit und -aktivitäten sowie durch interdisziplinäre Fallkonferenzen die übergreifende Zusammenarbeit gefördert, Schnittstellenproblematiken abgebaut und verbindliche regionale Kooperationsstrukturen sowie personenzentrierte Behandlungs- und Unterstützungsangebote entwickelt werden können.

Weitere Bereiche, die für eine bedarfsgerechte Versorgung von Jugendlichen und jungen Erwachsenen mit psychischen Erkrankungen eine wichtige Rolle spielen, sind Schule, berufliche Ausbildung und Beschäftigung. Junge Menschen mit psychischen Erkrankungen gehören aufgrund der sekundären Erkrankungsfolgen zu einer Gruppe, die einem hohen Risiko für Schul- und Ausbildungsabbrüche sowie Erwerbslosigkeit ausgesetzt ist (Giertz et al. in diesem Band). Mehrere Studien weisen darauf hin, dass es bisher in Deutschland noch nicht gelungen ist, die jungen Menschen durch entsprechende Angebote angemessen zu unterstützen und den Bereich Schule, Ausbildung und Beruf adäquat in der psychosozialen und psychiatrischen Versorgung zu berücksichtigen (Giertz et al. 2022; Giertz et al. in diesem Band; LSP et al. 2018). Zur Verbesserung der Teilhabechancen sowie zur Förderung der Integration in Bildung und Beschäftigung von jungen Menschen mit psychischen Erkrankungen bedarf es wie Taube und Radchenko und Mitarbeitende in diesem Band zeigen, weiterhin der Entwicklung von zielgruppenspezifischen Angeboten.

Eine weitere Herausforderung besteht darin, eine möglichst frühe Inanspruchnahme von Unterstützungs- und Behandlungsangeboten zu gewährleisten. Die in diesem Band zusammengefassten Erkenntnisse weisen darauf hin, dass es bei den Jugendlichen mit psychischen Auffälligkeiten zwei Gruppen gibt. Zum einen die Gruppe, die sich bereits relativ früh in Behandlung begibt, und zum anderen die Gruppe, die entsprechende Behandlungs- und Unterstützungsangebote erst spät aufsucht (Giertz et al. in diesem Band). Bei der zweiten Gruppe kann sich der Erkrankungsverlauf durch die späte Inanspruchnahme deutlich verschlechtern. Um daher das individuelle Gesundheitsverhalten bei psychischen Belastungen zu verbessern, Vorurteile gegenüber psychischen Erkrankungen bei den Kindern, Jugendlichen und ihren Familien abzubauen sowie rechtzeitig Zugänge ins Hilfesystem zu unterstützen, nehmen präventive und gesundheitsfördernde Maßnahmen neben der Früherkennung von behandlungsbedürftigen psychischen Erkrankungen eine wichtige Rolle ein. Wie die Gruppe der Autorinnen und Autoren um Wagner und Giertz in diesem Sammelband aufzeigen, bestehen in Deutschland zwar zahlreiche Angebote zur Förderung der psychischen Gesundheit, doch fehlt es, aufgrund der gesetzlichen Fragmentierung, an einer zentralen Steuerung und Koordination dieser Angebote, wodurch präventive und gesundheitsfördernde Maßnahmen in verschiedenen Settings stattfinden, in der Regel nicht aufeinander bezogen sind und dadurch nur eine geringe Wirkung entfalten (ebd.). Ganz grundsätzlich benötigt es die stärkere Finanzierung von präventiven und gesundheitsfördernden Maßnahmen, die ausgehend von der Lebenswelt der Jugendlichen und jungen Erwachsenen entwickelt werden und in ein kommunales Gesamtkonzept integriert sind.

Digitale Informations- und Kommunikationstechnologien haben in der Lebenswelt von Jugendlichen und jungen Erwachsenen eine große Bedeutung. Bisher werden jedoch die digitalen Medien und ihr mögliches Potenzial in der psychosozialen und psychiatrischen Versorgung noch immer unzureichend berücksichtigt (Romanowski-Kirchner in diesem Band). Dabei haben Studien während der COVID-19-Pandemie gezeigt, dass junge Menschen überaus häufig und regelmäßig Onlineangebote bei psychosozialen Problemlagen in Anspruch nehmen (Rauschenberg et al. 2021). Allerdings fehlt es an fachlich entwickelten und wissenschaftlich evaluierten Formen der digitalen Gesundheitsförderung und Prävention für Jugendliche und junge Erwachsene (Domhardt et al. 2021). Auch hier bestehen noch ungenutzte Chancen, die psychosoziale und psychiatrische Versorgung von jungen Menschen mit psychischen Erkrankungen bedarfsgerecht weiterzuentwickeln.

Wir hoffen, mit dem vorliegenden Sammelband hilfreiche und ermutigende Impulse für die Weiterentwicklung und Verbesserung der psychosozialen und psychiatrischen Versorgung von jungen Menschen mit psychischen Erkrankungen zu geben.

***Karsten Giertz**, M. A. Social Work, ist Geschäftsführer des Landesverbandes Sozialpsychiatrie Mecklenburg-Vorpommern e. V. und promoviert an der Universitätsmedizin Greifswald zur psychosozialen Versorgung von Borderline-Patientinnen und -Patienten. Er hat mehrere Lehraufträge an verschiedenen Hochschulen für Soziale Arbeit.*

***Antje Werner**, Dipl. Sozialarbeiterin/Sozialpädagogin ist stellvertretende Geschäftsführerin und Projektleiterin im Landesverband Sozialpsychiatrie Mecklenburg-Vorpommern e. V. Ihre Arbeitsschwerpunkte sind u. a. Adoleszentenpsychiatrie, Supported Employment und psychiatrische Versorgung.*

***Michael Kölch**, Prof. Dr. med., ist seit 2019 Lehrstuhlinhaber für Kinder- und Jugendpsychiatrie und -psychotherapie an der Universität Rostock und Direktor der Klinik für Psychiatrie, Neurologie, Psychosomatik und Psychotherapie im Kindes- und Jugendalter der Universitätsmedizin Rostock.*

Literatur

Abzieher, P.; Lipp, M.; Staats, J. H.; Banaschewski, T.; Driessen, M.; Karow, A. (2019): Behandlungsangebote der Adoleszenzpsychiatrie – Ergebnisse einer deutschlandweiten Erhebung. Fortschritte der Neurologie und Psychiatrie, 87, S. 645–652.

Domhardt, M.; Messner, E.-M.; Eder, A.-S.; Engler, S.; Sander, L. B.; Baumeister, H.; Terhorst, Y. (2021): Mobile-based interventions for common mental disorders in youth: A systematic evaluation of pediatric health apps. Child and Adolescent Psychiatry and Mental Health, 15, S. 49, doi: https://doi.org/10.1186/s13034-021-00401-6.

Driessen, M.; Fegert, J.; Freyberger, H.; Karow, A.; Banaschewski, T. (2019): Transitionspsychiatrie – eine aktuelle Herausforderung. Psychiatrische Praxis, 46, S. 125–127.

G-BA – Gemeinsamer Bundesausschuss (2021): Richtlinie über die berufsgruppenübergreifende, koordinierte und strukturierte Versorgung insbesondere für schwer psychisch kranke Versicherte mit komplexem psychiatrischen oder psychotherapeutischen Behandlungsbedarf (KSVPsych-RL): Erstfassung. https://www.g-ba.de/beschluesse/5005/ (18.08.2022).

Giertz, K.; Speck, A.; Steinhart, I. (2022): Soziale Teilhabe schwer psychisch kranker Menschen – Daten und Fakten. In: Giertz, K.; Große, L.; Röh, D. (Hg.) (2022): Soziale Teilhabe professionell fördern. Grundlagen und Methoden der qualifizierten Assistenz (S. 32–46). Köln: Psychiatrie Verlag.

DGPPN – Deutsche Gesellschaft für Psychiatrie und Psychotherapie, Psychosomatik und Nervenheilkunde (Hg.) (2018): S3-Leitlinie Psychosoziale Therapien bei schweren psychischen Erkrankungen. Berlin: Springer, 2. Aufl.

DGKJP & DGPPN – Deutsche Gesellschaft für Kinder- und Jugendpsychiatrie & Deutsche Gesellschaft für Psychiatrie, Psychotherapie, Psychosomatik und Nervenheilkunde (2016): Eckpunktepapier Herausforderungen für die Transitionspsychiatrie. https://www.dgppn.de/presse/stellungnahmen/stellungnahmen-2016/transitionspsychiatrie-1.html (19.02.2022).

Karow, A.; Bock, T.; Naber, D.; Löwe, B.; Schulte-Markwort, M.; Schäfer, I.; Gumz, A.; Degkwitz, P.; Schulte, B.; König, H.; Konnopka, A.; Bauer, M.; Bechdolf, A.; Correll, C.; Juckel, G.; Klosterkötter, J.; Leopold, K.; Pfennig, A.; Lambert, M. (2013): Die psychische Gesundheit von Kindern, Jugendlichen und jungen Erwachsenen – Teil 2: Krankheitslast, Defizite des deutschen Versorgungssystems, Effektivität und Effizienz von »Early Intervention Services«. Fortschritte der Neurologie und Psychiatrie, 81, S. 628–638.

Loss, S. & Becker, T. (2019): Lost in transition? Versorgung psychischer Erkrankungen am Übergang zwischen Jugend- und Erwachsenenalter als besondere Herausforderung für die Erwachsenenpsychiatrie. Sozialpsychiatrische Informationen, 3 (49), S. 24–27.

LSP M-V e.V. – Landesverband Sozialpsychiatrie Mecklenburg-Vorpommern e.V., Speck, A. & Steinhart, I. (Hg.) (2018): Abgehängt und chancenlos: Teilhabechancen und -risiken von Menschen mit schweren psychischen Beeinträchtigungen. Köln: Psychiatrie Verlag.

Rauschenberg, C.; Schick, A.; Goetzl, C.; Roehr, S.; Riedel-Heller, S.G.; Koppe, G.; Durstewitz, D.; Krumm, S.; Reininghaus, U. (2021): Social isolation, mental health, and use of digital interventions in youth during the COVID-19 pandemic: A nationally representative survey. European Psychiatry, 61 (1), e20, S. 1–16.

Singh, S.P. & Tuomainen, H. (2015): Transition from child to adult mental health services: Needs, barriers, experiences and new models of care. World Psychiatry, 14 (3), S. 358–361.

Steinhart, I. & Wienberg, G. (2014): Plädoyer für ein funktionales Basismodell gemeindepsychiatrischer Versorgung. Psychiatrische Praxis, 41, S. 179–181.

Steinhart, I. & Wienberg, G. (2016): Das Funktionale Basismodell für die gemeindepsychiatrische Versorgung schwer psychisch kranker Menschen – Mindeststandard für Behandlung und Teilhabe. Psychiatrische Praxis, 43, S. 65–68.

Steinhart, I. & Wienberg, G. (2017): Fast alles geht auch ambulant – ein Funktionales Basismodell als Standard für die gemeindepsychiatrische Versorgung. In: Steinhart, I. & Wienberg, G. (Hg.): Rundum ambulant – Funktionales Basismodell psychiatrischer Versorgung in der Gemeinde (S. 22–44). Köln: Psychiatrie Verlag.

Wienberg, G. & Steinhart, I. (2020): Das Funktionale Basismodell der Versorgung von Menschen mit schweren psychischen Erkrankungen – ein Update. Psychiatrische Praxis, 47, S. 9–15.

MIX
Papier | Fördert gute Waldnutzung
FSC® C083411

Zeitfracht Medien GmbH
Ferdinand-Jühlke-Straße 7
99095 Erfurt, Deutschland
produktsicherheit@kolibri360.de